Prof. em. Prof. Dr. med. habil. Karl Hecht

Gesundheit ist mehr als Medizin
Ein Ratgeber für eine ganzheitliche gesunde Lebensführung zur Harmonisierung von Geist, Emotionen und Körper mit der Natur und psychosozialen Beziehungen

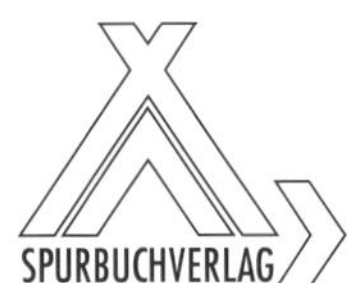

Gesundheit ist mehr als Medizin

Ein Ratgeber für eine ganzheitliche gesunde Lebensführung zur Harmonisierung von Geist, Emotionen und Körper mit der Natur und psychosozialen Beziehungen

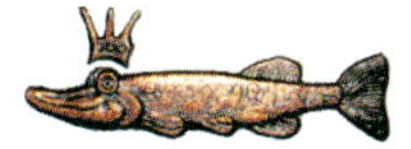

Prof. em. Prof. Dr. med. habil. Karl Hecht

Bibliografische Information der Deutschen Nationalbibliothek

Die Deutsche Nationalbibliothek verzeichnet diese Publikation in der Deutschen Nationalbibliografie; detaillierte bibliografische Daten sind im Internet über http://dnb.dnb.de abrufbar.

1. Auflage März 2020

info@spurbuch.de, www.spurbuch.de
Ausführung: pth-mediaberatung GmbH, Würzburg
ISBN 978-3-88778-584-0

Inhalt

Wichtiger Hinweis

 Der Autor erklärt, dass kein Interessenkonflikt besteht.

Die Ausführungen in diesem Buch sind nach aktuellsten wissenschaftlichen Erkenntnissen unter systemregulatorischen (ganzheitlichen) Aspekten zusammengestellt worden.

Die Empfehlungen basieren auf praktischen Erfahrungen und sind sorgfältig geprüft. Sie können durch die angegebene weiterführende Literatur nachvollzogen werden. Alle Angaben dienen der Aufklärung und der Information.

Der Autor und der Verlag übernehmen keine irgendwelche Haftung, die aus der Anwendung der angeführten wissenschaftlichen und praktischen Erfahrungen resultiert.

**„Die Natur versteht keinen Spaß,
sie ist immer wahr, immer ernst,
immer strenge, sie hat immer recht,
und die Fehler und Irrtümer
sind immer des Menschen.“**

Johann Wolfgang von Goethe

„Die moderne Medizin wird erst dann richtig wissenschaftlich sein, wenn Ärzte und Patienten gelernt haben, die Kräfte ihres Körpers und Geistes in Übereinstimmung mit der vis medicatrix naturae (der Heilkraft der Natur) zu nutzen.“

René Dubos, Rockefeller University, New York; Entwickler des ersten Antibiotikums, das 1939 zur Krankheitsbehandlung beim Menschen eingesetzt wurde

Vorwort

Dieses Buch ist ein Ratgeber für eine ganzheitlich-naturverbundene Prophylaxe (Prävention), die mit einer ganzheitlichen gesunden Lebensführung zur Harmonisierung von Geist, Emotionen und Körper mit der Natur und psychosozialen Beziehungen erreicht werden kann.

Das Bedürfnis, einen derartigen Ratgeber zu haben, resultiert in erster Linie aus der Resonanz auf meine seit über 12 Jahren jährlich herausgegebenen Gesundheitskalender, die zur ganzheitlichen gesunden Lebensweise Empfehlungen gaben. Mit dieser Kalenderserie habe ich vielen Kranken und Gesunden Wege aufgezeigt, wie man mit einer ganzheitlichen gesunden Lebensweise zufriedenes Gesundsein erreichen und erleben kann.

In zunehmendem Maße vernehme ich Unzufriedenheit über das heutige Gesundheitswesen und mit der Medizin selbst. Medien handeln von Zeit zu Zeit diese Themen ab. Das ist nicht verwunderlich, denn die zunehmende Ökonomisierung des Gesundheitswesens mit der Bezeichnung Gesundheitswirtschaft betrachtet den Patienten als Ressource und die Gesundheit als Ware. Gleichzeitig wird den Ärzten und Ärztinnen die Möglichkeit, ihr Qualitätsmerkmal, die ärztliche Kunst, auszuüben, versagt, indem sie an Leitlinien und Bürokratie gebunden zur Marionette degradiert werden.

Daraus resultiert für jeden, dem seine Gesundheit lieb ist, selbst die Verantwortung für sich zu übernehmen und eine konsequente ganzheitliche gesunde Lebensführung in seinen Alltag einzubauen. Mit diesem Buch möchte ich dazu Anregungen und Empfehlungen geben.

Warum ich den Begriff Gesundsein verwende, werden Sie fragen? Der Begriff Gesundheit ist abstrakt. Gesundsein ist ein Prozess, den man beeinflussen, kontrollieren und sogar messen kann.

Noch eine Bemerkung zu dem Begriff Prävention. In den Behördendokumenten wird der Begriff „Prävention“ verwendet. Prävention wird vom lateinischen Wort praevenire abgeleitet und bedeutet Vorsorge, zuvorkommen, vorbeugende Maßnahme. Prophylaxe wird von lateinischen pro (vor) und vom griechischen Wort phylais abgeleitet und bedeutet schützen, behüten, verhüten. Meines Erachtens wäre Prophylaxe zutreffender als der Begriff Prävention. So wie die Umwelt geschützt werden soll, so sollte auch das Gesundsein menschlich geschützt und behütet werden.

Warum vertrete ich so konsequent eine ganzheitliche gesunde Lebensführung?

Dafür gibt es mehrere Gründe.

1. In meiner 65-jährigen Laufbahn als Arzt und Wissenschaftler habe ich sehr früh erkannt, dass eine gesunde Lebensfüh-

rung viel besser für die Kranken ist, als jedes Medikament. Deshalb führe ich als Autostudie seit über 40 Jahren eine nichtmedikamentöse gesunde Lebensführung durch.

2. In den letzten Jahrzehnten sind in vielen medizinisch-wissenschaftlichen Zeitschriften Artikel erschienen, die beweisen, dass ein gesunder Lebensstil prophylaktisch und therapeutisch effektiver ist als Medikamente, wenn er richtig durchgeführt wird.
3. Als ehemaliger Professor der Berliner Charité haben mich zwei meiner Arzt-Vorfahren, Christian Wilhelm Hufeland (1766-1836) und Rudolf Ludwig Karl Virchow (1821-1902) zur ganzheitlichen gesunden Denkweise stimuliert.

Vom ersten deutschen Präventionsmediziner Christian Wilhelm Hufeland (1762-1836), der auch der erste Dekan der Medizinischen Fakultät (Charité) der Berliner Universität war, soll der Ausspruch stammen: „Prophylaxe (Prävention) ist besser als Therapie". („Vorbeugen ist besser als heilen".) Diesen Standpunkt vertritt er jedenfalls in seinem berühmt gewordenen Buch „Die Kunst das menschliche Leben zu verlängern. Die Makrobiotik", dessen erste Auflage 1796 erschien.

Hufeland schreibt, dass die natürlichen Heilkräfte durch Naturverbundenheit und naturheilkundliche Methoden zu stärken sind, um Gesundheit und gesunde Langlebigkeit zu erreichen.

Rudolf Virchow war der Direktor des Pathologischen Instituts der Berliner Charité und wird als Pathologe, Anthropologe, Prähistoriker und Gesundheitspolitiker charakterisiert. Er hat sich in Deutschland sehr für eine generelle Volksgesundheit eingesetzt.

Rudolf Virchow postulierte, dass Gesundheit mehr als Medizin ist und die Medizin eine soziale Wissenschaft.

Und noch ein berühmter Wissenschaftler hat mich inspiriert: der Nobelpreisträger und Physiologe Ivan Petrovitsch Pavlov (1849-1936). Er hat schon 1989 die sanogenetischen (gesundheitsfördernden) Prozesse des Menschen beschrieben und Grundlagenergebnisse für die Psychosomatik (Die Einheit von Psyche und Körper) erarbeitet.

Sie werden schon beim Durchblättern des Buchs feststellen, dass der ganzheitlichen gesunden Lebensführung ein breites Spektrum von Lebensfunktionen zugrunde liegt, die aber nur systemisch, d. h. ganzheitlich, richtig verstanden und angewendet werden.

Von ganzem Herzen wünsche ich Ihnen mit der ganzheitlichen gesunden Lebensführung eine gesunde jugendliche Langlebigkeit.

Prof. em. Prof. Dr. med. habil. Karl Hecht

Danksagung

Ein riesengroßes Dankeschön möchte ich meiner langjährigen Mitarbeiterin Frau Dipl. Ing. Anke Dahmen sagen, die dieses Manuskript mit Kreativität und Fleiß in die druckreife Form gebracht hat. Sie hat, wie bei allen meinen im Spurbuchverlag erschienenen Büchern, die ich als handschriftliche Manuskripte vorbereitet habe, eine hervorragende Leistung vollbracht.

Dank auch dem Verlagsleiter Herrn Paul-Thomas Hinkel und dem Spurbuchverlags-Team, die dieses Buch für die Publikation exzellent gestaltet haben.

1. Selbstverantwortung für das eigene Gesundsein durch ganzheitliche Lebensführung

1.1 Gesunde Lebensführung mit starkem Selbstbewusstsein und ohne Fremdbestimmung

Mit Gesundheit wird gewöhnlich Wohlbefinden, Leistungsfähigkeit, Zufriedenheit und Glücklichsein assoziiert und jeder Mensch strebt nach einem solchen Zustand. Besonders groß ist die Sehnsucht gesund zu sein, wenn man einmal krank ist.

Gesundheit ist ein Grundbedürfnis aller Menschen. Ohne eigene Leistung ist es aber unerfüllbar.

Diese Erkenntnis war schon in der Antike bekannt, wie folgendes Zitat des Demokrit zeigt:

„Die Menschen erbitten sich Gesundheit von den Göttern;
dass sie selbst Gewalt über ihre Gesundheit haben, wissen sie nicht"

[Demokrit 460-370 v. Christus, griechischer Philosoph]

Sebastian Kneipp (1821-1897), Pfarrer und Naturheilkundler, ermahnte ebenfalls seine Zeitgenossen zur vorbeugenden Gesundheit mit folgenden Worten:

„**Wer nicht jeden Tag etwas Zeit für die Gesundheit aufbringt,**
muss eines Tages mehr Zeit für die Krankheit opfern."

Die Forderung von Demokrit und die Mahnung von Kneipp sind heute aktueller den je. Die gegenwärtige kritische Situation auf dem Gebiet des Gesundheitswesens zwingt förmlich dazu, die Verantwortung für die Gesundheit persönlich voll zu übernehmen.

Prof. Dr. Helmut Gohlke, Leiter des Herzzentrums Bad Kroningen (Med Review 14/2007, S. 14): „Mindestens die Hälfte aller kardiologischen Krankheiten und Todesfälle lassen sich allein durch bestmögliche Umstellung des Lebensstils vermeiden – und das ohne Medikamente".

„Zuerst sollte eine Umstellung des Lebensstils erfolgen, die medikamentöse Therapie steht erst an zweiter Stelle".

Der Londoner Kardiologe Prof. Dr. med. Philip Poolem stellte fest: **„Die Bevölkerung zieht die Einnahme von Tabletten einer unbequemen Änderung des gewohnten Lebensstils vor."**

In diesem Zusammenhang wird man an den Vers von Eugen Roth erinnert:

„Damit's nicht kommt zum Knackse,
erfand der Arzt die Prophylaxe.
Doch der Mensch, der Tor, beugt sich
der Krankheit und nicht vor."

Eine neueste Studie zeigt, dass ein gesunder Lebensstil sogar Patienten mit genetischer Anlage für Demenzerkrankung davor schützt, daran zu erkranken. Das beweist die Studie an 200.000 Personen der University of Exeter Medical School und der hochrenommierten University of Oxford, die im Juni 2019 in dem englischsprachigen Fachblatt „Journal of the American Medical Association" (JAMA) publiziert wurde.

Die Forderung, schon die Kinder zu einer gesunden Lebensweise zu erziehen, stellte 1805 der Begründer der deutschen pathologischen Physiologie, August Friedrich Hecker (Universität Erfurt) mit seinem Buch „Die Kunst, unsere Kinder zu gesunden Staatsbürgern zu erziehen und ihre gewöhnlichen Krankheiten zu heilen" [Erfurt 1805].

Zum Gesundsein und Gesundwerden gehört die Aktivität des Patienten bzw. des gesunden Menschen. Das haben Demokrit und Sebastian Kneipp nachdrücklich gefordert.

Aus dem Mittelalter ist überliefert: „Medicus curat, natura sanate", was frei übersetzt heißt „Der äußere Arzt behandelt, der innere Arzt heilt".

Albert Schweitzer (1875-1965), Nobelpreisträger, postulierte:

„Wir Ärzte tun nichts anderes, als den Doktor im Inneren zu unterstützen und anzuspornen. Heilen ist Selbstheilung."

Und Karl Jaspers (1883-1969), einer der bekanntesten Philosophen des vergangenen Jahrhunderts, schrieb:

„Der Patient braucht die Freiheit, die medizinische Ordnung zu durchbrechen."

Das heißt im Klartext: Selbstverantwortung für die Gesundheit mittels einer ganzheitlichen Lebensführung, denn der Mensch ist ein psychobiosoziales Wesen und kein „Nur-biologisches Wesen".

Das bedeutet Einsatz des menschlichen Geistes und seiner Emotionen, seines Charakters und seines Willens sowie seines gesunden Selbstbewusstseins für seine Gesundheit.

Gesundsein wird erreicht durch das wollende System:

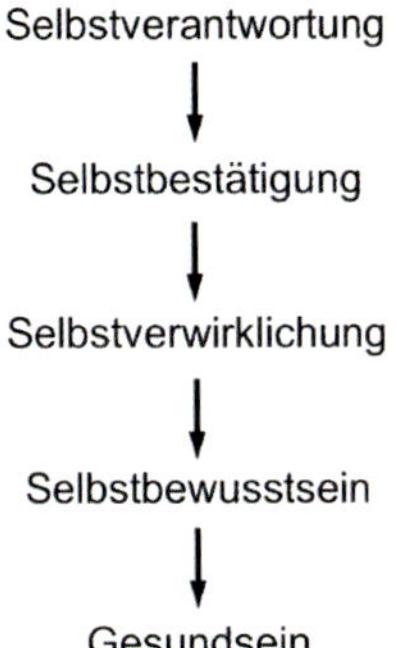

Erklärungen mit Bezug auf Dr. Niestroj und Dr. Pflugbeil: „Immun durch positives Denken".

1. Was versteht man unter Selbstverantwortung?

Selbstverantwortung ist der Entschluss und die Entwicklung nicht anderer Menschen oder Götter oder Horoskope oder auch Ärzte für Krankheit, andere widrige Umstände und für das eigene Schicksal verantwortlich zu machen, sondern das Leben bewusst und mit positivem Denken und Fühlen sowie durch eine gesunde Lebensweise selbst zu gestalten und zu steuern.

Im Sinne des Urwalddoktors Albert Schweitzer ist das die sprechende Medizin: Das Erzählen des Patienten, das Wort des Arztes.

In der Antike war die Heilkraft des Worts das wichtigste Wirkmittel des Arztes! Es galt der Leitsatz: Zuerst heilen mit dem Wort, dann mit der Arznei und zum Schluss mit dem Messer. Diese Forderung soll vom Gott der Heilkunst, Asklepios, stammen.

Ein gutes Wort oder Gespräch mit einem Arzt ist wirksamer als jedes Medikament.

Mit diesem Problem beschäftigt sich das Heft 6/2019 der Zeitschrift „Berliner Ärzte". Es wird darin auch über Heilerfolge mit der sprechenden Medizin berichtet. Aber dazu benötigt der Arzt mindestens 30 Minuten. Das heutige System billigt ihm im Durchschnitt 8 Minuten zu. Davon 4 Minuten, um sich über die Befunde zu informieren.

Aber wie reagieren manche Patienten, wenn der Arzt nur gute Ratschläge für eine gesunde Lebensweise gibt und keine Medikamente? „Das ist aber ein schlechter Arzt". Irrtum, das ist ein guter Arzt, der den Patienten die Freiheit bietet, die Selbstverantwortung zu übernehmen.

Wenn der Patient auf Medikamente setzt, wird er medikamenten- und arztabhängig und begibt sich mit jedem Wehwehchen zum Arzt.

2. Selbstbestätigung

Zur Erreichung der Selbstbestätigung muss man in sich gehen und ein Bild von sich als ein erfolgreicher Mensch entwerfen. Keine Angst davor, dass man etwas falsch machen oder versagen könnte.

„Die eigenen Fähigkeiten und Stärken erkennen – und auch darüber reden. Keine Angst vor Eigenlob, man muss ja nicht allzu dick auftragen. Wer aus falscher Bescheidenheit schweigt, der versäumt es, die anderen darüber zu informieren, was er so alles kann und wozu er fähig ist.

Die eigenen Leistungen vor sich selbst herausstellen – und sich dabei kräftig auf die Schulter klopfen. Wer derart zufrieden mit sich ist, der ist nur bedingt auf Anerkennung durch die anderen Menschen angewiesen."

3. Selbstverwirklichung

Das eigene Leben fest in die eigene Hand nehmen.

„Selbst die Richtung bestimmen, in die das Leben führen soll; realistische Ziele setzen und ganz konsequent darauf hinarbeiten. Vor wichtigen Handlungen und Entscheidungen überprüfen, ob man ein gutes Gefühl dabei hat, ob diese wirklich den eigenen Wünschen und Erwartungen entsprechen und ob die eigenen Fähigkeiten ausreichend dafür sind.

Keine Angst davor haben, Entscheidungen zu treffen. Selbst wenn diese falsch sein sollten, ist das immer noch besser, als das Handeln hinauszuschieben und wertvolle Zeit zu verlieren. Und außerdem sind Fehler dazu da, aus ihnen zu lernen, was wiederum zur Selbstverwirklichung beiträgt.

Aus der Routine ausbrechen, neue Möglichkeiten erproben und dabei neue Erfahrungen sammeln. Das bringt weiter voran, als sich auf eingefahrenen Wegen zu bewegen.

Sich selbst behaupten, die eigene Stärke und Souveränität zeigen, die eigene Meinung vertreten und harmonische Lösungen suchen."

4. Selbstbewusstsein

Das Selbstbewusstsein prägt die Individualität: Ich bin wer! Ich kann was! Ich entscheide alles! Ich bin von niemandem und von nichts in der Welt abhängig! Keine Fremdbestimmung zulassen.

„Selbstbewusstsein kommt wie von selbst zustande, wenn die Selbstbestätigung gelungen und die Selbstverwirklichung erreicht ist.

Je deutlicher es ausgeprägt ist, desto größer ist die Widerstandsfähigkeit gegen Stress und desto besser die Chance, gesund zu bleiben."

Das beweisen Studien, zum Beispiel diese: „Studenten wurden während des Semesters und in Examenszeiten befragt und untersucht. Der eindeutige Befund: Die Studenten mit einem starken Selbstbewusstsein ertrugen den Stress vor und während der Prüfungen sehr viel besser als Kommilitonen, die sich mehr von anderen Menschen abhängig fühlten. Bei Ersteren waren Nervosität, Ängste und Depressionen wesentlich seltener bzw. weitaus schwächer – und damit auch die von den psychischen Störungen ausgehenden Belastungen für das Immunsystem."

Konsequentes Gesundheitsverhalten hält jung!

Von 1993-1997 wurde in England eine Studie an 20.244 Männern und Frauen durchgeführt, die die Frage beantworten sollten, ob diszipliniertes Gesundheitsverhalten das biologische Alter beeinflussen kann.

An einem Spektrum von sogenannten harten wissenschaftlichen Daten wurde gezeigt, dass diejenigen, die das disziplinierte Gesundheitsverhalten konsequent realisierten, 14 Jahre jünger im biologischen Alter gegenüber ihrem Kalenderalter waren und sie erreichten im gesunden Zustand auch ein höheres Lebensalter [Khaw et al. 2008].

1.2 Was versteht man unter gesunder Lebensführung?

Wenn die heutigen Menschen den Begriff „gesunde Lebensführung" vernehmen, nehmen viele von ihnen Bezug auf die gesunde Ernährung. Diese Haltung stellt eine Fehlorientierung dar. Ernährung kann nur ein kleiner Teil von Verhaltensweisen, die den Menschen Gesundheit bringen, sein.

Aus neuen Erkenntnissen ist es heute für die meisten Menschen **nicht** möglich, sich mit der Nahrung ihre Gesundheit zu erhalten oder diese zu verbessern.

Über die Supermärkte erhalten sie minderwertige Produkte, z. B. Fleisch, Milch und Eier von Tieren, die einer unnatürlichen, qualvollen Haltung unterliegen und antibiotikaverseucht sind. Pflanzliche Produkte, die mit giftigen Pestiziden, z. B. Glyphosat, besprüht und durchdrungen sind. Das Trinkwasser in Deutschland enthält Nitrate und Medikamente. Selbst die Kleingärtner in Berlin ernten blei- und cadmiumbelastetes Gemüse.

Sich heute ohne Schaden an Gesundheit zu ernähren geht nur im Zusammenhang mit Entgiftungskonzepten.

Gesunde Lebensführung ist viel, viel mehr als ein Ernährungsproblem.

Gesundheit ist mehr als Medizin! Die Medizin ist eine soziale Wissenschaft! Diese Postulate stammen von dem berühmten Professor der Berliner Charité, Rudolf Virchow (1821-1902).

Medizin, eine soziale Wissenschaft? Mit Bezug auf die heutige Schulmedizin liegt wohl der liebe Rudolf Virchow falsch?

Die gegenwärtige Medizin gibt sich als Naturwissenschaft aus. Körper und Funktionen des Menschen werden gemessen und statistisch bearbeitet. Der Arzt behandelt erhobene Daten und weniger den Menschen. Dass der Mensch denkt, fühlt, will und soziale Beziehungen pflegt und sozialen Konflikten unterliegt wird vergessen. Die Statistik ignoriert das Individuum!

Als Professor der Berliner Charité stehe ich auf der Seite von Rudolf Virchow, den ich sehr verehre.

1.3 Rudolf Virchow, der berühmte Professor der Berliner Charité, fordert den Einsatz des Geistes für die menschliche Gesundheit

(Im Dezember 1869, auf der Naturforscherversammlung in Innsbruck)

In seiner Rede, in welcher er die regulatorischen Elemente und sozialen Faktoren in die Krankheitslehre einbezieht, führt er weiter wörtlich aus: „... eine Anschauung, welche, wie ich hoffe, **indem sie sich in immer größere Kreise auch des Staatslebens verbreitet, endlich dahin führen wird, dass die öffentliche Gesundheitspflege, die Aufsicht auf die Gesundheit des Volkes überhaupt eine der höheren Sorgen unserer Staatsmänner werden wird, als die Frage, mit wem man sich zuerst schlagen und wen man zuerst töten soll.** Meine Herren! Wir Ärzte sind zu allen Zeiten die Apostel des Friedens und der Versöhnung gewesen; auch auf dem Schlachtfelde ist es der Arzt, der ohne Ansehen der Person seine ernste Pflicht tut; **aber wir haben auch in den Schlachten des Geistes, wie ich glaube, zu allen Zeiten unseren Mann gestellt, und die höhere und ernstere Aufgabe, welche gegenwärtig an die Ärzte herantritt: ihre Stimme geltend zu machen, in den allgemeinen Angelegenheiten des Landes, nicht um die Diplomatie zu unterstützen in ihren äußeren Künsten, sondern um die Staatsmänner zu durchdringen mit der Kenntnis, wie das Volk gesund, wie das Volk glücklich gemacht werden kann.“**

Die 1980 erfolgte Neufassung der Gesundheitsdefinition der WHO (Weltgesundheitsorganisation) berücksichtigt Virchows Forderung:

Gesundheit ist „als ein befriedigendes Maß an Funktionsfähigkeit in physischer, psychischer, sozialer und wirtschaftlicher Hinsicht und von Selbstbetreuungsfähigkeit bis ins hohe Alter“ aufzufassen [WHO 1987].

Merke: Die Selbstlehrung bis ins hohe Alter ist ein Kriterium und ein Ziel für ein langes, gesundes Leben.

1.4 Christoph Wilhelm Hufeland (1762-1836), Direktor der Berliner Charité und erster Dekan der medizinischen Fakultät der Berliner Universität: Vorbeugen ist besser als heilen!

Die häufig gebrauchte Formel „Vorbeugen ist besser als heilen" wird dem berühmten Arzt Christoph Wilhelm Hufeland (1762-1836) zugeschrieben. Er schrieb zu seiner Zeit (1796) ein Buch: „Die Kunst das menschliche Leben zu verlängern". Von der dritten Auflage [1805] an hat er dem Titel „Makrobiotik" vorangestellt. Unter Makrobiotik verstand er eine bewusste Lebensweise, die auf die Erhaltung der „Lebenskraft" ausgerichtet ist. Dazu gab er folgende Erläuterungen: „Die Dauer des Lebens hängt nicht von ‚Zaubermitteln und Goldtinkturen' ab, sondern:

- von der Summe der Lebenskraft, die einer hat
- von der Gesundheit seiner Organe
- von der Intensität bzw. Extensität, mit der die Lebenskraft verbraucht wird
- von der Ersetzung des Verlorenen, um den Verbrauch einigermaßen auszugleichen".

Dr. Christoph Wilhelm Hufeland war Naturheilkundler, Schlafmediziner, Chronobiologe und Präventionsarzt. 1801 wurde er nach Berlin berufen und zum Direktor der Charité und zum ersten Dekan der medizinischen Fakultät der Berliner Universität ernannt. Gleichzeitig übte er das Amt eines Stadtrats für Gesundheitswesen im preußischen Innenministerium aus.

Das ist eine echte Realisierung der Einheit von Theorie und Praxis, welche die moderne Medizin dringend benötigt!

Auch Hufeland verehre ich als mein Vorbild und auch Paracelsus, der folgenden Standpunkt vertrat.

1.5 Die Gesundheitsphilosophie des Paracelsus

„Suche den Funken, der das Feuer Deiner Heilkraft in Dir entzündet", forderte der Arzt Paracelsus (1493-1541). Seine ärztliche Grundphilosophie lautete: „**Es gibt nur eine einzige Krankheitsursache, nämlich den Ungehorsam gegen die göttlichen Naturgesetze**". Zu diesem Ungehorsam zählte er z. B. geistiges Fehlverhalten, falsche Einstellung zum Leben und zur Natur, übermäßige Angst und Sorgen sowie Entscheidungen gegen das eigene Gewissen. Auch die Verunreinigung der Natur und des Menschen, z. B. durch Gifte zählte er dazu. Der Ungehorsam gegen die „**Natur Mensch**" (Genussmittel, übermäßige und falsche Ernährung, negative Emotionen) und gegen die „**Natur Umwelt**" (Chemie, hochfrequente magnetische Felder, Lärm, Dysstress und negative Emotionen stimulierende Einflüsse) ist weit verbreitet.

Ich möchte auch die Einnahme eines großen Teils von Medikamenten, vor allem solche mit neuropsychischen Wirkkomponenten, als Ungehorsam gegen die Naturgesetze einschätzen.

1.6 Wie beugt man Arzneimittelkatastrophen vor?

Noch nie standen die unerwünschten Nebenwirkungen von Arzneimitteln so sehr unter heftiger Kritik der Fachleute wie heute. Im Deutschen Ärzteblatt (offizielle Zeitschrift der Deutschen Ärztekammer) gab es z. B. einen Artikel mit dem Titel: „Arzneimitteltherapie, ein Hochrisikofaktor". Aus den USA wird gemeldet, dass die Todesursache durch Arzneimittel die sechste Stelle aller Todesursachen in diesem Land einnimmt. Hinzu kommen viele unheilbare gesundheitliche Schäden. In Deutschland soll es wegen Medikamentenkrankheiten jährlich 250.000 Einweisungen in Kliniken geben.

Die folgende Karikatur, angeführt auf der Titelseite des Berliner Ärzteblatts 05/2005 (offizielle Zeitschrift der Berliner Ärztekammer), verdeutlicht nachdrücklich den Ernst der Situation.

Wie beugt man Arzneimittelkatastrophen vor?

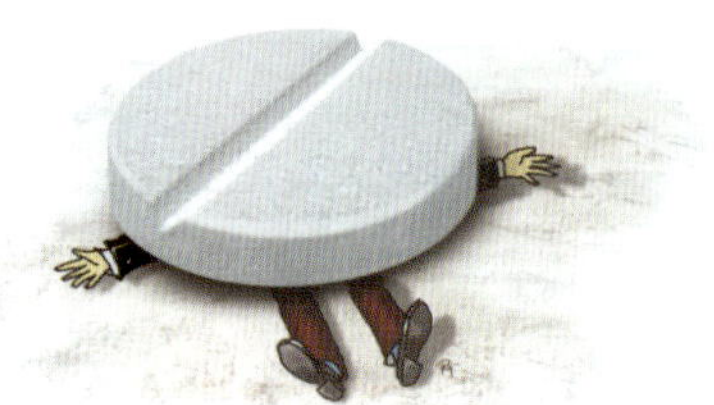

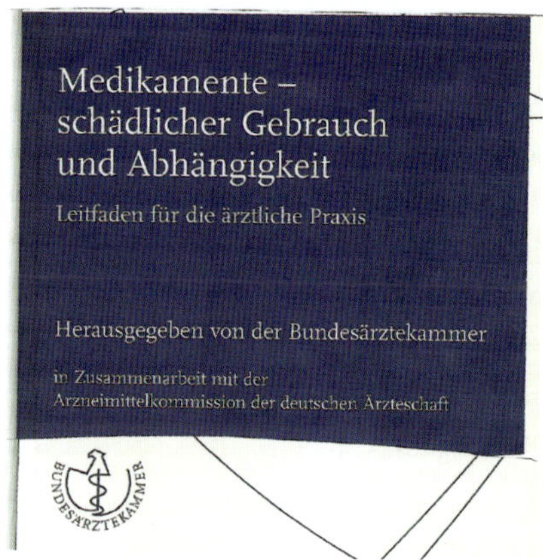

Auch die Bundesärztekammer sorgt sich um den Medikamentenmissbrauch und gab 2007 einen Leitfaden für die ärztliche Praxis heraus.

1.7 Gesundheitswirtschaft gegen Ärzte und Patienten

Gegenwärtig entwickelt sich ein unheilvoller Trend in der Medizin, der gegen den Patienten gerichtet ist. Die „Gesundheitswirtschaft". Das heißt: Die Kommerzialisierung des Gesundheitswesens und der Medizin. Der Arzt wird Dienstleister und der Patient Kunde. Die Gesundheit wird zur Ware und die Kranken zur Ressource degradiert. Der Arzt, der seit der Antike, also mindestens 2.400 Jahre, immer Entscheidungsträger war, wird in der Gesundheitswirtschaft eine Marionette, die das tun muss, was die Leitlinien ihm vorschreiben.

Damit die Ressourcen sehr groß werden, vollzieht sich die Pathologisierung der Medizin. Diagnostikparameter werden so festgelegt, dass es bald keine Gesunden mehr gibt.

In den USA wird 2018 aufgrund einer umstrittenen Studie der Grenzwert des systolischen Blutdrucks für die Diagnose Bluthochdruckkrankheit von 140 auf 130 mmHg herabgesetzt. Auf diese Weise wurden in den USA mit einer Maßnahme 3,5 Millionen US-Amerikaner vom Gesundsein in den Krankenstand versetzt. Ähnlich wird zum Beispiel mit dem Blutzucker verfahren. Somit werden die Kranken zur Ressource gemacht. Nach dem Motto: Darfs ein bisschen Behandlung mehr sein?

Prof. Dr. Unschuld, der das Buch geschrieben hat „Ware Gesundheit. Das Ende der klassischen Medizin" kommentiert diese Situation folgendermaßen: „Der Arzt, der sich der Tendenz der rein ökonomischen Bewertung allen Tuns widersetzt und Empathie in seine Tätigkeit einbringt, wird künftig eine Randerscheinung. Ärzte und Patienten sind vielmehr im Griff übergeordneter Mächte, die ihnen den Weg vorschreiben, der zu beschreiten ist, um die Länge und die Qualität des individuellen Lebens zu gestalten". Die neuen Mächte im Gesundheitswesen seien die medizinisch-technische Industrie, die Pharmaindustrie sowie Investoren, die im Gesundheitswesen einen großen Markt sehen.

1.8 Was auf uns zukommen wird!

Im Juli 2019 wurde eine Studie veröffentlicht, die vorschlägt, in Deutschland von den 1.400 Krankenhäusern 800 zu schließen, weil diese nicht den modernen Anforderungen entsprechen. 600 hochmoderne Krankenhäuser würden ausreichen, um die anfallenden Patienten zu versorgen. Das bedeutet aber für viele Patienten eine Anfahrtstrecke zur Krankenstation von mehr als 100 km.

Wer in der heutigen aus den Fugen geratenen Welt gesund sein möchte und ein gesundes langes Leben erreichen möchte, kann das nur erreichen, wenn er mit Selbstbewusstsein und Selbstverantwortung für seine Gesundheit eine gesunde Lebensführung zur Harmonisierung von Geist, Emotionen und Körper mit der Natur und den sozialen Beziehungen zu realisieren bereit ist. Dazu möchte ich aus meinen eigenen Erfahrungen eine Reihe von Anregungen geben, die Ihnen dabei helfen werden, das große Ziel „gesunde jugendliche Langlebigkeit" zu erreichen.

2. Über mich selbst und über meine gesunde Lebensführung

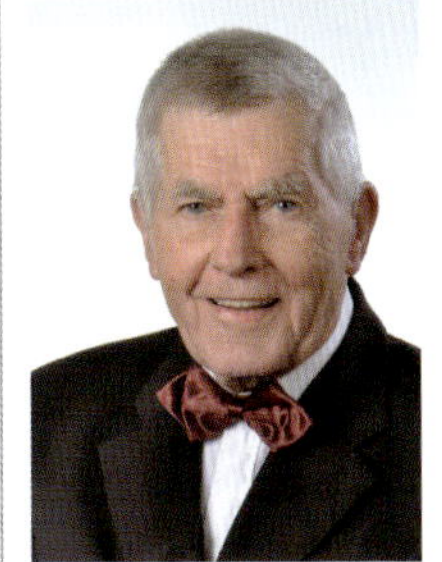

Nach etwa 20 Jahren Tätigkeit als Arzt und Wissenschaftler gelangte ich zu der Auffassung, dass schulmedizinische Konzeptionen zu eng angelegt sind. Sie beziehen sich nur auf den Körper, der im Krankheitsfalle mit Medikamenten repariert werden soll. Geist und Emotionen, die die wahren Haupteigenschaften des Menschlichen sind, werden nicht berücksichtigt. Ebenso die Umwelt des Menschen findet wenig Beachtung. Zum Beispiel dürften bei Hitze keine blutdrucksenkenden Mittel verabreicht werden oder nur in geringerer Dosis. Die Hitze senkt den Blutdruck und erhöht das Risiko für Hitzeschlag, Ohnmachtsanfälle und Durchblutungsstörungen im Gehirn. Die Umwelt hat viele Einflussfaktoren auf die Gesundheit; leider heute mehr negative als positive.

Die Biosphäre (Menschen, Tiere, Pflanzen, Mikroorganismen) in freier Harmonie und nicht mit Massentierhaltung und antibiotikaresistenten Keimen, mit Raubbau an den Wäldern und mit der Urbanisierung, ein Leben in menschenkäfigartigen Häusern. Die Atmosphäre mit reiner und nicht mit abiotischer Luft angefüllt. Die Hydrosphäre, sauber, ohne Giftmüll, Atommüll, Plastikmüll und Störung des Verdunstungs- und Regensystems. Die Geosphäre sauber, gesund und ohne Pestizide und genmanipulierten Pflanzen. Die Heliosphäre (Sonne), ohne Ozonloch und die Magnetosphäre, sauber, ohne schädigende Störungen durch EMF-Funkwellen des Mobil- und Kommunikationsfunks. Wen wundert es, dass weltweit 10 % aller Klinikbetten mit Patienten belegt sind, die durch Arzneimittel erkrankt sind, einer Meldung der Weltgesundheitsorganisation zufolge!

2.1 Eine Selbststudie zur Erreichung des 100. Lebensjahrs

In meinem 4. Lebensjahrzehnt habe ich mir (neben anderen wissenschaftlichen Projekten) die Aufgabe gestellt, in einer quasi Autostudie (Selbststudie) durch meine naturverbundene Lebensweise gesund und relativ jugendlich die 100-Lebensjahre-Grenze zu überschreiten. 95 Jahre habe ich am 15.02.2019 erreicht. Deshalb möchte ich eine kurze Zwischenbilanz geben.

2.2 Abschied von der Jugend auf mehrere Jahrzehnte verteilen

In den vergangenen 50 Jahren verfolgte ich das Leitprinzip des folgenden Zitats, welches ich aber erst im vergangenen Jahr fand: **„Kluge Menschen verstehen es, den Abschied von der Jugend auf mehrere Jahrzehnte zu verteilen“** (F. Posay). Diese Jahrzehnte bezeichne ich als den goldenen Lebensabschnitt. Bei meinem Vorhaben habe ich die Regulation der Balance positiver Lebensprozesse gewährleistet, die auch als Schema dargestellt wird.

- Geistige Aktivität, Kreativität, Ideen, Denken, Gedächtnis, Phantasie, Glaube, Zukunftsorientierung, der Umgang mit der Zeit
- emotionelle Intelligenz, positive Emotionen, Optimismus, Liebe
- allseitige körperliche Aktivität, z. B. täglich zwei Stunden im Wald Nordic Walking
- richtig atmen, Medikation, Visualisierung, Imagination
- gewollte Selbstdisziplin, Willensstärke, Leistungsbereitschaft, Motivation aktiv zu sein
- soziale Kommunikation, soziale Wohltätigkeit, Nächstenliebe, Familienbeziehungen und Familientraditionen
- Liebe zur Natur
- Schlafhygiene, regelmäßiger Schlaf-Wach-Rhythmus, rhythmisierter Lebensstil, auf die innere Uhr hören
- mäßige Ernährung, Entgiftung, Mikronährstoffe Silikate, Flüssigkeitszufuhr
- kein Alkohol, nicht rauchen
- kein Auto, kein Smartphone
- kein eigenes Haus
- keine Fremdbestimmung

Sich den Abschied von der Jugend auf mehrere Jahrzehnte zu verteilen bedeutet natürlich auch, mit der Jugend in Verbindung zu bleiben. Das habe ich zum Beispiel in der Weise getan, dass ich 173 junge Doktoranden betreut und sie zur erfolgreichen Promotion geführt habe.

Weiter gelangte ich zu der Überzeugung, dass die Medizin die Selbstheilungskräfte, d. h. die sanogenetischen Prozesse, stimulieren muss und nicht versuchen, Krankheitsprozesse zu beseitigen.

Beflügelt bei meinem Vorhaben haben mich entsprechende medizinisch-wissenschaftliche Erkenntnisse und meine zunehmend größer werdenden eigenen Erfahrungen als Arzt. Darunter auch jene mit Silikaten, besonders mit Klinoptilolith-Zeolith und Montmorillonit. Warum habe ich mir diese Studie auferlegt? Schon sehr früh stellte ich mir als Arzt und Wissenschaftler die Frage: Warum kennt die Medizin nur den kranken Menschen und erforscht nicht den Gesunden? Meine Tätigkeit in der Weltraummedizin zeigte mir, wie wichtig die Erforschung des gesunden Menschen ist.

2.3 Die Verjüngungsphilosophie von Johann Wolfgang von Goethe

Gesunde Langlebigkeit zu erreichen und die ewige Jugendlichkeit zu erhalten ist ein Wunsch der Menschheit seit mehreren 1.000 Jahren.

Unser Dichter Johann Wolfgang von Goethe (1749-1832), der bekanntlich auch medizinisch-biologisch orientiert war, hat sich realer mit der Möglichkeit der bewussten Einflussnahme auf die Verjüngung beschäftigt und in seinem Werk „Faust" seine Gedanken dazu wie folgt zum Ausdruck gebracht: „ .. *Dich zu verjüngen gibt's auch ein natürlich Mittel, ein Mittel ohne Geld und Arzt und Zauberei zu haben. Begib dich gleich hinaus auf's Feld, fang an zu hacken und zu graben, erhalte dich und deinen Sinn in einem ganz begrenzten Kreise, Ernähre dich mit ungemischter Speise. ... Das ist das beste Mittel, glaub, auf achtzig Jahr dich zu verjüngen.*"
[J. W. Goethe, Faust 1]

Möglicherweise wurde Goethe von Christoph Wilhelm Hufeland, dem ersten Dekan der Berliner medizinischen Fakultät und der zeitweise auch behandelnder Arzt von Goethe war, beeinflusst.

2.4 Natürlicher erholsamer Schlaf verjüngt

In seinem Buch „Die Kunst das menschliche Leben zu verlängern" [1796] beschrieb Hufeland unter anderem, dass sich der Mensch mit einem natürlichen Schlaf verjüngen kann, während er am Tage einem Alterungsprozess unterliegt. Während eines 24-Stunden-Tages unterliegt der Mensch nach Hufeland einem ständigen Wechsel von Altern und Verjüngen. Der verjüngende Schlaf kann nach Hufeland nur erreicht werden, wenn die natürliche Schlafenszeit (ca. 22:00-06:00 Uhr) eingehalten und ein regelmäßiger Schlaf-Wach-Rhythmus gewährleistet wird.

Seit mehr als 30 Jahren ist bekannt, dass sich die menschlichen Hirnzellen bis zum Lebensende erneuern und somit das Gehirn verjüngen können. Dazu ist aber regelmäßige körperliche Aktivität und geistig-kreative Tätigkeit erforderlich. Das praktiziere ich jeden Tag.

Jeden Tag, bei jedem Wetter, wandere ich mindestens zwei Stunden im Wald und genieße die Natur. Auf diese Weise kommen im Jahr ca. 3.000 km zusammen und das bei der gesundheitsfördernden Wirkung des Waldes.

Täglich visualisiere ich und pflege die emotionale Intelligenz. Stets bin ich bemüht, Menschen zu helfen.

2.5 Arztkosmonaut Dr. Polyakov: Beeinflussung des biologischen Alters

Ein Modell der Beeinflussbarkeit des biologischen Alterungsprozesses beschrieb auch der Arztkosmonaut Dr. Valeri Polyakov am Beispiel der Wechselbeziehung Gravitation-Hypogravitation (auch als Schwerelosigkeit bezeichnet). Polyakov befand sich einmal 242 Tage und ein zweites Mal 437 Tage auf der MIR-Station. Er stellte fest, dass die Hypogravitation, die mit chronischer Bettlägerigkeit auf der Erde vergleichbar ist, den biologischen Alterungsprozess beschleunigen und nach Rückkehr in die Gravitation (Erde) dieser Prozess wieder rückgängig gemacht werden kann. Motorische Aktivitäten in der Hypogravitation konnten den Alterungsprozess reduzieren oder stoppen (so bei Polyakov selbst). Sie werden verstehen, dass ich mich von diesen Erkenntnissen leiten lasse und das Schrägschlafen statt des flach liegenden Schlafens in der Hypogravitation pflege.

2.6 Kieselsäure, ein Verjüngungsmittel

Schließlich soll noch die US-amerikanische Siliziumforscherin Prof. Dr. Edith Muriel Carlisle [1986] angeführt werden, die nachwies, dass Silikate, vor allem SiO_2 (Kieselsäure), dessen Wirkung auf die extrazelluläre Matrix und auf das Bindegewebe von der Embryonalentwicklung an besteht, durch Verbindung mit der Proteinsynthese eine strukturelle Verjüngung der Gewebe bewirken kann.

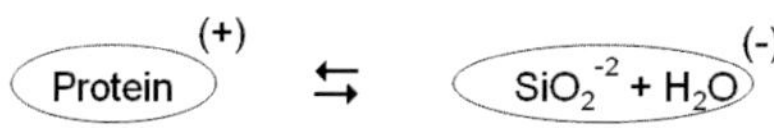

Carlisle und weitere Silizumforscher wiesen nach, dass Siliziummangel im Körper den Alterungsprozess beschleunigt. Die Zufuhr von Silikaten mit zunehmendem Lebensalter vermag dagegen den psychobiologischen Alterungsprozess nicht nur zu verlangsamen, sondern sogar umzukehren.

Zu gleichen Ergebnissen kam auch eine russische Forschergruppe um M. M. Voronkov [Voronkov et al. 1975].

Das veranlasste mich, vom Jahr 2000 an täglich eine gute Portion Klinoptilolith-Zeolith, mehrere Jahre davon gemeinsam mit Montmorillonit, einzunehmen. Das half mir noch ein anderes Problem in den Griff zu bekommen. Seit den letzten 50 Jahren unterliegen wir einer schleichenden Vergiftung, die einhergeht mit der Zunahme von Funkwellen. Beide verursachen oxidativen und nitrosativen Stress. Ich entgifte weiter mit diesen Mineralien.

Den Einfluss dieser Schadfaktoren konnte ich weitestgehend bannen. Da ich weiß, dass sich SiO_2 am besten bei Bewegung im Körper eingliedert, betreibe ich täglich mindestens 2 x 1 Stunde Nordic Walking.

Diese und weitere wissenschaftliche Erkenntnisse habe ich in meiner Autostudie mit einbezogen. Das in Abbildung 1 dargestellte Leitschema der Regulation der Balance positiver Lebensprozesse habe ich in meiner Lebensweise konsequent realisiert.

2.7 Zwischenergebnis der Autostudie

Als Zwischenergebnis möchte ich nachfolgend einige Daten anführen.

In den letzten 15 Jahren habe ich neben zahlreichen wissenschaftlichen Arbeiten 15 Bücher verfasst. Sehr oft halte ich Vorträge, stehend in freier Rede. Mein Gedächtnis ist gut. Mit Computer und Internet kann ich umgehen. Jeden Morgen führe ich eine 20-minütige Gymnastik und 10 Minuten Visualisierung durch.

Mein Schlaf ist gut, ich schlafe aber in einem Saminabett mit einer geerdeten Matratze. Meine Ernährung ist mäßig, halb vegetarisch. Weiter verfüge ich über einen guten Optimismus.

Meine klinischen Laborbefunde, mein Mineralstatus sowie mein Langzeit-EKG und mein elektrophysiologisches Schlafprofil entsprechen der Norm. Das Gleiche gilt für die Knochenmineraldichte und für den Blutzucker.

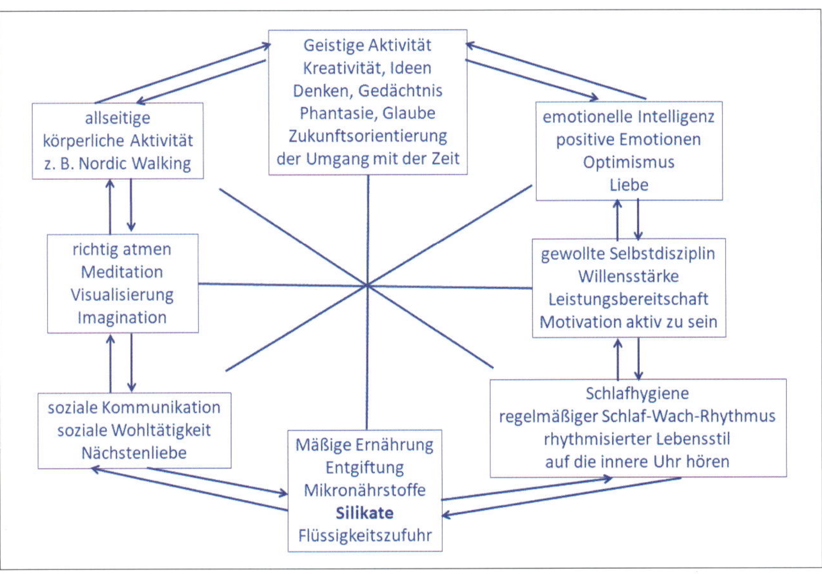

Abbildung 1: Jung und gesund bleiben beim Älterwerden = Regulation der Balance positiver Lebensprozesse

Inschrift im „Stein der Jugend" ist mein Leitbild

Die Jugend ist nicht ein Abschnitt des Lebens,
sie ist ein Zustand der Seele,
der in einer bestimmten Form des Willens besteht,
in einer Bereitschaft zur Phantasie,
in einer gefühlsmäßigen Kraft;
im Überwiegen des Mutes über die Zaghaftigkeit
und der Abenteuerlust über die Liebe zur Bequemlichkeit.
Man wird nicht alt, wegen der einfachen Tatsache,
dass man eine bestimmte Zahl von Jahren gelebt hat,
sondern nur, wenn man sein eigenes Ideal aufgibt.
Der Abscheu, der Zweifel, das Fehlen von Sicherheit,
die Furcht und das Misstrauen,
sind lange Jahre, die das Haupt beugen
und den Geist zum Tode führen.
Jung sein bedeutet, mit sechzig oder siebzig Jahren
die Liebe zum Wunderbaren bewahren,
das Erstaunen für die leuchtenden Dinge
und die strahlenden Gedanken;
den kühnen Glauben,
den man den Ereignissen entgegenbringt,
den unstillbaren Wunsch des Kindes für alles, was neu ist,
den Sinn für die angenehme und fröhliche Seite des Daseins.
Ihr werdet so lange jung sein, wie euer Herz die Botschaft
der Schönheit, der Kühnheit und des Mutes aufnehmen wird;
die Botschaft der Größe und der Stärke,
die euch von der Welt, von einem Menschen
oder von der Unendlichkeit geschenkt werden.

[Verfasser unbekannt]

Steinschrift im Parco Giardino Sigusta bei Verona, Italien.

3. Information ist besser als Operation! Vorbeugen ist besser als heilen

Erkenntnisse, Anregungen und Anleitungen für die gesunde Lebensführung zur Harmonisierung von Geist, Emotionen und Körper mit der Natur und den sozialen Beziehungen.

Anleitung zum Handeln!

3.1 Das Wort hat heilende Wirkung: Positive Medizin, sprechende Medizin, zuhören können

Wer durchgehend gesund sein möchte, sollte sich für die positive und sprechende Medizin interessieren. Diese ist sozusagen der Kontrapunkt gegenüber der schweigenden Medizin, die den Patienten fragmentiert beurteilt und behandelt.

„Die Arbeitsteilung der heutigen Medizin ist so fortgeschritten, dass jeden Schritt ein anderer Kollege vornimmt. Nachher sitzt man dann vor lauter Befunden und sieht den Patienten nicht mehr." Mit diesen Worten fasste Prof. Dr. Stefan Zippel eine diesbezügliche Studie der Universität Tübingen zusammen.

Wenn „die Medizin" noch den Namen „Humanmedizin" verdienen soll, darf sie dann aus einem Konglomerat von Disziplinen bestehen, die alles über Zellen, Gewebe und Organe, aber wenig oder nichts über kranke Menschen wissen, denen Zellen, Gewebe und Organe gehören? „Die heutigen medizinischen Fakultäten können hoch qualifizierte Biochemiker, eine der vielen Spezialdisziplinen, aber keine Ärztinnen und Ärzte der Humanmedizin ausbilden." [Thure von Uexküll, Nestor der deutschen psychosomatischen Medizin. Über die Notwendigkeit einer Reform des Medizinstudiums. Berliner Ärzte 27/7/1990, S. 11-18]

3.1.1 Der Mensch braucht die Sanogenese zum Gesundsein

Und noch eine andere gewichtige Stimme zu dieser Situation: Die positive Medizin geht davon aus, dass der Mensch gesundheitliche, charakterliche, körperliche, geistige und emotionelle Eigenschaften hat, die als sanogenetische Prozesse (sanos = Gesundheit, genese = Entwicklung) ablaufen. Diese können sich auch bei Erkrankungen zeigen, wenn man sie sucht. Nobelpreisträger Ivan Pavlov erkannte das schon 1885, als er postulierte, dass „die außergewöhnlichen Stimuli, die sich in Form der krankheitserregenden Ursachen melden, gleichzeitig auch Reize für Schutzmechanismen des Organismus sind, die den Kampf mit entsprechenden pathologischen (krankmachenden) Erregern aufnehmen". Bei einer Erkrankung sollten deshalb diese Schutzmechanismen, die heute als Selbstheilungs- und Selbstregulationskräfte bezeichnet werden, das Heilungskonzept bestimmen. Die Pavlov'sche Auffassung wurde von dem Nobelpreisträger, dem Urwalddoktor Albert Schweitzer, bestätigt: „Wir Ärzte tun nichts anderes, als den Doktor des Inneren zu unterstützen und anzuspornen. Alles Heilen ist Selbstheilung". Die positive Medizin heilt durch Stimulieren der Selbstheilungskräfte, d. h. der sanogenetische Prozess. Sie verwendet Naturmittel, die als Sanogenetika bezeichnet werden. Die positive Medizin ist immer ganzheitlich und behandelt keine Symptome mit Chemie, wie die klassische Medizin.

3.1.2 Die positive Medizin fordert Zuwendung zum Patienten

Die positive Medizin hat noch eine zweite Seite, nämlich die Zuwendung zum Patienten und die Achtung des Patienten als gleichberechtigte Persönlichkeit. Die positven Ärzte vermeiden möglichst den furchteinflößenden weißen Kittel, der als Statussymbol für „Götter in Weiß" gilt. Positive und sprechende Medizin bilden eine Einheit. Sprechende Medizin fordert den Dialog zwischen Arzt und Patient, bei dem der Arzt in erster Linie die Rolle des Zuhörers übernimmt und den Patienten reden lässt. Der unter Zeitdruck stehende heutige Arzt unterbricht den Patienten bereits nach 30 Sekunden, wie aus entsprechenden Untersuchungen hervorgeht. Der Arzt der sprechenden Medizin soll wie ein Heilmittel wirken. Er soll Charisma (Ausstrahlungskraft) besitzen und Empathie üben können. Empathie heißt, dass man die Fähigkeit besitzt, sich in einen anderen Menschen hineinzuversetzen, dass man spürt, was Emotionelles und Leidendes in den Menschen vor sich geht.

3.1.3 Der Ton der Sprache macht die Musik

Dann ist die Intonation der Sprache noch wichtig. Der Arzt soll beruhigend und heilend wirkend sprechen. Heilen durch das gesprochene Wort ist ein Therapieansatz, der schon in der Antike von Sokrates und Platon vertreten wurde. Wie Untersuchungen von Hirnfunktionen mit bildgebenden Verfahren zeigten, können Gedanken, Worte, Erwartungen und positive Emotionen jeden Schmerz besiegen. Dabei spielt auch der Glaube an sich selbst oder an den Arzt oder an Gott eine bedeutende Rolle. Ich habe in einem naturheilkundlichen Zentrum in der Türkei die Patienten gruppenweise im Chor meine folgenden Worte nachsprechen lassen:

> „Ich bin gesund,
> ich bin glücklich,
> ich bin stark,
> ich bin jung,
> ich bin schön."

Das löste immer positive emotionelle Stimmung und Vergessen des Leidens aus. Es ist heute wissenschaftlich belegt, dass Worte stimulieren (Lob), trösten, beruhigen und heilen können.

Genauso ist aber wissenschaftlich belegt, dass Worte verletzen, kränken und sogar töten können. Ein kaltherziger Arzt, der nicht die richtigen Worte für den Patienten findet oder ständig während des Gesprächs mit dem Patienten nicht patientenbezogen telefoniert, richtet mehr Schaden an. Selbst gute Heilmittel können ihre Wirkung in solchen Fällen verlieren. Auch diese Erscheinung war schon in der Antike bekannt.

3.1.4 Ein gutes Wort hat heilende Kraft

Die positive und sprechende Medizin ist dann vollkommen, wenn sie die Natur zur Stärkung der sanogenetischen Prozesse, also der Selbstheilungskräfte mit in die Behandlung einbezieht. Dies sollten Sie immer im Rahmen der gesunden Lebensführung anstreben, denn Sie können die positive und sprechende Medizin als Selbsttherapie betreiben. Wer sich auf sein Gesundsein und die Selbstheilungskräfte orientiert, wird gesund sein. Wer sich dagegen auf die Krankheit und auf die Symptombeseitigung orientiert, wird sein Kranksein niemals los.

Abschließend noch einige Hinweise:

- **Sanogenetika** sind Mineralien, z. B. Zeolith und Montmorillonit, pflanzliche Heilmittel und artgerechte Ernährung (wenig, kleine Portionen, Obst, Gemüse, Fleisch vermeiden oder selten)
- **Sanogenetisch** wirkt die regelmäßige Bewegung, z. B. „Nordic Walking“
- **Sanogenetisch** wirkt auch richtiges, bewusst wahrgenommenes Atmen
- **Sanogenetisch** wirkt vor allem die Einstellung Liebe zu verbreiten und positive Emotionen zu entwickeln
- **Sanogenetisch** wirken das Wort und die Gedanken
- **Sanogenetisch** wirken auch Visualisierung, Meditation, mental gesteuertes Atmen

Mit Sanogenetika können Sie sich gesund halten. Ärzte und Ärztinnen wünschen sich die sprechende Medizin, aber ihnen wird keine Zeit dafür honoriert.

Weiterführende Literatur

Hecht, K. (2011): *Beim Älterwerden gesund und jugendlich bleiben*. Spurbuchverlag, Baunach

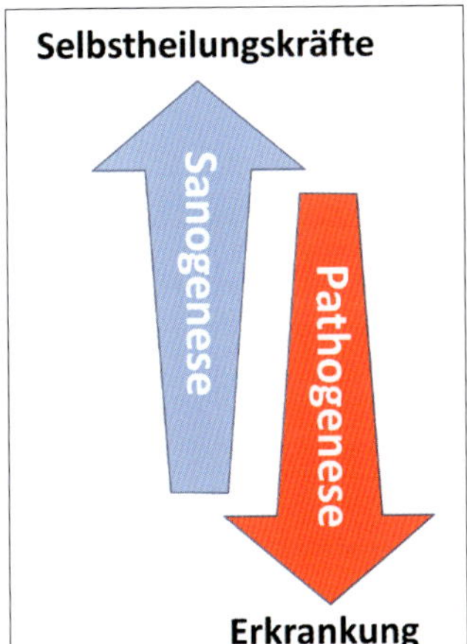

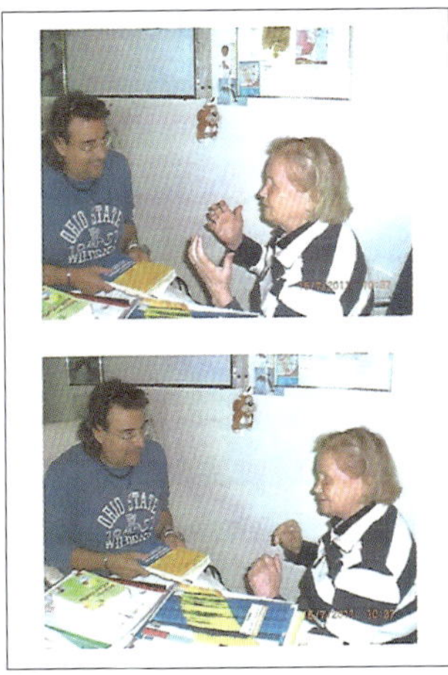

3.1.5 Sanogenese stärkt den inneren Doktor

Die schematische Darstellung in der Abbildung zeigt die sanogenetischen und pathogenetischen Prozesse in ihren Wechselbeziehungen. Wenn die sanogenetischen Prozesse dominieren, sind Sie gesund. Deshalb konzentriert sich die positive Medizin auf die Anregung der sanogenetischen Prozesse. Das ist der „innere Doktor", den jeder so steuern kann, dass er immer gesund ist oder gesund wird. Die pathogenetischen Prozesse werden beseitigt. Bei der medikamentösen Behandlung werden sie lediglich für eine kurze oder längere Zeit stillgelegt, aber selten beseitigt.

3.1.6 Sie sind ein selbstbewusster Mensch, aber keine Maschine

Medikamentöse Therapie ist eine Reparaturleistung. Nur mit der positiven Medizin ist Heilung der Kranken möglich. Das erfordert aber ein Umdenken, was wahrscheinlich manchen schwerfallen wird. Prof. Hüther sieht das so: „Und wie soll überhaupt jemand auf die Idee kommen, Verantwortung für seine Gesundheit zu übernehmen, dem von Kindesbeinen an erklärt worden ist, dass der eigene Körper wie eine Maschine funktioniere, der deshalb sein Herz als Pumpe bezeichnet und der glaubt, dass ihm im Alter das Hirn oder die Gelenke einrosten. Wer so denkt, muss jede Erkrankung als Maschinenschaden und den Arzt als „Reparateur" betrachten, der die Störung im Getriebe ausfindig macht und mit den richtigen Techniken und dem richtigen Medikament die Pumpe oder das Gelenk oder das Gehirn wieder zum Funktionieren bringt. Je mehr die Personen in diesem Reparaturdenken gefangen bleiben, umso stabiler bleibt die Nachfrage nach entsprechenden Reparaturleistungen." [G. Hüther (2012): Selbstheilungskräfte aktivieren. Deutsches Ärzteblatt 109/9]

Gesundheit neu denken ist die Forderung an jene, die echt gesund und nicht nur repariert werden wollen.

3.2 Heilen ist Selbstheilung. Das Heilungssystem des Menschen

Die Ärzte der Asklepios-Schulen der Antike vertraten die Auffassung: Die Behandlung kommt von außen, die Heilung kommt von innen. Das Wort „Heilen" bedeutet, die Integrität und das Gleichgewicht der geistigen, seelischen und körperlichen Prozesse des Menschen im Einklang mit seinem Umfeld, d. h. der Natur, der Familie, der Gesellschaft usw. zu bringen. Der Urwalddoktor Nobelpreisträger Dr. Albert Schweitzer (1875-1965) postulierte: „Wir Ärzte tun nichts anderes als den Doktor des Inneren zu unterstützen und anzuspornen. Heilen ist Selbstheilung".

Nun gibt es in unserer Gegenwart Ärzte, die die Selbstheilung bestreiten, ablehnen und ignorieren. Sie behaupten, dass sie Krankheiten heilen können. Das ist ein Irrtum, denn Krankheiten sind von Menschen „gemachte" abstrakte Erscheinungen. Ein Arzt kann im Höchstfall einen Kranken heilen. Das bedeutet aber, den ganzen Menschen, vor allem unter Nutzung seines Geistes und der Emotionen, wieder vollständig gesund zu machen und nicht nur Symptome versuchen zu beseitigen.

Urwalddoktor Albert Schweitzer 1875-1965

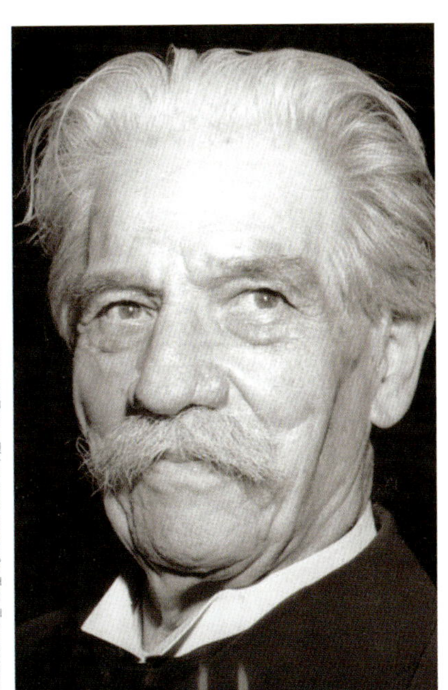

3.2.1 Der Mensch verfügt über ein Heilungssystem

Wenn Heilen Selbstheilung ist und wenn Heilberufler, zum Beispiel Ärzte und Heilpraktiker, behaupten, sie könnten Kranke heilen, dann müsste es im menschlichen Körper ein „Heilsystem" geben. Ja, das gibt es! Aber die meisten Heilberufler kennen es nicht. Der US-amerikanische Arzt und Wissenschaftler Dr. Robert Becker hat dies entdeckt, ausführlich mit Forschungsdaten belegt und beschrieben. Er nannte es „Perineurales Gleichstromsteuerungssystem" (PGSS). Robert Becker ging davon aus, dass jede Heilung immer ein Prozess des Zentralnervensystems, d. h. der Gehirnfunktion, ist.

Die Erkenntnisse über das PGSS vermögen auch die Akupunktur, den Placeboeffekt, die Intuition, Magnetfeldreaktionen, die Visualisierungstherapie und die bewusst geistig-emotionelle Beeinflussung von Körperprozessen im Sinne der Gesunderhaltung bzw. der Beseitigung von Erkrankungen zu erklären. Bisher tat sich die Medizin schwer, die geistig-emotionelle Einflussnahme auf die Heilung von Krankheiten zu erfassen bzw. zu begreifen.

3.2.2 Wie wurde das Heilungssystem entdeckt?

Ausgangspunkt seiner Entdeckung des Heilungssystems war Dr. Robert Beckers Frage: Warum wächst beim Salamander bei Abtrennung der Schwanz nach? Dazu machte er folgendes Experiment:

Becker amputierte bei einem Salamander die linke Vorderpfote und maß das Gleichstrompotential während des nun folgenden Heilungs- bzw. Regenerationsprozesses. Elektrizität in biologischen Prozessen benötigt leitfähiges Gewebe und dieses fand Becker [1994] in diesem Fall in der Neuroglia, d. h. in dem die Nervenfasern umhüllenden Gewebe. Bei beiden Tieren zeigte sich nach der Amputation der Pfote das positiv ausschlagende Verletzungspotential. Beim Salamander, bei dem mit dem Heilungsprozess gleichzeitig die Regeneration der gesamten Pfote erfolgte, sah er nach einiger Zeit den Umschlag in ein negatives Gleichstrompotential, welches Ausdruck vermehrten Wachstums ist. Dieses Ergebnis zeigt, dass die Bioelektrizität zu den Grundelementen eines Steuerungssystems gehört, welches Regeneration und Heilung (Vernarbung) reguliert.

3.2.3 Folglich existiert ein zweites Nervensystem, welches die Heilung reguliert

Dr. Becker [1994] bezeichnete dieses als ein bioelektrisches leitfähiges System, welches auf der Grundlage der Nervenfaser-Markscheide arbeitet, als „**Perineurales Gleichstromsteuerungssystem“ (PGSS)**. Wir können es auch als funktionelles Heilungssystem bezeichnen.

Das Heilungssystem vollzieht sich auf der Grundlage der bioelektrischen Frequenzen des Gehirns und wird vom Hirn gesteuert. Da die Hirnfunktion auch die Psyche repräsentierten, d. h. den Geist und die Emotionen, können wir mit ihrer Hilfe den „inneren Doktor“ bzw. den inneren Heiler so steuern, wie wir es möchten. Dabei helfen Methoden wie Visualisierung, Meditation, Yoga und mental gesteuertes Atmen. Man nennt diese Methoden auch spirituelle (geistige) Wirkmechanismen.

Dazu möchte ich ein Beispiel anführen:

3.2.4 „Spirituelle Reise nach innen“ führte bei einem Krebskranken zum inneren Heiler, der die Gesundung bewirkt

Marc Barasch, Chefredakteur des New Age Journals, ein „Workaholic“, wurde von der Krebserkrankung überrascht, die sein Leben, wie er schrieb, „aus der Bahn warf, so gewaltsam, wie ein Erdbeben den Lauf eines Flusses ändert“.

Seine Aufmerksamkeit wurde während der Therapie auch auf den „inneren Heiler“ gelenkt. Dazu wurden Methoden wie mental gesteuertes Atmen, Visualisierung, Meditation u. a. angeboten, um den Weg zu seinem Inneren, seiner Seele zu finden und so den „inneren Heiler“ entdecken zu können. Er wurde wieder gesund. Diesen Vorgang beschrieb er in seinem Buch: „Ich suchte meine Seele und wurde gesund. Heilung als Reise nach innen.“ mit folgenden Worten: „Fast alle Patienten, mit denen ich spreche, haben mir über direkte, lebhafte und häufig verwirrende Begegnungen mit einem ‚inneren Heiler‘ berichtet. Er war kein Abstraktum, vielmehr eine lebendige Erscheinung, die die Kluft zwischen Geist und Körper überbrückte, zwischen Bewusstsein und Unterbewusstsein, Emotion und Intellekt. Mal erschien er im Traum, mal als Symbol während einer Phantasiereise unter Anleitung oder in Tagträumen und Visualisierungen. Auch in den Fällen, in denen der innere Heiler mit Hilfe einer bestimmten Technik angerufen wurde, trat unweigerlich die Psyche in Aktion und produzierte spontane Phantasien mit allen Anzeichen seelischen Erlebens." Seine Aufmerksamkeit wurde während der Therapie also auf den „inneren Heiler" gelenkt. Dazu wurden Methoden wie mental gesteuertes Atmen, Visualisierung, Meditation u. a. angewendet, um den Weg zu seinem Inneren, seiner Seele zu finden und so den „inneren Heiler" entdecken zu können. Diese Art der Heilung kann jeder Mensch durchführen. Sie ist effektiver und ohne Gefahren oder Nebenwirkungen wie Medikamente.

Merke: Naturarzt 5/2019: Die spirituelle Krise der heutigen Zeit zeigt auf, was den Patienten und Gesunden heute fehlt.

3.3 Urwalddoktor Albert Schweitzer: „Heilung ist immer Selbstheilung"

Selbst-(spontan)-heilung bei Tumorpatienten ist eine Realität. In der Medizin wird unter bestimmten Umständen der Begriff Spontanremission (remissio = Nachlassen) oder spontane Regression (regressus = Rückkehr) verwendet. Darunter versteht man, dass ohne besondere Therapie oder mit Placebo sich Symptome einer Krankheit zurückbilden, z. B. bei Fieber, Schnupfen, Hexenschuss. Spontane Remissionen bzw. Regressionen werden auch bei Tumorerkrankten beobachtet. Die Liste von Autoren, die über Spontanheilungen einzelner oder Gruppen von Krebskranken berichten, ist nicht als kurz zu bezeichnen. Z. B. beschäftigte sich 1987 eine holländische Forschergruppe der Erasmus-Universität Rotterdam [van Baalen et al. 1987] systematisch mit der Suche nach Spontanheilungen bei Krebskranken. Ergebnis: In der Region Rotterdam fanden sie sieben Fälle von Krebskranken, die sicher als solche diagnostiziert worden waren, mit Spontanheilungen.

3.3.1 Ein Tumorpatient heilt sich selbst durch Änderung der Lebensweise

Ein weiteres Beispiel: Bei dem Patienten John Brandrick aus Cornwall (Südwestengland) diagnostizierten die Ärzte des britischen Gesundheitsdienstes (NHS) einen Bauchspeicheldrüsenkrebs im fortgeschrittenen Stadium. Die Statistik weist aus, dass die Lebenserwartung in diesen Fällen mit Sicherheit weniger als ein Jahr ist.

John Brandrick beschloss, dieses letzte Jahr seines Lebens so zu leben, wie er bisher sein

Leben nicht gelebt hatte. Er verkaufte sein Auto und sein Haus, räumte seine Bankkonten und sicherte seine Beerdigung und Trauerfeier. Mit seiner Lebensgefährtin Sally Laskey reiste er durch Südengland, übernachtete in guten Hotels und lud seine Verwandten zu Abendessen in teure Restaurants ein. Kurzum, er führte ein sorgloses Leben und erfreute sich am geselligen Zusammensein mit seinen Verwandten und Freunden. Während dieser Zeit dachte er nicht mehr an seine Krebserkrankung, weil auch die Schmerzen nachließen und er sich von Tag zu Tag wohler fühlte. Als der von den Ärzten prognostizierte Termin des Todes schon überschritten war, lebte Mister Brandrick immer noch. Aber mit der Besserung seines Gesundheitszustands war sein Geldbeutel leer geworden und er bettelarm. Er verklagte das britische Gesundheitswesen wegen Fehldiagnose und forderte Entschädigung. Die Ärzte konnten aber ohne Zweifel nachweisen, dass er einen Tumor gehabt hatte. Dass dieser nicht mehr da war, lag nicht in ihrer Kompetenz. Der Tumor war durch die veränderte Lebensweise (ohne Stress) bei John Brandrick verschwunden. Die veränderte Lebensweise hatte dem Tumor den Boden entzogen, wie Dr. Servan Schreiber in seinem Antikrebsbuch schreibt.

3.3.2 Studie beweist: Veränderung der Lebensweise heilt Tumorkranke

Spontanheilung von Tumorkranken, die durch die veränderte Lebensweise bewirkt wurde, belegt auch folgende Studie.

Dr. Dean Ornish entwickelte ein Programm „Körper und Seele für Krebskranke". Dieses bestand aus folgenden Komponenten:

- vegetarische Ernährung
- Nahrungsergänzungsmittel (Antioxidantien, Vitamine E und C, Selen, Omega-3-Fettsäuren)
- regelmäßige Bewegung (30 Minuten täglich an sechs Wochentagen)
- Entspannungstechniken: richtiges Atmen, mental gesteuertes Atmen, Meditation, Yoga, autogenes Training und progressive Muskelrelaxation

Nach einem Jahr dieser Therapie von Dean Ornish wurde den Männern beider Gruppen Blut entnommen und auf typische Krebszellen der Prostata getestet (Zellen der LNCaP-Zelllinie). Das Ergebnis: Das Blut der Männer, die an dem „Körper-Geist-Seele-Programm" von Dean Ornish teilgenommen hatten, besaß die Fähigkeit, das Wachstum der Krebszellen bis um das Siebenfache höher zu hemmen als das Blut der Männer, die ihren Lebensstil nicht geändert hatten. Das bedeutet, dass sich die Immunzellen der Ornish-Gruppe, die ihren Lebensstil geändert hatten, in ihrer Aktivität, gegen Krebszellen vorzugehen, beträchtlich erhöhten.

Je konsequenter das Körper-Seele-Programm von den Patienten realisiert wurde, desto effektiver war diese Therapie und desto besser konnte das Blut der Patienten die Krebszellen hemmen.

3.3.3 Die schulmedizinische Onkologie bezweifelt Spontanheilungen (Spontanregressionen bzw. -remissionen)

Ihre Argumentation: „Fehldiagnose" oder „zufällige statistisch nicht gesicherte Einzelfälle, die übertrieben werden" oder „eine Spontanheilung ist aus onkologischer Sicht nicht erklärbar". Wenn die Onkologen wirklich mit einem Fall der Spontanheilung konfrontiert werden, dann entsteht Ratlosigkeit und Unverständnis. **Derartige Auffassungen und Einstellungen können nicht gutgeheißen werden**. Sie werden durch eine partielle Denkweise verursacht.

3.3.4 Was wünscht sich der Tumorkranke?

- Heilung
- Zuwendung (nicht Mitleid) seitens der Ärzte und des medizinischen Personals sowie der gesellschaftlichen Umgebung
- keine Schmerzen
- guten Schlaf
- Befreiung von Angst und Depression
- humane milde Therapie
- geistig-seelische Kraft
- körperliche Kraft

Mit Chemo- und Strahlentherapie alleine ist das nicht zu erreichen. Das Körper-Seele-Programm von Dr. Dean Ornish, mental gesteuertes Atmen, Meditation und Visualisierung sowie eine Basistherapie mit Klinoptilolith-Zeolith können dabei sehr hilfreich sein. Vor allem muss die Angst der Patienten beseitigt werden. Diese ist unberechtigt. Sie verstärkt und beschleunigt den Krankheitsprozess.

3.3.5 Tumorkranke können durch Änderung des Lebensstils gesund werden

Die Krebserkrankung ist eine chronische, über lange Zeit (bis Jahre und sogar Jahrzehnte) sich entwickelnde **psycho-neuro-bio-immunologisch** ganzheitliche Dysregulation (Regulationsstörung) eines Menschen, deren Hauptursachen in den gesundheitsschädigenden Umweltbedingungen und in dem teilweise selbst gewählten, teilweise von der Gesellschaft aufgezwungenen Lebensstil des modernen Menschen zu suchen sind.

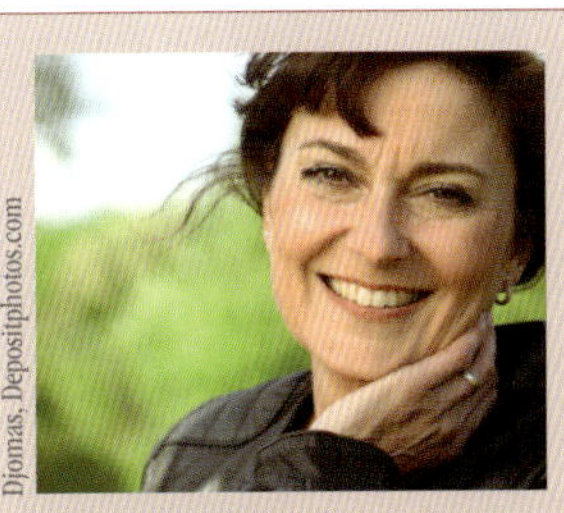

Djomas, Depositphotos.com

Freude über Spontanheilung der Krebserkrankung

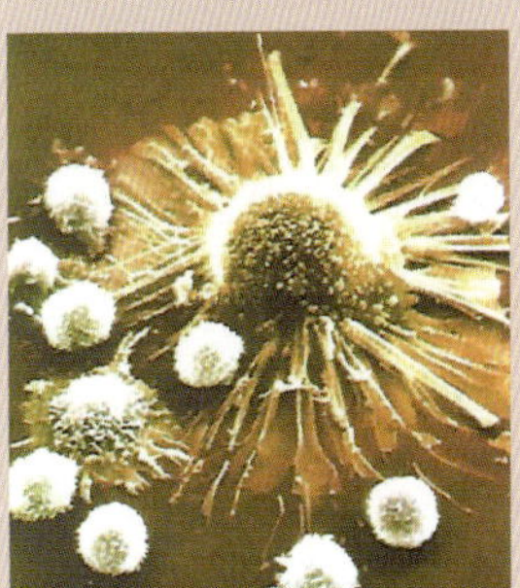

Natur-Killerzellen des Immunsystems sind die erste Verteidigungslinie des Organismus.
Positive Gefühle wie Freude und Wohlbefinden sowie Meditation und Visualisierung regen sie an. Angst, Stress und Depression hemmen ihre Aktivität.
Natur-Killerzellen (weiß) bekämpfen eine Krebszelle (braun).

Die Tumorerkrankung ist primär keine genetische Erkrankung, wie behauptet wird. Genetische Faktoren können höchstens in 5-15 % der Fälle eine Rolle spielen, wie es unabhängige wissenschaftliche Ergebnisse zeigen. Die Krebserkrankung ist daher nicht schicksalsbedingt und ist deshalb zu überwinden.

Empfehlung

Änderung der Lebensweise ohne Angst führt zur Selbstheilung von Tumorkranken! Dafür gibt es viele Studien, die das beweisen. Das sollte man besonders nach der Pressemitteilung des Deutschen Krebsforschungszentrums (DKFZ) vom 30.07.2019 mit folgendem Titel zur Kenntnis nehmen: DKFZ rechnet mit Tsunami an Krebserkrankungen. Der DKFZ-Chef Michael Baumann führt das nicht nur auf die demografische Entwicklung zurück, sondern auch auf Lebensstilfaktoren wie Rauchen und Übergewicht.

Weiterführende Literatur

Hecht, K. (2010): *Anregung zum neuen Denken in der Krebsphilosophie und Krebstherapie*. Spurbuchverlag, Baunach

3.4 Geist und „Seele" (Emotionen) steuern und kontrollieren die körperlichen Prozesse des Menschen

Wir müssen lernen, die Psyche für unsere Gesundheit richtig einzusetzen.

Geist und „Seele" werden als Psyche bezeichnet. Funktionell ist das, was als Seelisches bezeichnet wird, die Emotion. Psyche ist abgeleitet von dem griechischen Verb psychein = Hauch, Leben. Der Psyche wird der Körper (man könnte auch sagen, die Materie des Menschen) gegenübergestellt. Dieser Lebenshauch ist der menschliche Geist, sein Bewusstsein. Das Bewusstsein macht den Menschen erst zum „Homo sapiens", dem Weisen, dem Vernünftigen.

3.4.1 Psyche und Körper bilden eine funktionelle Einheit

Die dualistische Auffassung (die leider heute noch die moderne Medizin beherrscht) wurde von René Descartes (1596-1650), einem französischen Philosophen, postuliert. Dabei bestand damals und besteht heute noch die Vorstellung, dass man Geist und Seele des Menschen nicht erfassen, messen, lokalisieren oder materiell verifizieren kann; somit existieren diese nicht und können nicht Gegenstand der naturwissenschaftlichen Menschbetrachtung bzw. der medizinischen Therapie und Diagnostik sein. Das soll nur der Körper, also die Materie sein. Dieser wird heute wie früher im Detail, aber nicht ganzheitlich naturwissenschaftlich „erforscht“. **Das ist aber der größte Irrtum, den die Medizin begeht. Man kann die wichtigsten Funktionen und Eigenschaften des Menschen nicht einfach ignorieren und so tun, als ob es sie nicht gäbe. Das ist das Ergebnis einer partiellen Denkweise!**

3.4.2 Die Psyche steuert die körperlichen Funktionen

Die Psyche, also Geist und Emotionen, werden dem Menschen mit in die Wiege gegeben, d. h. sie sind angeboren. Sie vervollkommnen sich im Laufe des Lebens, in dem der Mensch Erfahrungen sammelt und somit seine Persönlichkeit ständig vervollkommnet. Den Geist verwenden wir täglich, zum Beispiel mittels des Willens die Hand zu geben, zu gehen, uns zu setzen. Das tägliche Leben ist vom Willen geprägt etwas zu tun und auch vom Glauben es tun zu müssen. Eng damit verbunden ist die Motivation. Diese wird durch Glaube und Zuversicht verstärkt. An unserer Materie (Körper) gibt es keinen Hebel oder Knopf wie bei einer Maschine, um das System Mensch in Gang zu bringen. Das besorgt der Geist und mit ihm konform die Emotionen. Sie bewirken, dass wir uns an Veränderungen der Umwelt anpassen können. Zum Beispiel bei Flucht oder Angriff. Es wird Eustress erzeugt. Mit diesem Eustress werden die Funktionen erhöht, um der Situation gerecht zu werden. Wenn das nicht mehr notwendig ist, werden die angestiegenen Funktionen wieder nach unten gefahren (Ruhe, Relaxation). Auch dafür gibt es keinen Hebel oder Knopf an unserer Materie (Körper), sondern das bewirken die Emotionen und der Geist über das vegetative Nervensystem mit den Regulatoren Nervus sympathikus und Nervus parasympathikus.

Alles, was in unserem Körper vorgehen soll, wird durch Geist und Emotionen, Bewusstsein und Unbewusstsein gewährleistet.

Da bei einem Menschen alle Körperfunktionen durch die Psyche gesteuert werden, kann man beim Kranken daher Geist und Emotionen, zum Beispiel in Form von Imagination, Visualisierung, Yoga, Meditation, autogenes Training, Willen usw. zur Heilung einsetzen. Die partiell denkende Schulmedizin setzt an die Stelle der natürlichen Kräfte, Geist und Emotionen unnatürlich wirkende Tabletten, Tropfen und Spritzen ein.

3.4.3 Positive psychische Prozesse heilsamer als Medikamente

Geist und positive Emotionen sind aber viel wirksamer als unnatürliche Medikamente. Vorausgesetzt man setzt sie richtig ein. Dieser reale Funktionsmechanismus des menschlichen Lebens ist, dass Geist und Emotionen, Bewusstsein, Unterbewusstsein die materiellen Prozesse des Körpers beeinflussen und steuern.

Neuerdings wird das auch schon von manchen Medizinern erkannt, z. B. hat man festgestellt, dass nach Herzoperationen die

Heilung durch Einsatz der psychischen Prozesse schneller vonstattengeht. Mitte 2019 sind zahlreiche Studien erschienen, die negative psychische Zustände als Krankheitsverursacher belegen. Zum Beispiel Liebeskummer (das Gebrochenes-Herz-Syndrom) verursacht Herz-Kreislauf-Erkrankungen und Krebsleiden. Allen Subdisziplinen müsste eigentlich die Bezeichnung „Psycho-Neuro-“ vorgesetzt werden.

Diese Erkenntnisse über den Einfluss der Psyche, einschließlich der Gehirnfunktionen, auf die materiellen Prozesse des Körpers setzen sich also immer mehr durch. Das ist ganzheitliches Denken und Handeln. So haben folgende Fachdisziplinen bereits in der Medizin ihren festen Platz eingenommen:

- Psychosomatik = die Wechselbeziehung zwischen Psyche und körperlichen Prozessen
- Psycho-Neuro-Immunologie = der Einfluss psychischer Funktionen auf das Immunsystem
- Psycho-Neuro-Endokrinologie = der Einfluss psychischer Prozesse auf die Hirnfunktionen

3.4.4 Das Psycho-Neuro ist in jedem Organ und in jeder Zelle

Eigentlich müssten weitere Subdisziplinen das „Psycho-Neuro“ vorgesetzt bekommen, zum Beispiel Psycho-Neuro-Kardiologie: der Einfluss der psychischen Funktionen auf das Herz-Kreislauf-System. Bekannt ist, dass es ein „Herzgehirn“ gibt [Amour und Kember 2004], welches mit dem Kopfgehirn in Wechselbeziehung steht.

Es gibt faktisch keine Körperprozesse, bei denen nicht die Psyche eine Rolle spielt. Wir verfügen zum Beispiel über ein Bauchgehirn. Im Bauchgehirn findet man die gleichen Neurotransmitter (Botenstoffe) wie im Kopfgehirn. Man kann belegt die Aussage treffen [Pert 2007], dass das Neuro-Psychische sich in jedem Organ, in jeder Zelle, in jedem Molekül des Menschen manifestiert.

Man kann die psychischen Prozesse zwar nicht direkt messen, aber deren Wirkungen. Jede Emotion beeinflusst die vegetativen Funktionen; jeder Gedanke kann den Blutdruck verändern; Ärger kann uns Magenbeschwerden bescheren („vor Ärger läuft die Galle über“ ist eine bekannte Redewendung).

Der Mensch kann obendrein die Umwelt bewusst und unbewusst wahrnehmen. Das Bewusstsein bewirkt die Einengung des Wahrnehmungsfensters und ermöglicht dadurch eine exakte Informationsverarbeitung und das genaue Erkennen und emotionelle Bewerten der Wahrnehmungen aus der Umwelt.

3.4.5 Bewusste Wahrnehmung

Das Bewusstsein und alle nachgenannten Erscheinungen: Wahrnehmung, Emotionen, Erkennen, Verstehen, Verarbeitung von Informationen, sind geistig-emotionelle Vorgänge, die, neben anderen wie z. B. Vorstellungen, Fantasien, Willen, Denken, Erfahrungen, das Wesen der Menschen charakterisieren und bestimmen. Neben dem Bewusstsein gibt es noch das Unbewusstsein (häufig auch als Unterbewusstsein bezeichnet). Das Unbewusstsein gestattet dem Menschen, Ereignisse nicht bewusst wahrzunehmen und Handlungen/Tätigkeiten ohne Bewusstsein zu vollziehen.

Das unbewusste Wahrnehmen und Tätigsein geschieht auf der Grundlage von Erfahrungen und unwillkürlich oder willkürlich Erlerntem. Wenn Sie Radfahren erlernt haben, geht das von selbst. Sie brauchen an nichts mehr zu denken. Das Gleiche ist beim Erlernen des Schwimmens oder Autofahrens gegeben.

Nach dem jetzigen Erkenntnisstand

- werden 95 % aller Informationen über das Unbewusstsein realisiert,
- wirken Bewusstsein und Unbewusstsein eng verknüpft miteinander bei der Realisierung geistiger Prozesse,
- dominieren im Bewusstsein geistige Prozesse wie Wille, Vorstellung, Fantasie, Intuition, Gedächtnis, Wahrnehmung. Im Unbewusstsein dominieren emotionelle Prozesse, z. B. in Form von positiven Emotionen, Freude, Liebe, Gelassenheit, Friede, Glaube, Zuversicht, Hilfsbereitschaft, Empathie oder auch als negative Emotionen wie z. B. Ärger, Angst, Aggressivität, Habgier, Neid, Wut, Unruhe, Verspannung.

3.4.6 Der Geist kann den Körper beeinflussen

Mittels Meditation, Visualisierung, Yoga, bewusst gesteuerter rhythmischer Atmung und anderen Techniken können wir bewusst Einfluss auf alle unsere Funktionen nehmen und somit auch kranke Zustände in gesunde überführen. Das ist die bewusste Einflussnahme auf den „inneren Heiler".

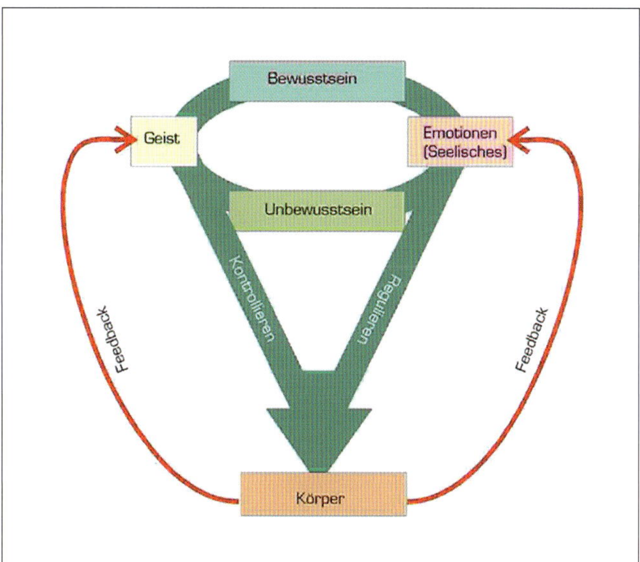

Abbildung 2: Das reale Lebensschema des Menschen: Bewusstsein, Geist, Emotionen und Unterbewusstsein steuern die Materie des Körpers [Hecht 2012]

Weiterführende Literatur

Hecht, K. (2012): *Schöpferische Visualisierung*. Gesundsein, Lebensqualität, Gelassenheit. Spurbuchverlag, Baunach, 134 Seiten
ISBN 978-3-88778-371-6

3.5 Wussten Sie, dass der Mensch solche Heilungsprozesse mit seinem Geist-Bewusstsein bewirken kann?

„Der wahre Wert des Lebens hängt vom Bewusstsein und der Kraft der Kontemplation ab, nicht vom reinen Überleben." [Aristoteles]

„Wir sind alle Giganten, die es gewohnt sind, gebeugt zu leben. Es ist an der Zeit, uns aufzurichten mit der ganzen Kraft unseres Bewusstseins." [Olga Häusermann]

Wenn Menschen begriffen haben, welche Energien in ihrem Bewusstsein, Geist und ihren positiven Emotionen enthalten sind, werden sie immer Eugefühle, Liebe, Gesundsein und hohe Lebensenergie erleben.

3.5.1 Durch Meditieren den Krebs besiegt

Die Auffassungen, die positiven psychischen Prozesse als wichtiges Therapeutikum in die Therapie von Kranken, speziell von Krebskranken, einzubeziehen, bestätigt der Einzelfall des jungen australischen Tierarztes Ian Gawler. Er erkrankte an einer Form von Knochenkrebs (Osteosarkom). Zunächst war nur das Bein befallen, später auch der Thorax und die Hüfte. Der Onkologe „gab" dem jungen Mann noch wenige Wochen Lebenszeit. Ian Gawler, der in die Meditation eingeführt war, versuchte sich damit innere Ruhe zu schaffen, um seine letzten Lebenswochen ohne Angst und Stress zu leben. Dreimal täglich eine Stunde Meditation und strenge Diät führten dazu, dass sich nach einigen Wochen sein Allgemeinzustand verbesserte. Nach einigen Monaten Meditieren bildeten sich auch die knöchernen Wüchse des Knochenkrebses zurück. Ian Gawler war auch nach dreißig Jahren nicht gestorben. Er war ein gesunder Mensch und half, dass in Selbsthilfegruppen Krebspatienten das Meditieren erlernt haben und ihr Zustand damit verbessert wurde [Gawler 2001/1985 „Krebs ein Signal der Seele. Vorbeugen und Heilen ist möglich". Erd-Verlag].

3.5.2 Mit Visualisierung Hirntumor beseitigen

Studien und viele praktische Erfahrungen zeigen, dass mit der Visualisierung sehr gute Heilungsergebnisse erreicht werden können. Als Beleg soll folgendes Beispiel dienen. Heilung von Krebs durch Visualisierung: Garret Porter, 11 Jahre (USA), Hirntumor (Astrozytom), 1985 als unheilbar = therapieresistent erklärt, 1985/1986 Visualisierung. Anleitung durch die Psychologin Dr. Patricia Noris. Täglich 2x Visualisierung.

Aufgabe: Visualisieren, dass die Polizisten des Körpers (weiße Blutkörperchen, natürliche Killerzellen) Krebszellen fressen. Der Gesundheitszustand von Garret verbesserte sich von Tag zu Tag.

Computertomographiebefund nach einem Jahr: Tumor völlig zurückgebildet. Heute ist Garret ein gesunder junger Mann.

[Quelle: P. Noris, G. Porter 1987: Chose Life (Ich wählte das Leben).]

3.5.3 Unheilbare Erbkrankheit mit Hypnose geheilt

Der britische Arzt Dr. Albert Mason behandelte einen fünfzehnjährigen Jungen mit Hypnose gegen Warzen. Die lederne hHaut des Jungen am ganzen Körper glich mehr der eines Elefanten als der eines Menschen. Während der Junge sich in einer hypnotischen Trance befand, erzählte ihm Mason, als Erstes werde sein Arm heilen und später der ganze Körper eine normale rosafarbene Haut bekommen. Eine Woche später war die Lederhaut des Armes tatsächlich verschwunden, und nach einigen weiteren Sitzungen wurde die gesamte Haut des Jungen rosafarben und dauerhaft gesund.

Es stellte sich aber heraus, dass der Junge nicht eine Warzenhaut hatte, wie dies der Hausarzt fälschlicherweise diagnostiziert hatte, sondern von einer bis dahin unheilbaren genetischen Erkrankung Kongenital-Ichthyose (Fischhaut) befallen war. Da ein Artikel über diesen Therapieerfolg im British Medical Journal erschien, meldeten sich zahlreiche Patienten mit dieser Fischhaut-Erkrankung.

Leider gelang Dr. Mason keine Wiederholung seines Therapieerfolges. Der Glaube, dass genetische, unheilbare Erkrankungen durch Hypnose nicht geheilt werden können war bei ihm so stark eingeprägt, dass er während der Hypnose blockiert war und nicht therapeutisch wirksam werden konnte.

Dieses Beispiel zeigt einerseits, dass der menschliche Geist stärker sein kann als eine genetische Programmierung. Es zeigt aber auch, was das Gendogma, welches Fachleuten und Laien über 60 Jahre ins Gehirn (und auch in die Gene) eingehämmert wurde, für Blockaden im menschlichen Geist verursachen kann. Es wird deshalb lange dauern, bis der Irrtum Gendogma den Wissenschaftlern aus den Hirnen und Genen entfernt werden kann. Dazu ist es erforderlich, die Epigenetik zu begreifen und zu verinnerlichen.

3.5.4 Ausstrahlende friedliche Gelassenheit von Mönchen entzieht Kriegern den Kampfgeist

Daniel Goleman beschreibt in seinem ausgezeichneten Buch „Emotionale Intelligenz“ [1995] folgendes Beispiel, welches zeigt, dass mit Mut, Ruhe und Gelassenheit Kriegern der Kampfgeist entzogen werden kann.

„Es war zu Beginn des Vietnamkriegs, und eine amerikanische Kompanie steckte irgendwo in einem Reisfeld und lieferte sich ein heftiges Feuergefecht mit dem Vietkong. Plötzlich tauchte auf dem Wall, der ein Reisfeld vom anderen trennte, eine Reihe von sechs Mönchen auf. Vollkommen ruhig und gelassen gingen die Mönche direkt in die Schusslinie hinein.

„Sie schauten nicht nach rechts, sie schauten nicht nach links. Sie gingen einfach geradeaus", erinnert sich Davit Busch, einer der amerikanischen Soldaten. „Es war ganz seltsam, aber keiner schoss auf sie. Und nachdem sie vorbeigegangen waren, hatte ich plötzlich keinen Kampfgeist mehr. Ich hatte einfach keine Lust mehr dazu, jedenfalls nicht an diesem Tag. So müssen es alle empfunden haben, denn keiner gab mehr einen Schuss ab. Wir stellten einfach den Kampf ein."

Darin, dass die Mönche mit ihrer stillen, mutigen Gelassenheit die Soldaten mitten im Gefecht zu befrieden vermochten, zeigte sich ein Grundprinzip des sozialen Lebens. Geistige Haltungen, Überzeugungen, Einstellungen und emotionale Gelassenheit können wirksam ausstrahlen und Aggressoren den Kampfgeist nehmen. Wenn derartige Haltungen von großen Massen von Menschen ausgestrahlt werden würden, könnten auch wir der Unvernunft der Politiker, die Steuergelder lieber für Waffen als für die Volksgesundheit verwenden, Paroli bieten.

3.5.5 Mit mental (geistig) gesteuertem Atmen den Blutdruck senken

Die engen Wechselbeziehungen zwischen Hirn- und Herzfunktionen haben eine außerordentliche Variabilität auch der Blutdruckwerte zur Folge. Faktisch reflektiert sich die funktionelle Plastizität des menschlichen Gehirns in den Fluktuationen (Schwankungen) des Blutdrucks. Die Fluktuationen können durch mentale (geistige), emotionelle und körperliche Beanspruchung, aber auch durch den Wechsel von Ruhe und Aktivität, von Relaxation und Stress ausgelöst werden. Es wurde festgestellt, dass in der ärztlichen Praxis und auch in den Kliniken, vor allem bei der Visite, stets höhere Blutdruckwerte als real gemessen worden sind. Diese Erscheinung wird als **„Weißkitteleffekt" oder Praxishypertonie** in der medizinisch-wissenschaftlichen Literatur des Öfteren beschrieben [Schrader et al. 1999]. Infolgedessen werden im Prinzip Gesunden blutdrucksenkende Medikamente verordnet und sie damit „krank" gemacht.

3.5.6 Psyche beeinflusst Blutdruck

Erwartung, Angst, Stress, psychische Sensibilität, Gedanken, mangelnde Entspannung können die Blutdruckwerte beträchtlich hochschnellen lassen. Die WHO schreibt vor, dass der Patient vor der Messung mindestens fünf Minuten ruhen soll. Aber diese körperliche Ruhe ist noch längst nicht geistig-emotionelle Ruhe. Wenn ein Patient sein Gedankenkarussell in Gang setzt, dann erhöht sich der Blutdruck auch in der körperlichen Ruhe.

3.5.7 Blutdruckmessen mit Blutdruckentspannungstest

Zum Ausschluss negativ emotioneller Einwirkungen auf die Blutdruckwerte führte ich [2007, 2003, 2001] einen durch mental gesteuerte Atmung erfolgenden Blutdruck-

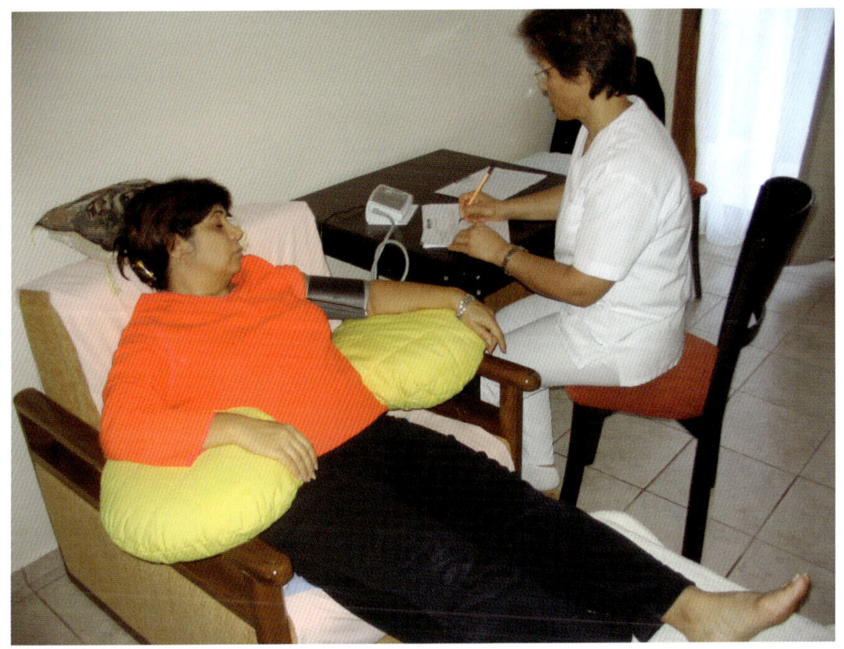

Abbildung 3: Relaxieren mit Blutdruckentspannungstest [Archiv Hecht]

entspannungstest (BET) ein. Dieser bestand darin, dass die Messung im standardisierten relaxierenden Prozess des Untersuchten in ca. einminütigen Intervallen 10-mal hintereinander vorgenommen wurde. Die auf diese Weise ermittelte Zeitreihe zeigt im Fall der Relaxation eine abfallende Tendenz mit einem Ausgangswert und einem Entspannungswert. Während der Messung befindet sich der (die) Untersuchte in einer bequemen (siehe Abbildung 3) ruhenden Haltung.

Er (sie) ist instruiert, sich mit geschlossenen Augen voll auf den Atemrhythmus zu konzentrieren, die Gedanken nicht wegfliegen zu lassen und eine angenehme Relaxation herbeizuführen. Dabei wird der eigentlich schon seit Urzeiten in der Medizin bekannte, beruhigende, bewusst wahrgenommene und Körperprozesse harmonisierende Atemrhythmus genutzt, der die Brücke zwischen Psyche und Körper bildet.

3.5.8 Deshalb ist das richtige Atmen während des Blutdruckentspannungstests sehr wichtig

- Mit geschlossenem Mund rhythmisch atmen.
- Langsam und lang gezogen tief durch die Nase einatmen,
- langsam und lang gezogen tief durch die Nase ausatmen.

Der Ausatmungszug sollte immer etwas länger sein als der Einatmungszug.

Das kann wie folgt durchgeführt werden.

Zweitaktatmung:

Einatmen |________________|

Ausatmen |________________|

Während des Atmens sind die Augen zu schließen. Die Gedanken sollen sich nur auf den Atemrhythmus konzentrieren.

Der Atemrhythmus muss ununterbrochen bewusst wahrgenommen und gedanklich konzentriert gesteuert werden. Optimal ist es, wenn die Körperprozesse mit dem Atemrhythmus mitschwingen und dabei Ruhe, Wärme und Ausgeglichenheit fühlbar werden.

Mit dem mental gesteuerten rhythmischen Atmen kann man zu seinem inneren Leben finden. Mit bewusstem Erleben des eigenen Innenlebens werden Ruhe, Optimismus, Freude, innerer Friede und normale Eigenliebe erzeugt.

Mental gesteuertes Atmen als Meditation

Mit dem mental gesteuerten, bewusst wahrgenommenen Atmen kann zum Beispiel ein Mantra, d. h. ein Wort, kombiniert werden. Infolgedessen wird meditiert und man kommt in einen Zustand zwischen Wachsein und Schlaf, bei dem aber alles erlebt wird. Die Hirnströme zeigen den Thetarhythmus (4-7 Hz).

Als Mantra können z. B. ausgewählt werden

Frie	→	de
Lie	→	be
Freu	→	de
Einatmen	→	Ausatmen

Wenn man sich ein Mantra ausgewählt hat, soll man immer nur dieses verwenden. Das stabilisiert die Meditation. Auch kann man damit besser die „wegfliegenwollenden" Gedanken zügeln.

Mit Innenkonzentration (Nach-Innen-Kehrung) durch meditatives, rhythmisch bewusst wahrgenommenes, mental gesteuertes Atmen können wir den „Funken unserer Selbstheilungskraft" finden (Paracelsus).

Täglich regelmäßige Übungen dieses Vorgangs können den Blutdruck dauerhaft im normotonen Bereich halten. Sobald sie sich nach dem Erlernen des richtigen Atmens der normalen Atemfrequenz nähern, werden Blutdruck und Pulsfrequenz gesenkt. Auch Schmerzen und Bronchitis können mit dem rhythmischen Atmen gelindert und sogar beseitigt werden.

3.5.9 Mental gesteuerte Atmung senkt Blutdruck besser als alle Medikamente

Nachfolgend werden Beispiele angeführt, wie mit mental gesteuertem Atmen der Blutdruck gesenkt werden kann.

Stress-sensibel, sehr gute Relaxation, Senkung aller drei Parameter. Bei einmaliger Messung reale Diagnose: Bluthochdruck und somit Fehldiagnose. Name: E. M., 42 Jahre, männlich; Datum: 12.11.2009, 11:45 Uhr			
Min.	**Syst. mmHg**	**Diast. mmHg**	**Herzfr. n/Min.**
1.	153	79	72
2.	134	76	70
3.	135	70	70
4.	120	70	70
5.	115	68	68
6.	113	67	67
7.	107	67	65
8.	105	67	62
9.	104	64	63
10.	102	64	66

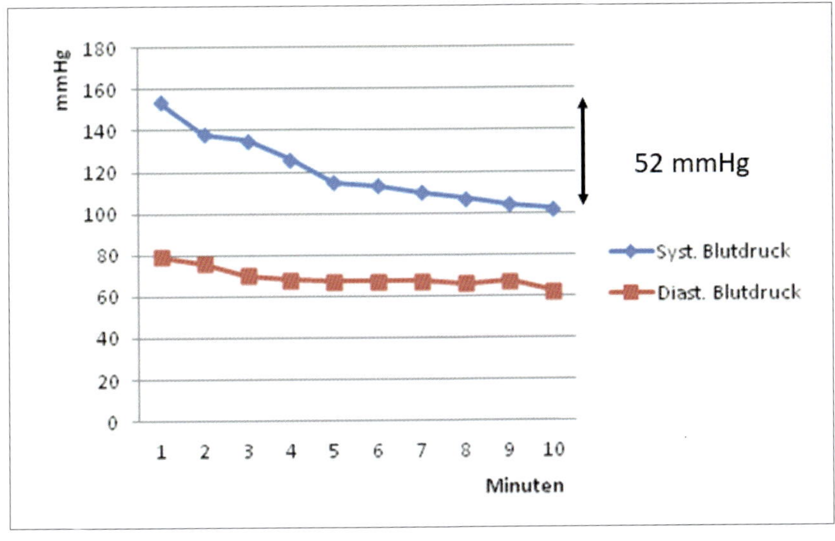

Abbildung 4: Relaxationskurve von E. M., 42 Jahre, männlich, am 13.11.2009 während des Blutdruckentspannungstests. Zwischen Ausgangswert und Relaxationswert des systolischen Blutdrucks besteht eine Differenz von 52 mmHg [Archiv Hecht]

Das vorangestellte Blutdruckprotokoll des Patienten E. M. und das Diagramm dieses Patienten, in welches die BET-Werte des nächsten Tages eingehen, zeigt bei diesem reiz- und stresssensiblen Patienten:
einen hohen Ausgangswert und von Tag zu Tag gut reproduzierbare Relaxationswerte und eine relativ stabile Differenz zwischen Aus-

gangs- und Relaxationswert des systolischen Blutdrucks von über 50 mmHg. Das vermag kein blutdrucksenkendes Medikament.

Mit dieser mental gesteuerten Atmung habe ich in den vergangenen 15 Jahren mehrere Tausend Patienten mit hohem Blutdruck von blutdrucksenkenden Medikamenten befreit und da diese Blutdrucksenker unerwünschte Nebenwirkungen haben, den Patienten eine völlig neue Lebensqualität geschenkt.

Die Kombination von mental gesteuerter Atmung und körperlicher Bewegung ist die beste Therapie und Prävention für das Herz-Kreislauf-System.

Weiterführende Literatur

Hecht, K.; H.-P. Scherf (2012): *Richtiger Umgang mit niedrigem und hohem Blutdruck*. Spurbuchverlag, Baunach, 134 Seiten, ISBN 978-3-88778-364-8

3.5.10 Mit schöpferischer Visualisierung und Glaube die Krebserkrankung besiegen

Hippokrates (460 bis 370 v. Chr.) schrieb: ***„Ein Patient, der schon vom Tode gezeichnet ist, kann dennoch durch den Glauben an die Kunst seines Arztes genesen“***, und weiter schrieb er:

„Der Verlauf einer Krankheit wird weitgehend davon bestimmt, wie der Patient psychisch auf die Krankheit reagiert.“

Glauben an sich selbst und an seinen Arzt, Einstellung, Willen, Überzeugung und Optimismus sind wichtige Faktoren bei der Heilung von Krankheiten und bei der Gesunderhaltung [Benson 1997]. Die Medizingeschichte ist reich an diesen Beispielen.

Die Visualisierung ist eine Ganzheitsmethode für Prävention und Heilung mit Einsatz der Gedanken, der Vorstellungskraft, der Emotionen, des Glaubens und anderen geistig-seelischen Prozessen. Die schöpferische Visualisierung kann die Selbstheilungskräfte stimulieren.

Unter Visualisierung verstehen wir die Fähigkeit, Vorstellungsbilder zu entwickeln, die über das emotionelle System bis in die verschiedenen Organsysteme, ganz besonders bis in das Immunsystem, das vegetative System und das hormonelle System reflektieren und dort funktionelle und strukturelle Veränderungen bewirken können.

Der Mensch hat die Fähigkeit zur Einbildungskraft

Er kann sich bildhaft Ereignisse, Personen und Gegenstände, Landschaften und auch seine inneren Organe plastisch und lebendig vorstellen. Neben der Sprache und dem logischen Denken besitzt der Mensch das „bildhafte“ Denken und die „bildhafte“ Sprache. Kinder lernen diese zuerst und können ihre PhFantasie gut in gemalten Bildern darstellen, die meisten Erwachsenen haben diese Eigenschaft verlernt und vergessen. Diese Funktion wird vor allem durch die rechte

Hirnhälfte (bei Rechtshändern) gewährleistet. Das bildhafte Denken kann uns mit dem Unbewussten verbinden. Durch Training kann erreicht werden, die eigenen Körperfunktionen und Organe, Zellen und ihre Funktionen bildhaft wahrzunehmen und sie so zu beeinflussen, dass sie sich funktionell und strukturell verändern können.

Diese Methode hat sich zwischenzeitlich verbreitet [Simonton, O. C., S. T. Simonton und J. Creighton 1994]. Mit Hilfe der Visualisierung ist es möglich, die eigenen Selbstheilungskräfte zu mobilisieren und sich vom Krebs zu befreien.

Wesentliche Voraussetzung für die Visualisierung ist die Fähigkeit zum Entspannen

Außerdem die Fähigkeit zum Entwickeln starker positiver Emotionen, die Fähigkeit zum bildhaften Denken und zur Einbildungskraft. Alles das ist aber zu lernen. Die Visualisierung soll bei Tumorkranken täglich 2- bis 3-mal zur Anwendung kommen: Morgens 1 Stunde nach dem Aufstehen und am frühen Nachmittag, möglichst 10 Minuten nach einem Minischlaf. Die Dauer soll etwa 30 Minuten betragen. Am Abend kann noch einmal visualisiert werden. 3x 30 Minuten täglich Visualisieren wäre optimal.

Das Visualisierungsprogramm besteht gewöhnlich aus folgenden Teilabschnitten:

- Rhythmisches kontrolliertes, mental gesteuertes Atmen
- Relaxation (Entspannung)
- Mobilisierung positiver Emotionen
- Mobilisierung der Abwehrkräfte des Immunsystems, im Falle des Krebses die Mobilisierung der Naturkillerzellen(Leukozyten, NK-Zellen) gegen die unreifen, schwachen Krebszellen (Teenagerzellen)
- Bildhaftes Erleben des Erfolges bei der Bekämpfung des kranken und bei der Herbeiführung des gesunden Zustandes
- Überzeugung von eigener Gesundheit und von der eigenen Persönlichkeitsidentität
- Optimistische Zukunftsorientierung
- Zurückrufen in die Realität
- Beenden der Visualisierungssitzung
- Aufnehmen der beabsichtigten oder gewohnten Tätigkeit in zuversichtlicher optimistischer Stimmung

Das bewirkt die Visualisierung bei Krebskranken

Eine Forschergruppe der Yale University unter Leitung von Judson A. Brewer [2011] hat festgestellt, dass durch regelmäßige Meditation die Aktivität und die Verknüpfungen des neuronalen (Nervenzellen-) Netzwerks positiv beeinflusst werden. Das neuronale Netzwerk sei bei regelmäßig Meditierenden dauerhaft stärker mit Gehirnregionen für das Arbeitsgedächtnis, für die bewusste Kontrolle und für das Konfliktmanagement verknüpft. Diese Wissenschaftler vertreten die Auffassung, dass sich bei Meditationserfahrenen ein neuer Normalzustand herausbildet, „in dem es mehr gegenwartsbezogene Aufmerksamkeit und weniger selbstbezogene, abschweifende Gedanken gibt“. Das Gleiche, was sich bei der Meditation vollzieht, bewirkt auch die Visualisierung.

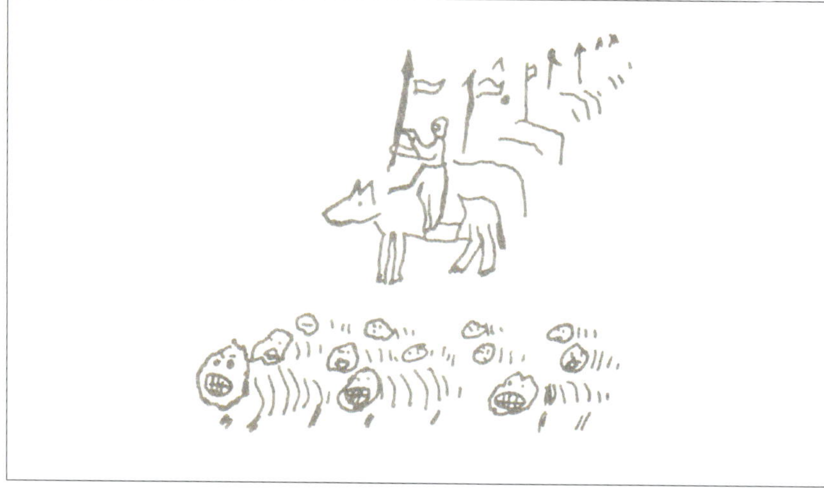

Abbildung 5: Das Visualisierungsprogramm von John, 42 Jahre, Darmtumor, Reiter (Naturkillerzellen) gegen Krebszellen [Simonton et al. 1994]

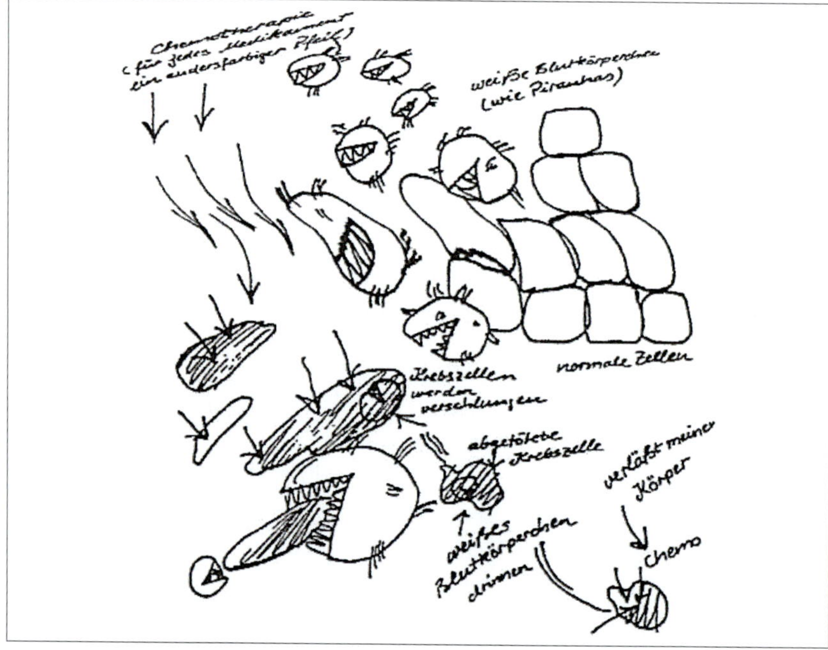

Abbildung 6: Das Visualisierungsprogramm von Betty, 35 Jahre, Brustkrebs, Piranhas (Raubfische) vernichten die Krebszellen sehr rasch

Mit der Visualisierung und Meditation ist emotionale Stabilität, innere Ruhe und Gelassenheit zu erreichen. Die benötigt heute jeder Mensch in unserer stressenden Gesellschaft. Tägliches Üben ist aber erforderlich!

Die Pioniere der Einführung der Visualisierung in die Krebstherapie sind Carl Simonton, Stephanie Matthes Simonton und James Creighton [Simonton et al. 1994].

Es sollen Ergebnisse angeführt werden, die Simonton et al. [1994] in ihrem Buch nach dem Stand von 1978 angeführt haben. In den vergangenen vier Jahren (von 1978) wurden 159 Patienten mit unheilbaren Tumoren behandelt, davon lebten zu dem Berichtstermin noch 63. Die Überlebensdauer seit der Diagnose betrug im Mittelwert 24,4 Monate.

Von den 63 Patienten wiesen zum Berichtszeitpunkt die einzelnen folgende Befunde aus:

keine Krankheitszeichen	14 = 22,2 %
Tumorrückbildung	12 = 19,1 %
Zustand gleichbleibend	17 = 27,1 %
erneutes Wachstum (Rückfall)	20 = 31,8 %

Wenn der Mensch seine Selbstheilungskräfte und seinen inneren Heiler kennt und diese mobilisiert und stimuliert, dann ist die Heilung der Kranken mit der schwersten und bösesten Krankheit möglich und was noch wichtig ist, man kann sogar derartige Krankheiten verhindern. Das, was das Charakteristischste des Menschen ist, sind sein Geist und seine Seele (Emotionen), seine psychosozialen Funktionen. Diese Eigenschaften müssen wir für unsere Gesundheit, für unsere Lebensqualität, für Gelassenheit nutzen.

Die Anleitung zur Visualisierung ist in meinem Buch „Schöpferische Visualisierung“ (Spurbuchverlag) beschrieben.

Weiterführende Literatur

Gawler, I. (2001): You can conquer cancer – prevention and treatment. (Deutsche bearbeitete Ausgabe einer früheren Auflage: *Krebs – ein Signal der Seele?* Vorbeugen und Heilen ist möglich. Erd Verlag, München 1985

Hecht, K. (2012): *Schöpferische Visualisierung*. Gesundsein, Lebensqualität, Gelassenheit. Spurbuchverlag, Baunach, 134 Seiten ISBN 978-3-88778-371-6

Hecht, K. (2010): *Anregungen zum neuen Denken in der Krebsphilosophie und Krebstherapie*. Spurbuchverlag, Baunach ISBN 978-3-88778-337-2

Simonton, O. C.; St. M. Simonton; J. Creighton (1994): *Wieder gesund werden*. Eine Anleitung zur Aktivierung der Selbstheilungskräfte für Krebspatienten und ihre Angehörigen. Rowohlt-Sachbuch, Reinbek bei Hamburg

3.6 Willensstärke und Willensenergie: Das „Triebwerk“ der Lebensuhr

3.6.1 Was ist der Wille?

- Willensenergie, die sich in Mut, Hoffnung, Vertrauen, Freudigkeit und weiteren positiven Emotionen sowie Optimismus ausdrückt, ist das beste Heilmittel
- Willensstärke ist aber auch das beste Schutzmittel gegen Erkrankungen
- Je stärker die Willensenergie, umso stärker bildet sich ein unsichtbarer Schutzwall um den Menschen [frei nach Greber 1937]

Unter Willen versteht man die Absicht zu einer bewussten, zielgerichteten Handlung, die ungeachtet auftretender innerer und äußerer Hindernisse realisiert wird.

Innere Hindernisse zur Ausführung einer Handlung entstehen in Entscheidungssituationen, z. B. wenn ich geplant habe, am Morgen einen Waldlauf durchzuführen, aber das Bett so schön kuschelig ist und das Bedürfnis besteht, weiter liegenzubleiben. Entscheidungskonflikt: Soll ich oder soll ich nicht den inneren Schweinehund überwinden? Richtige Entscheidung: **Ich will!**

Äußere Hindernisse sind eigentlich lebensbedingt. Sie zu überwinden bedarf es auch Durchsetzungsvermögen. „Wo ein Wille ist, da ist auch ein Weg.“

3.6.2 Es gibt eine Lebensuhr des Menschen

Im alltäglichen Sprachgebrauch sagt man im Todesfall: Dessen Uhr ist abgelaufen. Meines Erachtens ist eine artspezifische Lebensuhr ein Naturgesetz. Wir wissen, dass Bäume hunderte von Jahren alt werden.

Jede Tierart hat eine spezifische Lebenserreichung. In Bezug auf den Menschen soll es eine mögliche Begrenzung des Lebens auf zirka 120-150 Jahre geben, gewöhnlich ist es aber kürzer.

Es wird angenommen, dass sich die artspezifische Lebensuhr in der Evolution herausgebildet hat. Die Chronobiologie beschreibt die zeitlichen Abläufe im lebenden Organismus, die sich in schwingenden Regelkreisen reflektieren. Diese könnten als die innere Uhr des Menschen nachgewiesen werden. Der Sitz dieser inneren Uhr befindet sich in einem Kern des Gehirns, der als Nukleus suprachiasmaticus bezeichnet wird. Dabei spielen der Hell-Dunkel-Wechsel und das Magnetfeld der Erde eine wichtige, steuernde Rolle.

Christoph Wilhelm Hufeland schrieb in seinem Buch „Makrobiotik oder die Kunst das Leben zu verlängern“ [Hufeland 1796], dass der 24h-Tagesablauf ein Wechsel von Altern und Verjüngen sei. Nach Hufeland altert der Mensch während des Tages und ein erholsamer Schlaf, der dem Naturrhythmus im Tagesverlauf angepasst ist, verjüngt ihn. Er schreibt wörtlich: „Wir haben früh weit mehr Weichheit, Biegsamkeit, Kräfte und Säfte, genug, mehr den Charakter der Jugend sowie hingegen abends mehr Trockenheit, Sprödigkeit, Erschöpfung, also Charakter des Alters herrscht.“

Hufeland zeigte, wie wichtig der Schlaf für die tägliche Wiederherstellung der Jugendlichkeit ist. Diese Jugendlichkeit wird aber nur durch einen natürlichen Schlaf, der sich aus einem regelmäßigen Schlaf-Wach-Rhythmus ergibt, gewährleistet. Dadurch wird die alles entscheidende Schlafqualität erbracht. Zu wenig Schlaf, aber genauso auch zu viel Schlaf und noch schlimmer jede Unregelmäßigkeit stimulieren den biologischen Alterungsprozess. Ebenfalls stört jedes Schlafmittel. Wer nicht die durch den regelmäßigen Schlaf-Wach-Rhythmus zu gewährleistende Schlafqualität erreicht, wird schneller altern. Außerdem leidet darunter auch das Gedächtnis und das Immunsystem. Das sind neueste Erkenntnisse der deutschen Schlafmedizin.

Regelmäßiger Schlaf-Wach-Rhythmus ist der beste Schutz gegen Demenz

3.6.3 Lebenszeiten des Menschen

Unter dem Aspekt der Entropie ist auch der lebenslange Alterungsprozess zu sehen. Friedrich Cramer [1998] führte die reversiblen und irreversiblen Zeiten im Leben eines Menschen chronobiologisch ein.

Erstens: „Die zyklische repetitive, reversible Zeit (t_r), die prinzipiell für alle schwingenden Regelkreise gilt, welche ein System bzw. eine Struktur darstellen und die durch Synchronisation und Resonanz zusammengehalten werden.“

Zweitens: „Die einmalige, irreversible Zeit des Zeitpfeils (t_r) von der Geburt bis zum Tod.“

Abbildung 7: Die Lebensuhr bei unnatürlichem, krankhaftem Altern

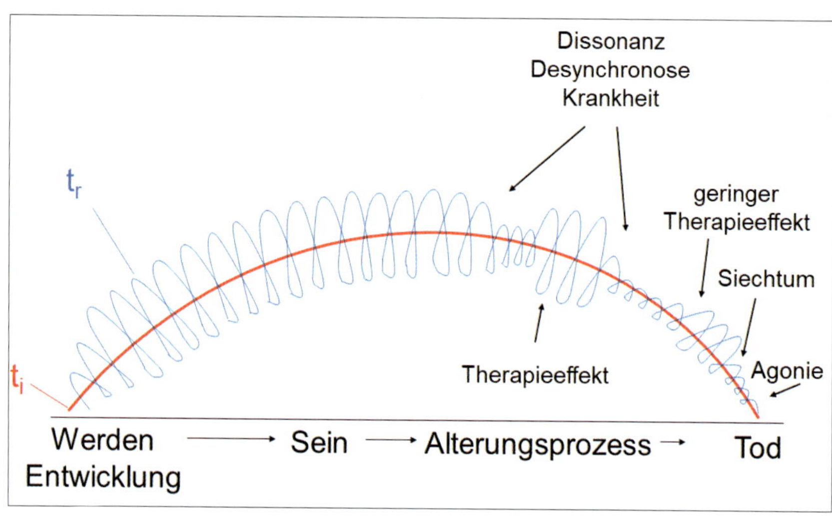

3.6.4 Die einmalige, irreversible Zeit des Zeitpfeils (t_i)" von der Geburt bis zum Tod

Die reversible Zeit (t_r) „garantiert" nach Cramer die *„Stabilität eines Systems auf jedem Niveau"*. Während der irreversiblen Zeit (t_i) dagegen können sich die Ereignisse nicht wiederholen, wie in der t_r. Die t_i ist einerseits genetisch durch die der jeweiligen Spezies vorgegebene optimale Lebenszeit bedingt. Sie soll beim Menschen 120-150 Lebensjahre betragen. Andererseits kann die Lebensweise, welche die tägliche Regeneration bzw. Juvenalisierung sichert, bestimmen, in welcher Qualität und wie lang t_i im Rahmen der vorgegebenen Spezies bedingten Lebenszeit verläuft. Während t_i können Dissonanzen und Desynchronosen von t_r auftreten. Das sind Krankheiten, Siechtum (Pflegefälle) und Agonie. Solche Abläufe sind das Charakteristische des krankhaften unnatürlichen Alterns. Dieser Prozess ist als Beispiel auch schematisiert in Abbildung 7 dargestellt.

Um die Lebensuhr aufrechtzuerhalten, ist t_r der wichtigste Faktor für die Lebensqualität und ein gesundes, jugendliches Altern. Funktionelle Regelkreisbildungen, die die Lebensprozesse gewährleisten, stellen Schwingungen, als quasi das Ticken der Lebensuhr, dar. Das Ticken darf nicht zu schnell, auch nicht zu unregelmäßig erfolgen.

Regelkreise des Funktionssystems Mensch haben, ausgehend von der dynamischen Neuronennetzbildung des Gehirns und infolge sensibler und flexibler Rückkopplungssysteme, stets auch Konditionierungsfunktion (Gedächtnisbildung). Durch derartige Lernprozesse vervollkommnet sich das System und kann die Neubildung von Nervenzellen im Gehirn bis ins hohe Alter gewährleisten.

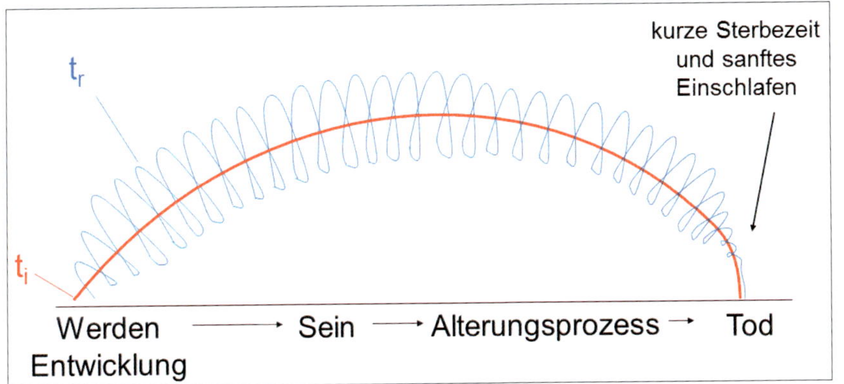

Abbildung 8: Lebensuhr bei gesunder Lebensweise – natürliches Altern

3.6.5 Eine bewusste willentliche Beeinflussung der Lebensuhr ist möglich

Die Lebensuhr als irreversible Zeit hat wie die biologische Uhr (reversible Zeit) ihren Sitz im Gehirn. Somit ist es möglich, mittels Bewusstsein und Willen die Lebensuhr (irreversible Zeit) zu beeinflussen. Wie es uns Hufeland und Lichtenberg lehrten, spielt dabei die Lebensregelmäßigkeit nach den natürlichen Rhythmen eine herausragende Rolle. „Es glaubt nämlich mancher, es sei völlig einerlei, wenn man diese sieben Stunden schlafe, ob des Tages oder des Nachts. Man überlässt sich also abends so lange wie möglich seiner Lust zum Studieren oder zum Vergnügen und glaubt, es völlig einzubringen, wenn man die Stunden in den Vormittag hineinschläft, die man der Mitternacht nahm. Aber ich muss jeden, dem seine Gesundheit lieb ist, bitten, sich vor diesem verführerischen Irrtum zu hüten." [Hufeland 1860] Aber auch der Wille kann dabei bedeutsam sein. Dazu möchte ich ein Beispiel anführen.

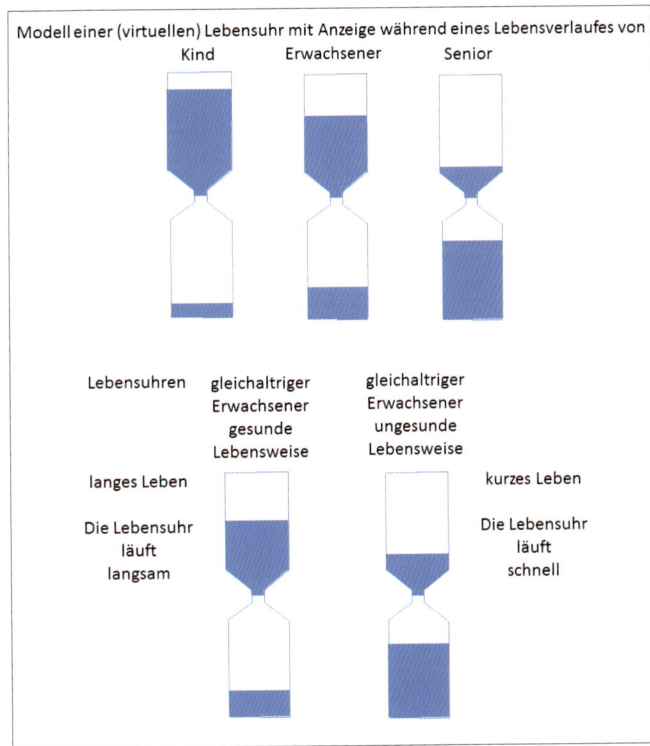

Abbildung 9: Modellvorstellung der Lebensuhr

3.6.6 Willentliches Verhindern des Sterbens

Als Student erlebte ich während meines Praktikums auf einer Station der inneren Medizin Folgendes. Ein Mann im Alter von 72 Jahren lag schwerkrank im Sterben. Bei der Visite äußerte er die Bitte, wir möchten seinen Sohn, mit dem er seit Jahren zerstritten war, kommen lassen, damit er sich vor seinem Tod mit ihm versöhnen kann. Wir riefen den Sohn an. Dieser weigerte sich, seinen Vater zu besuchen. Am nächsten Tag lebte der Patient noch wie am Tage zuvor und wieder bat er um den Besuch seines Sohns. Dieser lehnte wieder ab. Das wiederholte sich von Tag zu Tag. Ich hatte den Auftrag bekommen, jeden Tag nach der Visite den Sohn anzurufen. Nach vier Wochen entschloss sich der Sohn doch zu kommen. Er war etwa zwei Stunden bei seinem Vater. Nachdem der Sohn das Zimmer verlassen hatte, verschied der Vater. Seinem Sohn konnten wir noch vor Verlassen des Krankenhauses diese Nachricht übermitteln.

Dieses Beispiel zeigt, dass der Wille zum Leben eine große Rolle spielt. Der Wille verlangt aber Energie, so leben zu wollen.

3.6.7 Willensschwäche macht aber krank

- Willensschwäche, die sich in Mutlosigkeit, Hoffnungslosigkeit, Verzagtheit, Hilflosigkeit, Angst und weiteren negativen Emotionen sowie Pessimismus ausdrückt, macht krank und hemmt den Heilungsprozess
- Willensschwäche ist quasi eine „Absaugpumpe“ der Lebensenergie des Menschen, wodurch Körper und Geist geschwächt werden [frei nach Greber 1937]
- Negative Emotionen, die häufig auch durch Willensschwäche erzeugt werden, verursachen stets Disharmonien im menschlichen Körper und Geist
- Disharmonien in den geistig-emotionellen Prozessen des Menschen sind immer etwas Krankmachendes oder Krankhaftes
- Willensstärke erhält die Gesundheit
- „Die Beseitigung der Disharmonie an dem geistigen Sein ist die Lebensaufgabe eines jeden Geschöpfes“. [Greber 1937]

Das Aneignen der Willensstärke sollte ein wichtiger Teil der Persönlichkeitsentwicklung sein und somit zu einem gesunden Lebensstil gehören.

3.6.8 Willenloses Sterben

Das Voodoo-Urteil: Das Voodoo-Urteil, ein Verwünschungsurteil, wie es bei Urvölkerstämmen noch heute besteht, ist als willenloses Sterben zu sehen. Der starke Glaube des Verwünschten, dass er nach dem Verwünschungsurteil sterben müsse, führt in der Tat nach kurzer Zeit zu einem qualvollen Tod [Benson 1997; Golemann 1996]. Bei Angehörigen von Urvölkerstämmen ist der Glaube so fest verwurzelt, dass nach Verkündigung des Verwünschungsurteils der Betroffene innerhalb von 24 Stunden willenlos stirbt. Auch die Diagnose Krebs wirkt für viele Menschen wie ein Voodoo-Urteil. Deshalb sollte die wichtigste Therapie für einen Krebskranken nach der Diagnose seine psychische Stabilisierung sein, den Angstfaktor auszuschalten und den Patienten den Weg zum inneren Heiler aufzuzeigen. Das gilt aber für jeden Erkrankten.

Weiterführende Literatur

Hecht, K. (2010): *Anregungen zum neuen Denken in der Krebsphilosophie und Krebstherapie*. Spurbuchverlag, Baunach
ISBN 978-3-88778-337-2

Hecht, K. (2011): *Alt werden und jung bleiben*. Spurbuchverlag, Baunach
ISBN 978-3-88778-358-7

3.7 Psychosoziale Gesundheit durch emotionale Intelligenz

3.7.1 Aristoteles (384-322 v. Chr.): „Wenn die Liebe auf unserem Erdball herrschen würde, dann könnten alle Gesetze außer Kraft gesetzt werden."

Wer die emotionale Intelligenz und das psychosoziale Gesundsein beherrscht, nähert sich dieser ethischen Vorstellung dieses großen Philosophen der Antike. In unserer derzeitig aus den Fugen geratenen Welt benötigen wir diese dringend. Denn die psychischen Erkrankungen nehmen rasant zu.

Emotionale Intelligenz reflektiert die Weisheit eines Menschen und gewährleistet sein Gesundsein. In der Nikomachischen Ethik, einer philosophischen Auffassung über Tugend, Charakter und ein Leben in Güte, stellt Aristoteles die Forderung, **unser Gefühlsleben (Emotionen) mit Intelligenz zu steuern**.

Aristoteles vertrat die Auffassung: Unsere Leidenschaften (Emotionen) besitzen, wenn sie intelligent gesteuert werden, Weisheit.

Intelligenzgesteuerte Emotionen bestimmen

- unser Denken
- unsere ethischen Werte
- unser Überleben.

3.7.2 Was versteht man unter emotionaler Intelligenz?

Mit emotionaler Intelligenz wird die Fähigkeit bezeichnet, die Gefühle (Synonym Emotionen) so zu steuern,

- dass sie der eigenen Persönlichkeit nützlich und förderlich sind,
- dass man sie beherrscht und sich nicht von ihnen überwältigen lässt,
- dass man sie situationsabhängig zu steuern vermag,
- in das gesamte Verhalten integriert und
- dass man in den sozialen Beziehungen Empathie zu üben vermag.

Der amerikanische Psychologe Daniel Goleman [1996] hat in seinem Buch „Emotionale Intelligenz“ die Auffassung von Aristoteles in unsere Gegenwart verlegt und den Menschen, die unbeherrscht ihre Emotionen entgleisen lassen empfohlen, emotionale Intelligenz zu erlernen und zu pflegen. Dabei ist nach Goleman Selbstbeherrschung und Selbsterkennen wichtig. Das verdeutlicht er an folgendem Beispiel einer japanischen Legende:

„Ein kämpferischer Samurai kam zu einem Zenpriester und forderte diesen unhöflich auf, ihm Himmel und Hölle zu erklären. Der Priester antwortete: „Du bist nichts als ein Flegel, mit Deinesgleichen vergeude ich nicht meine Zeit!“ Der in seiner Ehre sich schwer getroffen fühlende Samurai geriet in rasende Wut, zog sein Schwert und brüllte: „Für Deine Frechheit sollst Du sterben.“ Darauf antwortete der Priester: „Das ist die Hölle“. Verblüfft von der Erkenntnis der Wahrheit dessen, was der Priester über seine Wut verkündet hatte, beruhigte sich der Samurai, steckte gelassen sein Schwert in die Scheide zurück und dankte dem Priester mit einer Verbeugung für die ihm vermittelte Einsicht. „Und das ist der Himmel“. Mit diesen Worten verabschiedete der Priester den Samurai.“

3.7.3 EIQ ist aussagekräftiger als IQ

Goleman [1996] schätzte in dem Vorwort seines Buchs „Emotionale Intelligenz“ die gegenwärtige Verhaltensweise vieler Menschen nicht so friedlich reaktionsfähig ein, wie es dieser Samurai tat. Vielmehr erklärt er im Vorwort, dass die sich verbreitende Gewalt in den USA, aber auch anderswo, Anlass war sein Buch zu schreiben. Er betont berechtigt, dass die Bestimmung des EIQ (Emotionaler Intelligenzquotient) viel notwendiger sei als die Bestimmung des IQ (Intelligenzquotient). Das begründet er mit folgendem Beispiel: „Ein hochintelligenter 16-jähriger Schüler Jason stürzte auf seinen Physiklehrer, weil der ihm anstatt der erwarteten Note „1“ die Note „2“ gegeben hatte und stach ihm mit einem Messer in die Schulter. Das Gericht befand diesen Schüler als unschuldig, weil er während dieses Vorfalls psychotisch, also unzurechnungsfähig, gewesen sei. Das wurde von vier Psychologen und Psychiatern übereinstimmend bestätigt. Real hatte er seine negativen Emotionen nicht beherrscht. Er schloss zwei Jahre später an einer Privatschule als Klassenbester mit einem glatten „sehr gut“ ab. Bei seinem Lehrer, den er verletzt hat, hat er sich nie entschuldigt.“

Es wurde gefragt, wie konnte ein so „hochintelligenter“ junger Mensch mit der höchsterreichbaren Punktzahl des IQ (Intelligenzquotient) so irrational handeln? „Akademische Intelligenz“ und emotionale Intelligenz sind eben zwei ganz verschiedene Eigenschaften. Den IQ umgibt ein Nimbus. Wie Untersuchungen es zeigten, kann der IQ aber kaum etwas über die späteren Erfolge im Leben vorhersagen. Viele wichtiger wäre ein EIQ = Emotionaler Intelligenzquotient.

Emotionen können oft und leicht entzügeln und entgleisen. Dann wirken sie als Störfaktoren im eigenen „Ich" und im Gemeinschaftsleben.

Unsere Lebensweise benötigt daher stets und dringend mit Intelligenzgesteuerte Emotionen. Intelligenz gesteuerte Emotionen sind eine wichtige Voraussetzung für die geistige, seelische und körperliche Gesundheit.

3.7.4 Schulung der Gefühle als Unterrichtsfach

Die Schulung der Gefühle sollte von Kindheit an erfolgen, um emotionale Intelligenz auszubilden. Daniel Goleman bringt dazu folgendes Beispiel:

Wie Programme des emotionalen Lernens bei 6. Klasse-Schülern des Developement Studies Center Oakland, California, zeigten, wurden die Kinder verantwortungsbewusster, selbstsicherer, beliebter, offener, sozialer, hilfsbereiter, rücksichtsvoller, anteilnehmender. Sie hatten besseres Verständnis für andere, strebten Harmonie an, entwickelten gute Fähigkeiten für Konfliktlösungen und hatten mehr Bindung an Familie und Schule. Die Jungen waren weniger aggressiv, die Mädchen waren weniger selbstzerstörerisch. Bei standardisierten Leistungstests wurden bessere Schulleistungen erbracht.

Eine Lehrerin, Karen Stone McCown, die das emotionale Lernen der Kinder schon über 20 Jahre durchführt, erklärte dazu: „Wenn wir die Wut behandeln, lernen die Kinder begreifen, dass es fast immer eine Sekundärreaktion ist und dass sie prüfen sollen, was dahintersteckt: Bist Du gekränkt? Eifersüchtig? **Unsere Kinder lernen, dass man immer mehrere Möglichkeiten hat, auf eine Emotion zu reagieren und dass das Leben umso reicher sein kann, je mehr Möglichkeiten man kennt, auf eine Emotion zu reagieren."**

3.7.5 Selbstvertrauen entwickeln

Ein wesentlicher Faktor für die Gesundheit ist das Selbstvertrauen, dem Hoffnung, Optimismus und Überzeugung zugrundeliegen. Wenn man z. B. die Überzeugung hat, Geschehnisse im Leben in den Griff zu bekommen, dann ist man allen Herausforderungen gewachsen. Daniel Goleman gibt dazu folgende Empfehlung: „Man braucht nur irgendeine Kompetenz zu entwickeln, um das Selbstvertrauen zu stärken, das die Bereitschaft erhöht, Risiken einzugehen und sich anspruchsvollere Herausforderungen zu suchen. Besteht man diese Herausforderungen, so stärkt das wiederum das Selbstvertrauen. Diese Einstellung macht es wahrscheinlicher, dass man von den Fähigkeiten, die man besitzt, den besten Gebrauch macht – oder dass man tut, was nötig ist, um sie zu entwickeln". Albert Bandura, ein Psychologe aus Stanford, der viel über das Selbstvertrauen geforscht hat, fasst es gut zusammen: „Was die Menschen über ihre Fähigkeiten denken, wirkt sich stark auf diese Fähigkeiten aus. Befähigung ist keine feststehende Eigenschaft. Das, was einer leisten kann, bewegt sich in einem breiten Spielraum. **Menschen mit Selbstvertrauen kommen nach Nie-**

derlagen rasch wieder auf die Beine; sie nehmen die Dinge einfach in die Hand und -machen sich keine Gedanken darüber, was schief gehen kann.“

3.7.6 Wie kann ich emotionale Intelligenz erreichen?

Ich werde immer gefragt: Wie erreiche ich emotionale Intelligenz? Da meines Erachtens emotionale Intelligenz zur gesunden Lebensweise zählt und in jedem Präventionsprogramm enthalten sein sollte, habe ich, zum Teil in Anlehnung an Goleman [1996], zum Teil aufgrund meiner Erfahrungen folgende Verhaltenskriterien zusammengestellt.

Selbstbeherrschung

Die Ampel des emotional intelligenten Verhaltens. Wenn Du in Wut, Zorn, Ärger, Hass, Eifersucht usw. gerätst, dann schalte sofort auf **rot**:

- Halte an, beruhige dich und überlege und überdenke bevor du sprichst oder handelst.

Nun kannst Du auf **gelb** umschalten:

- Charakterisiere umfassend das Problem und analysiere, wie du dich fühlst.
- Stelle ein positives Ziel.
- Nutze viele Lösungsvarianten.
- Wäge alle möglichen Folgen im Voraus ab.
- Entscheide dich (auch intuitiv) für eine Handlung gemäß der Situation.

Nun bist Du einsichtig geworden, schalte auf **grün**:

- Ziehe weiter mit dem bestmöglichen Plan.
- Dabei sprich und handele überlegt und ruhig.

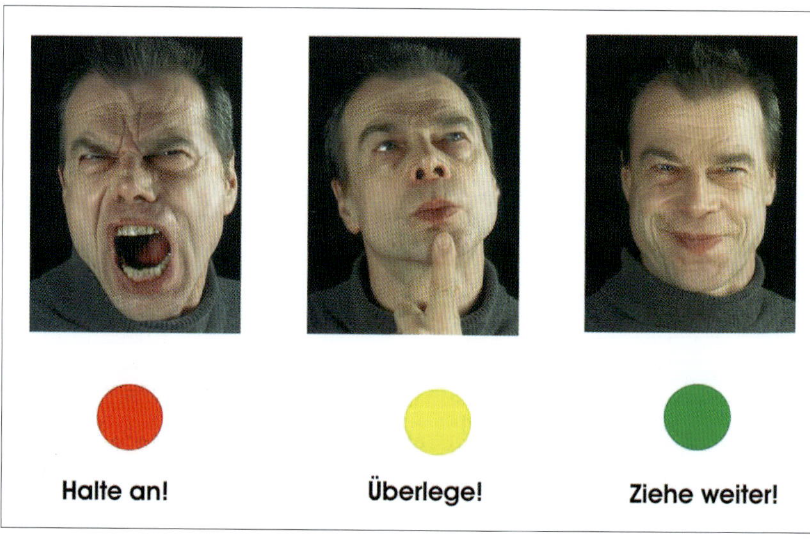

Abbildung 10: Gesund und weise durch emotionelle Intelligenz

Einsicht und Einsichtigkeit durch emotionale Selbstwahrnehmung

- Erkenne und benenne Deine Emotionen, wenn Du aufbraust.
- Verstehe die Ursachen für die eigenen Emotionen.
- Unterscheide zwischen Gefühlsausbrüchen und vernünftigem Handeln.

Voraussetzung für die Selbstbeherrschung ist die Fähigkeit, die eigenen Gefühle wahrnehmen und einschätzen zu können.

Optimistische Einstellung

Optimismus ist eine Auffassung bzw. Lebenshaltung, die das eigene bzw. menschliche Dasein im Ganzen als sinnvoll, wehrhaft und daher als gut einschätzt. Ein Optimist hält sein Leben für lebenswert und hat in seinen Handlungen, Taten und Beziehungen Befriedigung und Erfüllung. Ein Optimist sieht die Ziele seiner Handlungen, Entscheidungen, Tätigkeiten, Leistungen immer unter einem positiven Aspekt, auch dann, wenn er Rückschläge, Niederlagen und Enttäuschungen erlitten hat. Er bewertet derartige Situationen als neue Orientierungshinweise, um Veränderungen im Leben vorzunehmen. Optimist sein heißt auch, sich selbst immer wieder anspornen zu können, auch wenn Rückschläge folgen, und sich dabei über kleine Erfolge riesig freuen zu können.

Empathie

Empathie ist die Fähigkeit, sich in die Gefühle und Gedanken anderer Menschen so hineinzuversetzen, als erlebe man deren gefühlte Situationen oder Schicksale selbst.

Die empathische Haltung ist immer mit moralischen Aspekten, moralischen Entscheidungen verbunden. Empathie heißt mitfühlen können, Anteilnahme am Schicksal und Leid anderer zu haben und adäquate Tröstungen zu geben.

Intuition besitzen

Intuition ist die Fähigkeit, einen Erkenntnisgewinn aus einer unmittelbaren automatischen Informationsverarbeitung und -bewertung instinktiv zu erhalten, z. B. in Form von plötzlichen Einsichten oder spontan richtige Entscheidungen zu treffen bzw. richtig zu beurteilen. Die Intuition wird als ein „instinktiver" Gefühlskomplex bezeichnet, der uns veranlassen kann, erwogene Strategien, Handlungsweisen und Entscheidungen sofort mit großer Sicherheit aufzugeben und gemäß der gegebenen neuen Situation gleichfalls mit großer Sicherheit adäquat, d. h. richtig zu entscheiden oder zu handeln. Intuition ist, aus dem „Bauchgefühl" entscheiden zu können.

Tolerant und nicht nachtragend sein

Wenn man einen anderen Menschen be- oder verurteilt, sollte man daran denken, dass man selbst auch Charakterschwächen oder Fehlhaltungen haben kann. Im Mittelpunkt muss immer die Sache stehen, um die es geht. Wenn eine Sache geklärt ist, und das sollte Ziel jeder Konfliktlösung sein, dann ist dies als abgeschlossen zu betrachten. Nachtragend sein, d. h. zu einem späteren Zeitpunkt eine bereits geklärte Angelegenheit wieder aufzutischen, schafft neue Konflikte und zeugt von mangelnder emotionaler Intelligenz.

Kooperativ sein und mit anderen Menschen begeisterungsvoll zusammenarbeiten können

Gemeinsam ist man stärker als allein. Das gilt ganz besonders für die Krebskranken, die häufig in die Einsamkeit „gestoßen" werden. Beim Aufbau von neuen Beziehungen Vertrauen und Kritik als Einheit betrachten. (Analysieren nach dem Ampelsystem) Blindes Vertrauen kann genauso schaden wie überkritische Voreingenommenheit. Es ist auch gut, Freundschaften zu pflegen und Freunde zu haben. Echte Freundschaften benötigen Empathie.

Charisma besitzen

Auf andere ausstrahlen können. Sich selbst und andere begeistern und mitreißen können. Dafür ist der Optimismus wichtig.

Bescheiden sein und mit dem was man hat glücklich und zufrieden sein

Streben und Gier nach Reichtum zerstört die positiven Emotionen und stört die Gesundheit. Extreme Armut tut das auch. Deshalb ist soziale Gerechtigkeit gefragt.

Für bestimmte Zeit unter bestimmten Umständen Verzicht üben zu können

Natur- und technische Katastrophen, aber auch persönliche Rückschläge und soziale Not können jedermann jeden Tag treffen. Es ist gut, wenn man darauf vorbereitet ist. Deshalb sollte man jede Woche einmal besonders auf eigentlich unwesentliche Dinge Verzicht üben. Damit werden in einem Ernstfall Schock, Panik, Angst, posttraumatischer Stress und Handlungsunfähigkeit erspart bleiben oder vermindert werden.

Negativen Gefühlen wie Ärger, Hass, Wut, Zorn, Neid, Geiz, Angst, Furcht, Enttäuschung keinen Platz einräumen

Dafür Platz für positive Emotionen freimachen: Freude, Fröhlichkeit, Liebe, Höflichkeit, Güte, Humor, Lachen, Besonnenheit, Herzlichkeit usw.

Einheit von Wort und Tat

So wie man redet, sollte man immer handeln. Wenig versprechen, aber konsequent das Versprochene einhalten. Das Tun und Handeln ist überzeugender als viele Worte. „An ihren Taten, nicht an ihren Worten sollt ihr sie messen".

Selbstkritik üben könneÄ. auftreten, sollte man zuerst seinen Anteil am Geschehen oder an den Ereignissen analysieren, bevor man andere beschuldigt. Es gibt keine fehlerfreien Menschen und „ich" selbst bin auch nicht fehlerfrei. Wer aktiv ist wird mehr Fehler machen als der, der nichts tut.

Selbstkritik heißt aber nicht, sich mit Schuldgefühlen zu belasten. Bei Selbstkritik ist das Ampelsystem der Emotionen angebracht. (siehe 1)

Strategien entwickeln, um spontan Konflikte zu lösen bzw. nicht aufkommen zu lassen

Ein Onkel von mir löste Konflikte wie folgt: Wenn meine Tante ihm Vorwürfe über Fehlhaltungen oder spätes Heimkommen von einer Kneipentour machen wollte, reagierte er mit den Worten „Schreib alles auf, was Du mir sagen willst. Ich werde das morgen in Ruhe lesen". Wenn ihn jemand mit einem Tiernamen beschimpfte, nahm er seinen Hut ab, bedankte sich freundlich für das Kompliment oder für die Ehrung und ließ den Schimpfenden außer Acht, der verblüfft seinen Schimpf einstellte.

Körperliche Bewegung, Ausdauersport

Körperliche Bewegung, z. B. Nordic Walking, stimmt fröhlich und lustig und schärft die Sinne, besonders wenn dieses im Wald erfolgt.

Körperliche und geistige Aktivitäten bewirken ein Nachwachsen der Hirnzellsynapsen bis ins hohe Alter.

Lachen, sooft es geht, denn Lachen ist gesund

Beschwichtigung der Angst

Angst versetzt den Menschen in den Dauerzustand, in dem sich ein Sprinter in der Startposition „Auf die Plätze – fertig – los" befindet. Beim Sprinter wird die Aktionsbereitschaft mit dem Start in Aktivierung umgesetzt, was gleichbedeutend mit einer Entspannung ist. Menschen in Dauerangst leben ständig in Aktionsbereitschaft, setzen diese aber nicht in Aktivierung um, wodurch ein permanenter Spannungszustand besteht. Infolgedessen kommt es zu einer Überflutung des gesamten Körpers mit Stresshormonen (Cortisol, Endorphine), die schädliche Wirkungen ausüben [Lipton 2007].

Lipton formulierte: **„Die Angst bringt uns um". Eine arabische Geschichte bestätigt das. „Der Tod wurde beschuldigt, dass er zu viele Menschen sterben lässt. Er antwortete: Ich habe auf Gottes Geheiß 40 Menschen sterben lassen. Die Angst hat aber 40.000 umgebracht."**

Angst kann mit Emotionaler Intelligenz überwunden werden.

3.7.7 EIQ-Test

Der Emotionale-Intelligenzquotient-Test (EIQ) ist ein Persönlichkeitstest, der unter verschiedenen Aspekten angewendet wird, z. B. Führungskräfte, Studenten, Alltagsverhalten.

Mit Bezug auf Daniel Goleman [1996] werden folgende Persönlichkeitscharakteristika als Grundlage verwendet:

- interpersonelle, emotionale Intelligenz, Empathie, soziale Verantwortung
- intrapersonale Intelligenz, Selbstbewusstsein
- Adaptationsfähigkeit, Realitäswahrnehmung, Flexibilität

- Umgang mit Stress, Belastbarkeit, Impulsivationskontrolle
- Stimmungsbarometer (fröhlich, optimistisch, traurig)

Häufig werden folgende Fragen komplex angewendet:

Ausstrahlung: Optimismus, Charisma, soziale Geselligkeit, Aktivität, Herzlichkeit, Durchsetzungsvermögen, Willensstärke

Gewissenhaftigkeit: Selbstdisziplin, Kompetenz, Einheit von Wort und Tat, Pflichtbewusstsein, Leistungsmotivation, Ehrgeiz, Beharrlichkeit, Selbstbeherrschung

Verträglichkeit: Soziale Kommunikation, Vertrauen, Interpersonelle Beziehungen, problemlose Interaktion mit anderen, empathische Aufmerksamkeit

Offenheit: Phantasie, Gefühle, beobachtbare Flexibilität, Realitätswahrnehmung, Unabhängigkeit

Umgang mit negativen Emotionen: Angst, Impulsivitätskontrolle, Reizbarkeit, gedrückte Stimmung, Selbstachtung, Tätigkeit Angst zu überwinden, Stresstoleranz

Im Internet werden EIQ-Tests angeboten. Vorsicht. Bitte nur bei Psychologen durchführen. Ein hoher EIQ-Wert gibt Sicherheit, Zufriedenheit und Selbstbewusstsein im täglichen Leben.

3.7.8 Emotionale Intelligenz erfordert Vorherrschen der positiven Emotionen = Optimismus

Als positive Emotionen, die gewöhnlich gesundheitlich fördernd und leistungssteigernd wirken können, werden folgende charakterisiert:

- **Gefühle der Freude**
  Optimismus, Glück, Vergnügen, Behagen, Zufriedenheit, Seligkeit, Entzücken, Erheiterung, Fröhlichkeit, Stolz, Erregung, Verzückung, Befriedigung, Euphorie, Lachen
- **Gefühle der Liebe**
  Akzeptanz, Freundlichkeit, Vertrauen, Güte, Hingabe, Anbetung, Harmonie, Vernarrtheit, Kommunikation
- **Gefühle der Tugend**
  Hoffnung, Glaube, Mut, Versöhnlichkeit, Standhaftigkeit, Großmut, Nachsicht, Versöhnlichkeit, Verzeihlichkeit, Ehrlichkeit

Diese positiven Emotionen sollten bei einem Menschen vorherrschen, weil sie Gesundheit, Lebensfreude, Lebensqualität, Leistungsfähigkeit und ein sinnvolles, humanistisches, optimistisches Lebensziel bieten.

Die heutige Gesellschaft und das öffentliche Leben stimulieren leider mehr die negativen Emotionen als die positiven. Das macht krank

Extreme positive Emotionen können auch schädlich wirken. Dazu wird immer jenes Beispiel angeführt, welches beschreibt, dass eine ältere Dame im Lotto einen Hauptgewinn hatte und bei der Nachricht vor Freude ein tödlicher Herzinfarkt eintrat.

Entscheidend ist, dass jene emotionalen Reaktionen verhindert werden, die in unseren Lebensprozessen über längere Zeit Dysharmonien auslösen können. Deshalb ist das Beherrschen der emotionalen Intelligenz auch ein sehr guter Schutz gegen das Krankwerden.

3.7.9 Negative Emotionen = Pessimismus, hemmen die Entwicklung der emotionalen Intelligenz

Als negative Emotionen, die gewöhnlich bei zeitweiligem Auftreten die Leistung hemmen und bei dauerhaftem Vorkommen Krankheiten verursachen können, werden folgende Gruppen der Emotionen bezeichnet:

- Zorngefühle
  Wut, Empörung, Groll, Entrüstung, Ärger, Verletztheit, Erbitterung, Verdrossenheit, Reizbarkeit, Feindseligkeit, Hass, Begierde, Gier, Aggressivität, Neid, Habsucht, Eifersucht
- Gefühle der klassischen Laster
  Zweifel, Selbstgefälligkeit, Faulheit, Trägheit, Überheblichkeit, Langeweile, Rücksichtslosigkeit
- Gefühle der Trauer
  Leid, Kummer, Freudlosigkeit, Trübsal, Melancholie, Selbstmitleid, Einsamkeit, Niedergeschlagenheit, Verzweiflung (pathologische Depression)
- Gefühle der Furcht
  Angst, Furchtsamkeit, Nervosität, Besorgnis, Bestürzung, Zaghaftigkeit, Bedenklichkeit, Gereiztheit, Grauen, Entsetzen, Schrecken (pathologische Phobie, Panik)
- Gefühle der Überraschung
  Schock, Erstaunen, Verblüffung, Verwunderung, psychisches Trauma
- Gefühle des Ekels
  Verachtung, Geringschätzung, Verschmähung, Widerwille, Abneigung, Aversion, Überdruss
- Gefühle der Scham
  Schuld, Verlegenheit, Kränkung, Reue, Demütigung, Bedauern, Zerknirschung (pathologische Kasteiung)

Wenn diese negativen Emotionen einen Menschen beherrschen, dann können unmotivierte Reaktionen ausgelöst werden, z. B. in Fällen Eifersucht und Wut, Gesundheits- und Leistungsverminderung.

Gesundheits- und leistungsvermindernde Prozesse können auch bei permanenter Angst, Ärger, Freudlosigkeit, Hass, Verschmähung, Schock und psychischer Traumatisierung eingeleitet werden [Hecht 2010].

Negative Emotionen verursachen stets Dysharmonien im menschlichen Körper und Geist. Dysharmonien in den geistig-emotionellen Prozessen des Menschen sind immer etwas Krankmachendes oder Krankhaftes. „Die Beseitigung der Dysharmonie an dem geistigen Sein ist die Lebensaufgabe eines jeden Geschöpfes.“ [Greber 1937]

3.7.10 Antwort auf die Frage: Wie kann man sich in der emotionalen Intelligenz üben?

1. Sich die 17 Verhaltenskriterien verinnerlichen und sich in jeder Lebenssituation daran erinnern und erfreuen, wenn man sich in dieser Weise verhalten hat.
2. Die Methode des Erbsen-Grafen anwenden. Vor langer Zeit lebte ein Graf, der steckte morgens in seine rechte Jackentasche ein Handvoll Erbsen. Wenn er im Laufe des Tages ein positives Erlebnis hatte, steckte er eine Erbse in die linke Jackentasche. Das tat er bei allen Freude auslösenden Ereignissen im Laufe des Tages.

   Abends nahm er die Erbsen aus der linken Jackentasche, zählte diese und freute sich, dass er im Laufe des Tages so viele wunderbare Erlebnisse gehabt hat.

   Bitte stecken Sie, immer wenn Sie ein Verhaltenskriterium der emotionalen Intelligenz im Laufe des Tages realisiert haben, eine Erbse von der rechten in die linke Tasche. Wenn Sie am Abend die Erbsen zählen, können Sie feststellen, wie weit Sie die emotionale Intelligenz beherrschen.

3.8 Optimismus und Pessimismus unter dem Aspekt von Gesundsein und Krankwerden

Heute ist wissenschaftlich belegt, was Christoph Hufeland vor über 100 Jahren feststellte: Heilungsprozesse verlaufen bei einem Optimisten schneller und besser als beim Pessimisten. [Christoph Wilhelm Hufeland (1762-1838) in seinem Buch „Makrobiotik oder die Kunst das Leben zu verlängern" Berlin 1860, Verlag von Georg Reimer]

3.8.1 Der Optimist lebt länger

Wir gehen davon aus, dass einen Optimisten gewöhnlich vorwiegend beständig positive Emotionen dominieren. Bei einem Pessimisten (hier beziehen wir Depressive und emotionell Gehemmte mit ein) dominieren gewöhnlich vorwiegend beständig negative Emotionen. Aus zahlreichen wissenschaftlichen Studien ist zu entnehmen, dass positive Emotionen bei der Gesundung und beim Gesundsein eine wichtige Rolle spielen.

Goleman [1996] berichtete über folgende wissenschaftliche Studien, die belegen, dass der Optimist besser eine Krankheit übersteht als ein Pessimist.

Wissenschaftler maßen mit einem psychologischen Test die Intensität des Optimismus und Pessimismus bei 122 Männern, die ihren ersten Herzinfarkt erlebt hatten und kontrollierten ihren Zustand acht Jahre später. Nach acht Jahren wurde festgestellt, dass von den pessimistischen Männern 84 % gestorben waren, von den optimistischen nur 24 %.

Bei Patienten mit Bypassoperationen verlief bei den Optimisten der Heilungsprozess schneller als bei den Pessimisten. Des Weiteren stellten nach Goleman USA-Ärzte fest, dass **Depressionen,** die eine andere Erkrankung begleiteten, das zuverlässigste **Prognosemaß für die Lebenserwartung** des Patienten waren. Z. B. starben von Patienten mit chronischem Nierenversagen jene, bei denen auch **schwere Depressionen diagnostiziert worden waren**.

Die Sterbehäufigkeit bei Herzkranken mit schweren Depressionen war viermal höher als bei Nichtdepressiven.

Nach Untersuchungen von Frasure-Smith und Lesparance [2003] haben Menschen mit einem pessimistischen Lebensstil bzw. einer pessimistischen Lebenseinstellung eine höhere Erkrankungsrate an Herzinfarkt und Bluthochdruck sowie eine größere Sterberate nach überstandenem Herzinfarkt als die Optimisten.

3.8.2 Der Pessimist – negative Emotionen und Kranksein

Die Grundhaltung eines Pessimisten ist durch Verzweiflung, Hoffnungslosigkeit, Hilflosigkeit, Angst, Schuldbewusstsein bei Rückschlägen und ohne Zielorientierung geprägt. Der Pessimist wird von negativen Emotionen beherrscht. Häufig erleidet er durch seine Haltung Misserfolge, die seine negative Einstellung noch erhärten. Manchmal ist ein Pessimist auch durch einen Perfektionismus gekennzeichnet und dadurch ständig gestresst.

Es gibt folgenden Spruch: „**Ein Pessimist sieht bei jeder Gelegenheit Schwierigkeiten und ein Optimist sieht bei jeder Schwierigkeit Gelegenheiten**".

Negative Emotionen, die einen Pessimisten beherrschen, stören nicht nur seine Lebenserfolge, sondern gleichzeitig auch seine Gesundheit. Das demonstrieren folgende Beispiele:

Menschen mit vorwiegender Dominanz von negativen Emotionen (Pessimisten)

- haben eine höhere Sterblichkeit nach einem Herzinfarkt aufzuweisen,
- sind durch ein höheres Risiko für die arterielle Hypertonie gekennzeichnet,
- haben eine abnorme Asymmetrie der Hirnströme im rechten und linken präfrontalen Gehirn (vorderen Stirnhirn), die sich in einem Manko der linksseitigen Aktivierung des präfrontalen Stirnhirns zeigt,
- haben mit der stärker rechtsseitigen bioelektrischen Dominanz eine Schwächung des Immunsystems und können z. B. gegen Grippeviren weniger Abwehrkräfte bilden,
- weisen eine Enthemmung (verstärkte Aktivierung) der Hypothalamus-Hypophysen-Nebennierenrindenachse (MPA-Achse) aus und damit verbunden eine höhere Ausschüttung von Cortisol, welches im Überfluss als ein stressendes, immunschwächendes Hormon bekannt ist, wenn es das Gewebe überflutet,

- werden im Speichel erhöhte Cortisolwerte nachgewiesen,
- haben ein erhöhtes Risiko altersbedingter Gebrechlichkeit.

Nicht zuletzt wirken sich pessimistische Einstellungen und negative Emotionen auf das Immunsystem aus, z. B. durch Hemmung der Aktivität der Naturkillerzellen (weiße Blutkörperchen).

Bei den Optimisten war das linke Vorderhirn stärker aktiviert als das rechte. Im Speichel wurden niedrige Cortisolwerte gefunden.

In diesem Zusammenhang soll auch erwähnt werden, dass die präfrontale Hirnrinde (Vorderhirn) eine wichtige Funktion bei der Regulierung der Emotionen ausübt. Dieses Hirngebiet überwacht und zügelt die Amygdala (den Mandelkern). Eine Überaktivität des Mandelkerns tritt bei negativen Emotionen und starkem Stress auf, wodurch die Funktionen der Hypothalamus-Hypophysen-Nebennierenachse enthemmt werden und das Immunsystem geschwächt wird. Außerdem sind diese Personen durch eine hohe Stressempfindlichkeit, z. B. in Bezug auf das Herz-Kreislaufsystem gekennzeichnet. Das Vorherrschen von negativen Emotionen bei einem Menschen bzw. Pessimismus ist gleichzustellen mit Rauchen und Alkoholabusus [Benson 1997].

Warum können der Pessimismus bzw. negative Emotionen so einen gravierenden negativen Einfluss auf das Gesundwerden haben? Dazu muss man wissen, dass unser Gehirn die Fähigkeit der Plastizität besitzt. Das bedeutet, dass es sich funktionell und strukturell verändern kann. Bei Menschen mit gesunder Lebensweise, wozu ich folgende Elemente zähle,

- positive Emotionen
- geistige Aktivität
- Körperbewegung
- regelmäßiger Schlaf-Wach-Rhythmus
- hohe Schlafqualität
- rhythmisches, mental gesteuertes Atmen, Meditation
- gesunde Ernährung ohne Übergewicht
- vermeiden von Genussmitteln

wird die Neurogenese (Neubildung von Nervenzellen) stimuliert, d. h. es können bis ins hohe Alter ständig Nervenzellen nachgebildet werden und damit auch ständig neue Nervennetze aktiviert werden.

3.8.3 Der Optimist – positive Emotionen und Gesundsein

Die Haltung der Optimisten ist durch Hoffnung, Zuversicht, Mut, Selbstbewusstsein, Glaube an sich selbst und auch bei Rückschlägen immer zielorientiert gekennzeichnet. Bei Optimisten dominieren positive Emotionen.

Menschen mit der Dominanz von positiven Emotionen (Optimisten)

- haben eine größere Überlebenschance bei überstandenem Herzinfarkt,
- verfügen über ein stabiles Herz-Kreislaufsystem und somit über ein geringeres Risiko an arterieller Hypertonie zu erkranken,

- haben eine normale Asymmetrie der präfrontalen elektrischen Hirnaktivität mit einer betonten Aktivierung der linken Seite,
- haben eine erhöhte Stabilität des Immunsystems und können ausreichend Antikörper gegen Grippeviren bilden,
- haben ein gut funktionierendes Präfrontalhirn, welches den Mandelkern zu zügeln vermag und somit eine Enthemmung der Hypothalamus-Hypophysen-Nebennierenachse zu verhindern vermag,
- weisen keine erhöhte Konzentration an Cortisol im Speichel aus,
- vermögen das Risiko für altersbedingte Gebrechlichkeit zu senken.

Depressive und pessimistische Eigenschaften eines Menschen haben nicht selten schon in der Kindheit ihren Ursprung.

In einer Studie wurde festgestellt, dass bei depressiven Erwachsenen häufig ein frühkindliches Trauma vorliegt, wodurch eine hohe Sensibilität gegenüber Stresseinwirkung besteht. Infolgedessen kommt es zur Verschiebung in der Neurotransmitterregulation, z. B. Überschuss von Cortisol und somit werden Entzündungen und die Entwicklung von Tumorerkrankungen begünstigt. Ein psychisches Trauma in der Kindheit hinterlässt psychische Wunden. Manche Lebensereignisse können so „schmerzhaft" sein, dass sie fest im Gedächtnis eingeprägt wurden. Das geschieht z. B. durch „schwarze Pädagogik", Gewalt, Vergewaltigung, bedrohliche Katastrophen oder Unfälle. Aber auch frühkindliche Trennungsängste und mangelnde Liebe und „Nestwärme" können psychisch traumatisch wirken. Deshalb ist das Aufwachsen in sozialer Geborgenheit und fröhlicher Familie für ein Kind sehr wichtig. Eine pessimistische Mutter wird immer auch ein pessimistisches Kind aufziehen und eine positiv eingestellte ein optimistisches Kind.

Empfehlungen

1. Schulung der Gefühle als Schulfach
2. Die Erwachsenen sollten sich die emotionale Intelligenz aneignen. Dadurch erhöht sich ihre Lebensqualität und es verbessert sich ihr Gesundsein.
3. **Diese emotionale Intelligenz ist eine wichtige Säule der ganzheitlichen gesunden Lebensführung. Diese sich anzueignen lohnt sich!**

3.9 Ein Optimist verkraftet negative Informationen besser als ein Pessimist, bleibt gesund und lebt länger

Die gegenwärtig lebende Menschheit wird von den Medien täglich durch negative, angst- und stresserzeugende Informationen übersät. Im ZDF empfängt man in den Nachrichten zirka 90 % negative erschütternde Informationen und infolgedessen bei dauernder Wiederholung psychische und körperliche Störungen. Solche negativen Nachrichten erzeugen negative Emotionen, vor allem Angst und eine pessimistische Lebenseinstellung.

Die Grundhaltung eines Pessimisten ist durch Verzweiflung, Hoffnungslosigkeit, Hilflosigkeit, Angst, Schuldbewusstsein bei Rückschlägen und ohne Zielorientierung geprägt. Der Pessimist wird von negativen Emotionen beherrscht. Häufig erleidet er durch seine Haltung Misserfolge, die seine negative Einstellung noch erhärten.

Die negativen Emotionen sind genauso ein starkes Risiko für die Gesundheit wie Alkohol, Rauchen, Drogensucht und Bewegungsarmut.

Warum können der Pessimismus bzw. negative Emotionen so einen gravierenden negativen Einfluss auf das Gesundsein und auf geistige und körperliche Leistung haben? Dazu muss man wissen, dass unser Gehirn die Fähigkeit der Plastizität besitzt. Das bedeutet, dass es sich funktionell und strukturell verändern kann. Unter negativ emotionellem Einfluss wird die Neurogenese, die Bildung von neuen Nervenzellen, bestimmter Hirnregionen, dem Hippocampus (Hirnbezirk, der für Emotionen und Gedächtnis verantwortlich ist), verhindert.

Mit einem Verfahren, welches die Strukturen und Funktionen des Gehirns darstellt, kann festgestellt werden, dass der Hippocampus (Teil des emotionellen Zentrums im Gehirn) bis zu 20 % an Volumen bei Depressiven verlieren kann! Das Gleiche wurde auch bei Menschen mit unbewältigtem Stress (Dominanz der negativen Emotionen) festgestellt.

Diese Hemmung der Neurogenese (Neubildung von Nervenzellen) wird bei Depressiven und Menschen mit unbewältigtem Stress, bei emotionell Gehemmten und nach psychischen Traumata durch übermäßige Überflutung des Gewebes mit Cortisol oder mit Endorphinen bewirkt.

Kann man dagegen etwas tun? Das möchte ich mit einer kleinen Geschichte belegen, mit der ich meinen Studenten den Weg zum Optimismus angeregt habe.

Zwei Mäuse, ein Pessimist und ein Optimist, fallen in der Speisekammer eines Bauern in einen Sahnetopf. Die pessimistische ergibt sich ihrem Schicksal und ertrinkt. Die optimistische denkt: Die Lage ist ernst, aber nicht hoffnungslos. Mit diesem Gedanken beginnt sie mit den Pfoten zu paddeln. Nach einiger Zeit verwandelt sich infolgedessen die Sahne zu Butter. Die Maus setzt sich auf den Butterklumpen und ist gerettet.

Die Haltung der Optimisten ist durch Hoffnung, Zuversicht, Mut, Selbstbewusstsein, Glaube an sich selbst und auch bei Rückschlägen immer zielorientiert gekennzeichnet. Bei Optimisten dominieren positive Emotionen. Mit dieser Einstellung bewältigt er alle Situationen, verkraftet oder ignoriert negative Emotionen und erzeugt Resilienz.

Empfehlung

1. Optimismus durch emotionale Intelligenz-Aneignung entwickeln.
2. Resilienz gehört in die Kinderentwicklung und zur psychischen Stabilisierung aller Menschen.
3. Üben der emotionalen Intelligenz
4. Tägliche Bewegung (zwei Stunden)

3.10 Gesund im Stress durch Resilienz

Ist das überhaupt möglich? Ja, wenn Stress beherrscht und nicht gefürchtet wird (Stress = komplexe psychophysiologische Funktion; Stressor = stressauslösender Faktor). Es gibt zwei Formen von Stress: Eustress (echter) und Dysstress (störender).

Eustress benötigen wir zur Gesunderhaltung, zur Anpassung an veränderte Lebensbedingungen, zur Gewährleistung von Anforderungen sowie geistigen und körperlichen Leistungen. Eustress besorgt die nötige Energiebereitstellung. Sobald man der Anforderung gerecht geworden ist, „zieht er sich zurück". Der Mensch verfügt über ein Stress-Relaxations-Funktionssystem. Dieses wird vom Gehirn gesteuert und es dirigiert die beiden Nervensysteme Sympathikus (erregend, anspannend) und Parasympathikus (relaxierend, beruhigend). Dieses natürliche System eines gesunden Menschen sorgt dafür, dass keine Überforderung erfolgt. Selbst wenn die Beanspruchung der psychophysiologischen Funktion bis an die Grenze der Anspannung geht, besteht keine Gefahr. Nur die Spannung muss wieder „runtergefahren" werden.

Wir müssen rechtzeitig die Umschaltung im Stress-Relaxationssystem vornehmen. Beachten wir diese Umschaltung nicht und verharren auf Daueranspannung, dann lösen wir den krankmachenden Dysstress aus. Dies ist z. B. der Fall bei ständiger Überforderung, unregelmäßiger Lebensweise und unregelmäßigem Schlaf-Wach-Rhythmus, bei Hektik, Zeitdruck, pessimistischer Einstellung, Angst, Ärger, bei Berieselung mit Lärm (Rockmusik, Straßenlärm) und mit elektromagnetischer Strahlung (Handy, Mikrowelle), bei Hilflosigkeit und Pflege schwerkranker Familienangehöriger. Bei Psychotraumata (z. B. Tod näherer Angehöriger), Katastrophen (z. B. Erdbeben, Brände, Unfälle), bei Folterung und Mobbing entsteht die posttraumatische Stresskrankheit mit schweren psychophysiologischen Veränderungen.

Es wurde festgestellt, dass die Menschen verschieden bei Katastrophen reagieren können: ca. 25 % erleiden die posttraumatische Stresskrankheit, ca. 50 % reagieren mit akuten Stress- und Schockreaktionen, die in Tagen oder Wochen wieder verschwinden, ca. 25 % der Betroffenen reagieren ruhig und gelassen und sind sofort zur Hilfe fähig. Sie erleiden auch keine gesundheitlichen Schäden. Diese Reaktionsweise nennt man Resilienz. Diese drückt sich in ausstrahlender optimistischer Ruhe, Gelassenheit, Liebe sowie intuitivem und kreativem Verhalten aus. Somit bedeutet Resilienz Vorhandensein einer hohen Widerstandsfähigkeit gegen psychische Überforderungen. Hohe Widerstandskraft gegen körperliche Überforderung nennt man Resistenz. Resilienz lässt sich erlernen. Bekannt ist, dass sie sich bei Kindern, die optimistisch, einfühlsam, hilfsbereit sind, und bei der Übernahme von Verantwortung unter schweren Lebensbedingungen ausgebildet hat. Überbehütete, verweichlichte, ängstliche Kinder entwickeln gewöhnlich keine Resilienz und sind bei Überforderungen gesundheitsgefährdet, z. B. bezüglich der posttraumatischen Stresskrankheit.

Neuere Untersuchungen zeigen des Weiteren, dass derjenige, der den Stresseinfluss „wegsteckt", seinen Eustress behält. Wer die Stresswirkung bewusst wahrnimmt, negativ bewertet, ängstlich ist und wiederholt jammert, dass er schwer gestresst ist, fördert den Dysstress.

Die Bewertung der Stressung und des Stresses ist entscheidend dafür, ob man gestresst wird oder den Stress nicht erlebt. Deshalb ist Gelassenheit eine der Voraussetzungen, um Stress gesund zu erleben.

Empfehlungen

1. Emotionale Intelligenz, Optimismus, Liebe und Resilienz können Gesundsein auch unter intensivem Stressoreneinfluss und komplizierten Lebenssituationen gewährleisten.
2. Wir sollten unserem Inneren, unserem inneren Heiler mehr Aufmerksamkeit widmen, als der Orientierung nach außen.

Die innere Orientierung kann zum Beispiel mit dem rhythmischen Atmen, bei dem die Aufmerksamkeit über einen längeren Zeitraum auf das körperliche, schwingende Erleben des Rhythmus des Atmens gelenkt wird. Oder wie bei der Visualisierung, bei der man sich funktionelle Abläufe mit hochkonzentrierter Aufmerksamkeit bzw. Konzentration visuell vorstellt und positiv emotional erlebt. Anders ausgedrückt: Mit der Visualisierung und ihren Elementen wie Atmen, Relaxation, Meditation, visuelles Erleben, fantasievolle Bilder orientieren wir uns auf unsere innere sinnliche Wahrnehmung. Die heutige Menschheit ist aber größtenteils außenweltwahrnehmungsabhängig und vernachlässigt mangels entsprechender Kenntnisse sträflich die innere Wahrnehmung. Das führt zu einer Überlastung der äußeren Wahrnehmung, insbesondere zur Überlastung der linken Hirnhälfte und wird zur Basis von chronischen Erkrankungen.

3. Dazu ist es erforderlich zu zeigen, dass wir unbedingt unsere innere Wahrnehmung entwickeln müssen. Diese gestattet uns, unser Leben unabhängig von der Außenwelt zu gestalten und zu erleben. Der Psychologe Frank Kinslow [2011] bezeichnete diesen Zustand als „Eugefühle", die von Freude, Glückseligkeit, Liebe, Harmonie und innerem Frieden erfüllt sind. Mit der Visualisierung vermögen wir auch bei schwersten Erkrankungen unsere Selbstheiler zu finden und zu stimulieren. Schließlich führt die Visualisierung uns zur Gelassenheit, die uns frei macht von allen negativ-emotionellen Zwängen und Stimulatoren, die Angst, Ärger, Wut, Zorn, Hilflosigkeit, Unzufriedenheit und Pessimismus auslösen.
4. Deshalb betrachte ich die Visualisierung nicht nur als ein medizinisch-psychologisches Heilverfahren, sondern als einen Bestandteil der Wahrnehmung des Menschen, als **Wahrnehmung der Stimme der „Seele"**.
5. Das können wir aber umso besser, wenn wir mehr Zeit für unser inneres Erleben aufbringen, eben durch Visualisierung, welche die wichtigen Elemente wie Atmung, Meditation, Relaxation, Achtsamkeit geschlossen wirken lässt.

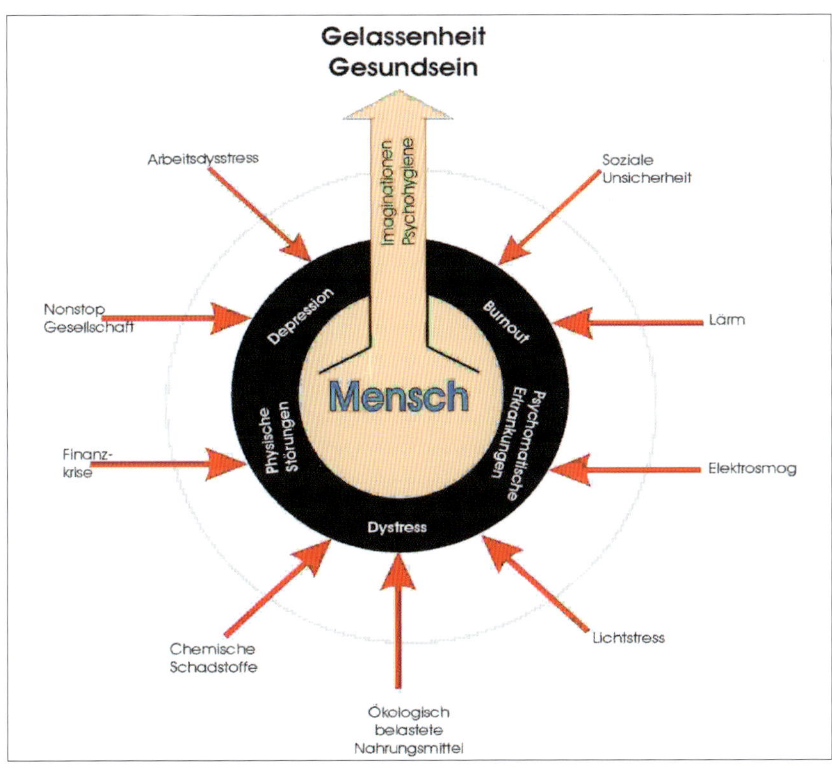

Abbildung 11: Imaginationen und Psychohygiene gewährleisten in einer aus den „Fugen geratenen Welt" [Kabat-Zinn 2008] Gesundsein und Gelassenheit und ein Ausbrechen aus den Zwängen der stressenden, nach außen orientierten Gesellschaft

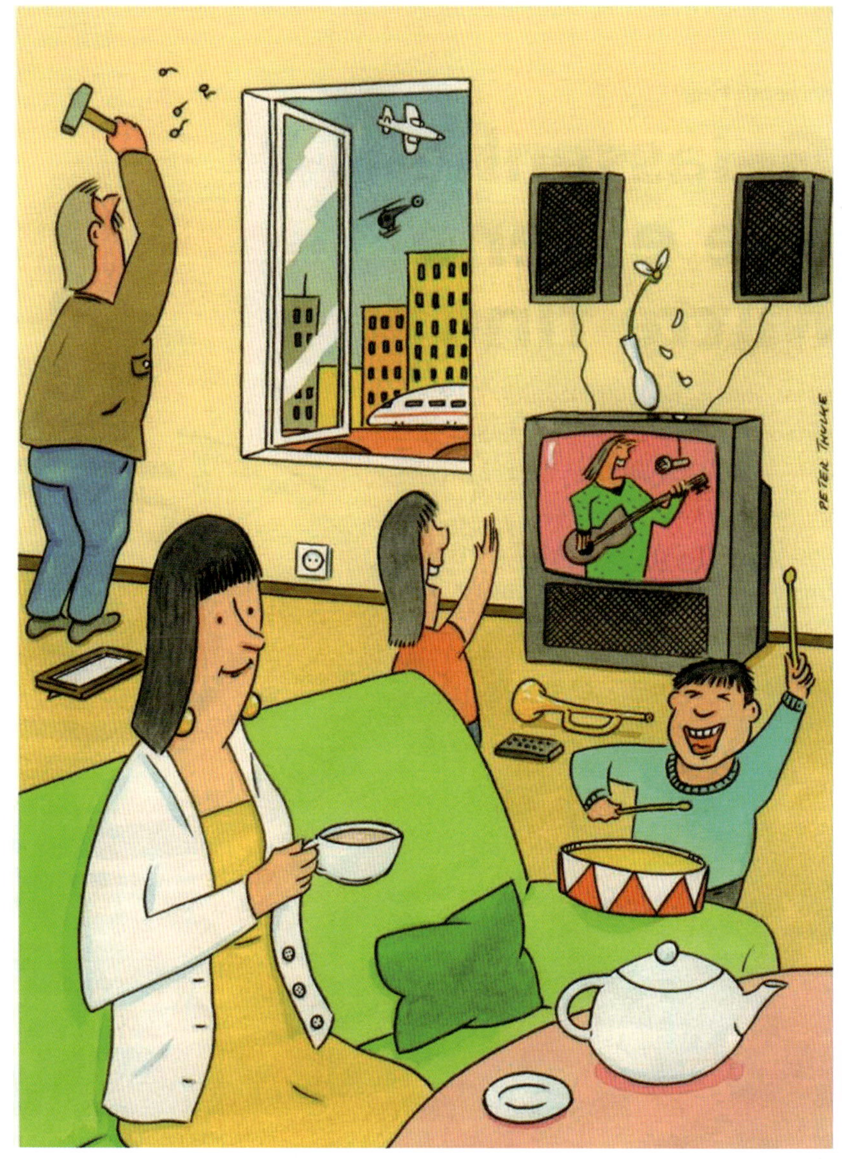

Abbildung 12: Gelassenheit in jeder Situation durch Visualisierung [Psychologie Heute, August 2004, S. 19]. Wer so regulieren kann, wie die Mutter und Ehefrau, der besitzt Resilienz und Innenorientierung und ist widerstandsfähig gegen alle äußeren Einflüsse.

Wenn Sie durch Visualisierung und Psychohygiene das erreichen, was auf der vorigen Karikatur dargestellt wird, dann werden Ihnen nicht nur die vielen Umweltfaktoren nichts antun, sondern Sie werden auf alle negativen Einflüsse aller Art gelassen reagieren und Ihr inneres Glück, Ihre innere Freude, Ihren inneren Frieden selbstbewusst bewahren. Sie werden immer optimistisch und zufrieden sein und den Stress abwenden können, wie ein Blitzableiter die kosmische Elektrizität.

Wenn alle Menschen begriffen haben, welche Energien in ihrem Geist und ihren positiven Emotionen enthalten sind, werden sie immer volle Gelassenheit, Liebe, Gesundsein und hohe Lebensenergie erleben.

3.10.1 Was ist Resilienz?

Resilienz ist die Fähigkeit zur physischen und psychischen Widerstandsfähigkeit, zur Kraft und Stärke, Lebenskrisen, Konflikte, hohe Anforderungen, schlechte Lebensbedingungen (z. B. Armut), Schicksalsschläge, Trennungen, extreme Einwirkungen u. Ä. ohne längere Beeinträchtigung der Gesundheit und Persönlichkeitsstruktur zu erleiden. In ihr ist die willentliche Beeinflussung der Selbstheilungs- und Selbstregulationsvorgänge, d. h. der Wille zur Gesundheit, eingeschlossen. Erlangung der psychosozialen Gesundheit soll die Dominanz erreichen. Denn dort, wo die Psyche gesund ist, ist es auch der Körper. Ganzheitlich heißt folglich Psyche und Körper als eine Einheit mit seiner vielfältigen Umwelt zu betrachten.

Resistenz (körperliche Widerstandskraft) und Resilienz können durch die ganzheitliche naturverbundene Prävention erreicht werden. Wer über Resilienz verfügt, kann jegliches Negative und jede Katastrophe ohne krank zu werden überstehen. Bei Eisenbahnkatastrophen sind das immerhin 20 % der Betroffenen. Es könnten mehr sein, wenn die Menschen sich die emotionale Intelligenz und die Willensstärke aneignen würden.

Resistenz- und Resilienzbildung sollten in jeden Erziehungsprozess einbezogen werden.

Empfehlung

Das Training von Resilienz und Resistenz kann durch die Schulung der Emotionen und durch sportliche und auch Aneignung der Willensstärke erreicht werden.

Auch die Naturverbundenheit ist dafür ein sehr wichtiger Faktor.

3.10.2 Was ist Resistenz?

Unter Resistenz wird der unspezifische Schutz des Organismus gegenüber Infektionen, Toxinen und anderen gesundheitsschädigenden Stoffen verstanden. Aber ein Faktor wird gewöhnlich dabei vergessen, nämlich die typischen menschlichen Charakteristika, die geistigen und emotionellen (seelischen) Prozesse und Reaktionen. Wie wichtig diese für die Menschen bei der Erhaltung und

Wiederherstellung der Gesundheit sind, zeigt folgendes Beispiel aus der Medizinhistorik.

Max Pettenkofer (1818-1901), Hygieniker und Umweltmediziner (unter heutigem Aspekt), war ein harter Widersacher von Robert Koch (1843-1910), der bekanntlich Bakterien als Krankheitsverursacher nachwies. Um das Gegenteil zu beweisen, trank er 1892 vor dem Auditorium der Münchener Universität ein Glas Flüssigkeit aus, in dem sich Millionen von Cholerabakterien befanden. Seine physische und psychische Kraft war so stark in der Auseinandersetzung mit den Bakterien, dass er sie besiegen konnte. Er blieb gesund und zeigte nicht das geringste Zeichen dieser gefürchteten Krankheit. Er besaß körperliche Resistenz und geistig-emotionelle Resilienz im Widerstand gegen die gefährlichen Bakterien.

Resistenz erreicht man durch Abhärtung: z. B. Sport bei jedem Wetter, Wechselduschen am Morgen (kalt-warm-kalt).

Der größte Feind der Resistenz (Widerstandskraft) ist die Verweichlichung und das Stubenhockertum. Resistenz erreicht man durch Abhärtung besser als mit Impfungen. Die natürliche Widerstandskraft (Resistenz) ist der beste Schutz gegen Krankheiten.

Dieser Schutz ist durch eine gesunde Lebensführung ohne Zweifel zu erreichen. Das wussten Ärzte seit der Antike, d. h. seit 2.400 Jahren. Dabei spielen Bewegung, emotionale Intelligenz und Relaxation eine wichtige Rolle.

3.11 Migrationsstress verschwindet mit dem Beherrschen der deutschen Sprache

Wer sich in einem fremden Land ansiedelt, hat mehr oder weniger mit Migrationsstress (Schwierigkeiten mit den neuen Bedingungen) fertigzuwerden. Dieser ist unter den Migranten in Deutschland weit verbreitet. Der Migrationsstress äußert sich mit vielen Symptomen, z. B. Angst, Depression, Aggressivität, Gewaltanwendung. Weit verbreitet sind psychosomatische Symptome wie Ganzkörperschmerzen, Bauchbeschwerden, Schlafstörungen, Kopfschmerzen, Burnout.

Leider wird dieser zu wenig von Ärzten und Behörden beachtet. Ärzte, die sich Jahrzehnte mit Migranten aus der Türkei beschäftigten, haben beobachtet, dass die Stress-Symptome mit dem Beherrschen der deutschen Sprache verschwinden.

Empfehlung

Bei Migrationsstress schnell die deutsche Sprache lernen.

3.12 Lachen ist gesund – Erfolge der Lachtherapie

In den letzten Jahren entwickelt sich zunehmend weltweit die Lachtherapie. Lachen soll nach heutigen Erkenntnissen die Selbstheilungsfunktionen des Menschen stimulieren. Die Lachtherapie wird mit Erfolg angewendet, z. B. bei kranken Kindern mit verschiedensten Krankheiten, bei Patienten mit Schmerzsyndrom, mit Depressionen, mit psychischen und Stresskrankheiten, bei der Wundheilung, bei Herz-Kreislauf- und Tumor-Erkrankungen.

Das Lachen ist eine komplexe Äußerung positiver Emotionen, in der die meisten Funktionsprozesse einbezogen werden. Positive Emotionen wie Freude, Fröhlichkeit, Optimismus, Frohsinn, Glück, Herzlichkeit, Zufriedenheit, Heiterkeit, Freundlichkeit, Liebe, Kommunikation sind immer gesundheitsfördernd.

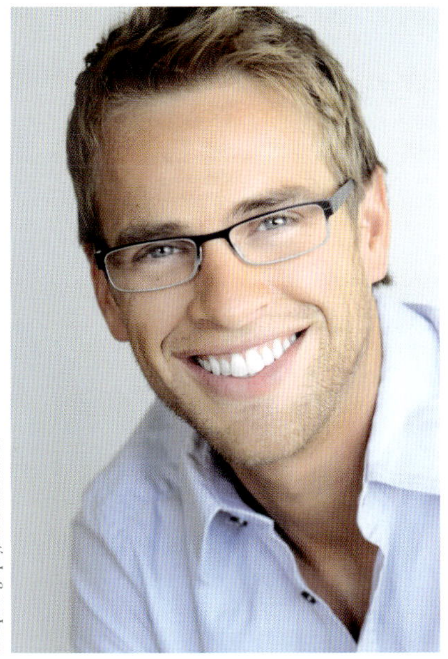

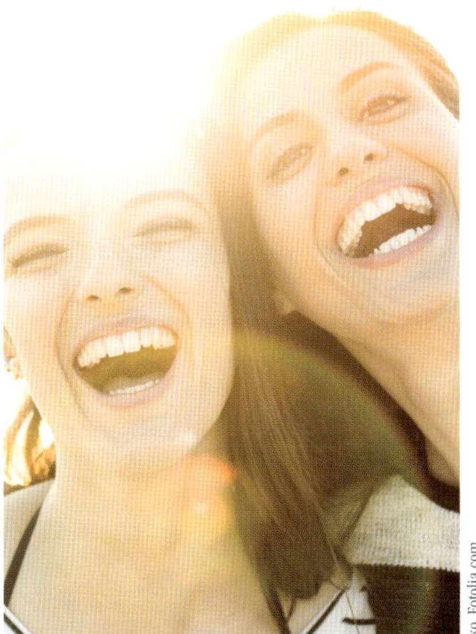

iko, Fotolia.com

Die Intensität des Lachens geht vom leisen Lächeln bis zum rhythmischen Krümmen vor Lachen mit lauten Haha-Artikulationen. Lachen steckt an. Es ist (ähnlich wie das Gähnen) von einem psychosozial ansteckenden Funktionsmechanismus gekennzeichnet. Lachen wird heute als ein Instrument der Psychohygiene der ganzheitlichen Gesundheit des Menschen aufgefasst.

Beim Lachen werden verschiedene Hormone (Mittel aus unserer körpereigenen Apotheke) ausgeschüttet, z. B. Glücksgefühle auslösende und schmerzstillende Endorphine, psychisch ausgleichendes Glyzin, aktivierendes Dopamin und Noradrenalin. Beim Lachen tritt körperliches und geistiges Wohlbefinden ein. Es werden 300 Muskeln bewegt und manchmal auch die Tränendrüsen aktiviert. Vibrationen des Lachens massieren das Sonnengeflecht. Lachen verbessert die Durchblutung aller Körperteile, vor allem die des Gehirns. Die Milzfunktion (Immunsystem) wird erhöht und der Stoffwechsel aktiviert. Die Lunge nimmt beim Lachen 3- bis 4-mal mehr Sauerstoff als in Ruhe auf. Auch Blase und Darmtätigkeit werden angeregt.

Lächeln ist gewöhnlich eine beschwingte Kontaktgebärde, z. B. Spannung lösend, Kontakt suchend, Angst hemmend, Aggressivität hemmend. Lachen kann auch Ausdruck bestimmter Stimmungslagen sein: freudig, fröhlich, albern, ironisch, zynisch, verzweifelt, verlegen.

Ein gesundes Kind soll 40-mal am Tage lachen. Der gestresste Mensch kann kaum noch lachen.

Aristoteles (348-322 v. Chr.): „Lachen ist eine körperliche Übung mit großem Wert für die Gesundheit.

Meine Empfehlung

Für den gestressten Europäer: Lache so häufig wie ein Kind, nämlich 400-mal am Tage, dann haben Ärger und Stress keine Chance. Für jeden Kranken: Lache dich gesund! Lachen ist besser als manches Medikament.

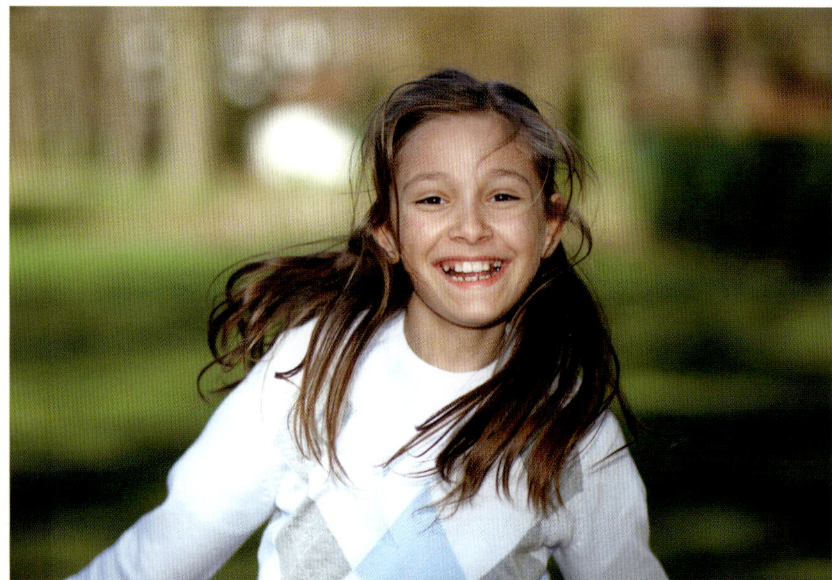

Lachen Sie täglich 400-mal herzhaft wie ein Kind.

3.13 Psychobiosozialen Stress beherrschen lernen

Der Begriff Stress wird in allen Ländern der Erde verwendet. Der Begründer der medizinisch-biologischen Stresstheorie, der kanadische Mediziner Hans Selye, schrieb 1982 kurz vor seinem Tode: „Ich habe allen Sprachen ein neues Wort geschenkt – Stress!“
In der Umgangssprache findet man zum Begriff Stress viele Widersprüchlichkeiten.

Psychobiosozialer Stress stellt eine komplexe ganzheitliche Funktion dar. Als Stressor wird der stressauslösende Stimulus bezeichnet, der sowohl dem exogenen als auch dem endogenen Milieu entstammen kann.

Psychobiosozialer Stress äußert sich in zwei Erscheinungsformen:

Eustress = psychologische Funktion (normal und lebensnotwendig)
Disstress = pathologische Abart des Stresses

Eustress fördert die Gesundheit, Leistungsmotivation und Anpassungsfähigkeit des Individuums. Die Beziehung zwischen Eustress und Leistung ist nicht linear, sondern unterliegt einem glockenförmigen Kurvenverlauf (Yerkes-Dodson'sches Gesetz).

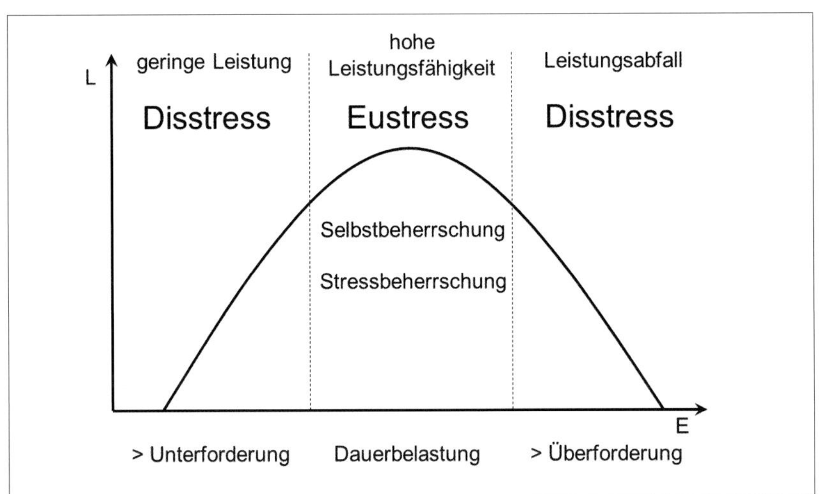

Die Entstehung von Disstress, der pathologischen Form des emotionellen Stresses, ist von vielen Faktoren abhängig, wobei nach neuesten Erkenntnissen Störungen der Emotionen (Konflikte, unterdrückte Emotionen, Angst u. a.) sowie der Zeitregulation (Einwirken gegen die innere Uhr) und Unterforderung eine starke pathogene (krankmachende) Wirkung auszuüben vermögen.

Da die Wechselbeziehung zwischen Mensch und Umwelt einem sich immerzu dynamisch verändernden Prozess entspricht, hat der Mensch auch fortwährend aktive Anpassungsleistungen zu vollbringen, die seine psychobiologische Regulation beanspruchen. So kann es zu Unterbeanspruchung der psychobiologischen Regulation kommen, wenn sich Monotonie, Einsamkeit, Stimulationsmangel, Informationsdefizit, Bewegungsarmut und Langeweile einstellen. Andererseits ist mit Überbeanspruchung der psychobiologischen Regulation zu rechnen, wenn Überforderungen, Erhöhung des Lebenstempos, Informationsüberfluss und Reizüberflutung sowie Störung des Lebensrhythmus vorherrschen. Unter bestimmten Umständen können sich Unter- und Überbeanspruchung als Disstress reflektieren.

Im letzten Jahrhundert hat sich die Umwelt vor allem durch das intensive negative Mitwirken des Menschen gravierend verändert. Technisierung, schnellere Verkehrsmittel, neue Kommunikationsmittel erhöhen einerseits das Lebens- und Arbeitstempo und führen zu Überbeanspruchung. Andererseits zeigt sich gleichzeitig zunehmend Unterbeanspruchung durch Vereinsamung, Arbeitslosigkeit, Einsamkeit, Monotonie und Bewegungsmangel. Hinzu kommen chemische und physikalische Schadstoffwirkungen.

In den letzten Jahrzehnten hat sich die Funkwellenstrahlung als außerordentlich starker nicht-wahrnehmbarer Stressor entwickelt, der z. B. durch die Funkwellenstrahlungen zu einem Stress-Gedächtnis führen kann, analog zum Schmerzgedächtnis. Diese Menschen fühlen sich und sind auch gestresst, ohne dass ein Stressor vorhanden ist. Viele Menschen fühlen sich durch die Bürokratie, Nachrichtensendungen der Medien und soziale Ungerechtigkeit im Stress. Aus Studien geht hervor, dass sich in Deutschland Männer und Frauen von folgenden Faktoren gestresst fühlen: Arbeitsplatz, ständige Erreichbarkeit, hohe Ansprüche an sich selbst, Teilnahme am Straßenverkehr, Kinderprobleme, Freizeitstress, das Gefühl nie fertig zu sein, Lärm, Schlafstörungen.

Was ist zu tun? Empfehlung

An erster Stelle müsste die regelmäßige Bewegung, vor allem im Wald, stehen. 2017 hat eine Studie an Menschen über 60 Jahre in Berlin gezeigt, dass die Menschen, die am Wald wohnen und gehen, normale Stressregulationen ausweisen. Die Menschen, die im Zentrum wohnen, wiesen erhebliche Veränderungen der Gehirnfunktion aus, die als gestörte Stressregulation gedeutet werden.

Weiter ist zu empfehlen:

- Ordnungstherapie: Im täglichen Leben Ordnung gewährleisten,
- die Frage nach dem Sinn des Lebens stellen,
- den Lebensrhythmus nach der inneren Uhr einzurichten,
- optimistische Grundeinstellung erlangen,
- Pflege des Geistes und der Emotionen gewährleisten,

- psychotherapeutische Verfahren erlernen,
- am Tage einen Minischlaf durchführen,
- vermeiden von Reiz-, Genuss-, Schmerz- und Beruhigungsmitteln. Dafür das Salz der inneren Ruhe, nämlich Magnesiumverbindungen regelmäßig gebrauchen. Stress ist ein starker Magnesiumräuber. Besonders zu empfehlen: Magnesiumchlorid zum Besprühen der Haut,
- digitale Systeme im Minimumbereich nutzen,
- Handynutzung täglich 15-20 Minuten.

3.14 Störfaktor Gedankenkarussell

Eugen Roth glossierte das Gedankenkarussell wie folgt: „Zwei Dinge trüben sich beim Kranken: a) der Urin und b) die Gedanken."

Und die trüben Gedanken kreisen beim Kranken wiederholt wie ein Karussell: Warum bin ich krank? Wie schwer ist mein Kranksein? Werde ich das überstehen oder sterben? Werden meine Schmerzen weniger? usw.

Die Schulmedizin kümmert sich gewöhnlich um den trüben Urin, aber nicht oder selten um die trüben Gedanken des Kranken. Auch der Kranke weiß nicht, dass dieses Gedankenkarussell Stress auslöst, das Einschlafen stört und den Heilungsprozess hemmt oder die Krankheit verschlimmern kann.

Haben Sie schon einmal bemerkt, dass Ihnen unentwegt Gedanken durch den Kopf schwirren? Das geht gleich morgens nach dem Aufwachen los und hört erst mit dem Einschlafen auf. Auch aus unseren Träumen verschwinden die Gedanken nicht, nur in den Tiefschlafphasen haben wir Ruhe vor ihnen. Etwa 40.000 Gedanken, so schätzt man, verarbeitet ein Mensch durchschnittlich am Tag. Gedanken sind notwendig zur Planung nach der Verarbeitung von Informationen. Und sie können den „Willen" auslösen, der sich auf die Materie auswirkt. Aber sie können auch enorm „nerven" und Eigenschaften wie Weisheit, Gelassenheit und Ruhe blockieren, die uns viel nützlicher sein können. Gedanken laufen nach einem immer wiederkehrenden Muster ab. Sie beziehen sich entweder auf vergangene Erlebnisse oder auf künftig mögliche Ereignisse. Fatal ist für viele Menschen, dass sie ihre eigene Vergangenheit als frustrierend empfinden, weil einiges nicht so geklappt hat, wie sie es sich gewünscht haben. Und die Zukunft ist so ungewiss. Es könnte ja etwas Schlimmes passieren oder die unbefriedigende Vergangenheit könnte sich fortsetzen. Es gibt genug denkbare Ursachen für Angst, Furcht und Ungewissheit, und so wird der einzig reale Zustand im Leben – die Gegenwart – von unschönen Emotionen verseucht.

Es geschieht noch Schlimmeres. Es entsteht ein Gedankenkreisen, immer um das gleiche Problem. Mann nennt das in Fachkreisen Gedankenkarussell.

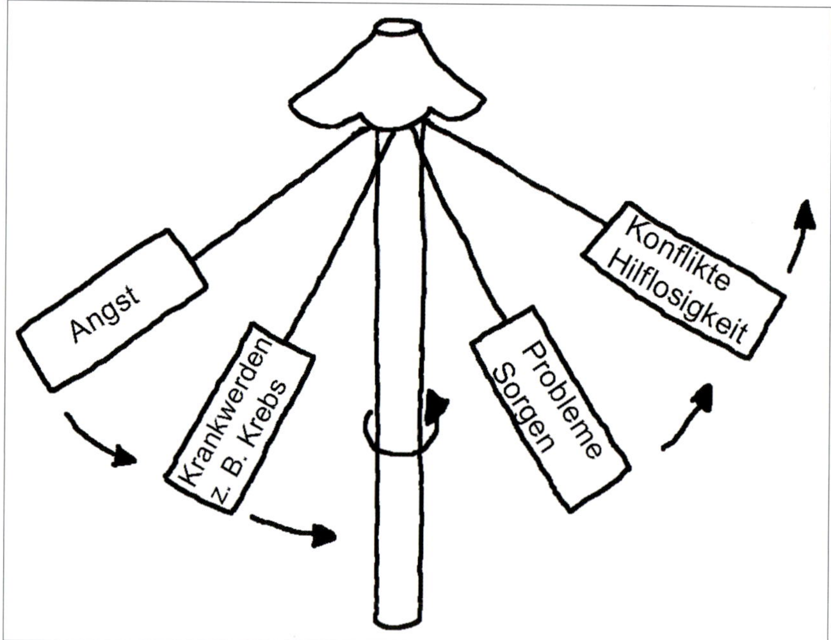

Abbildung 13: Gedankenkarussell (Grübeln) hindert am Einschlafen und fördert das schnelle Altern

Gedanken verbrauchen enorme Mengen an Energie. Besonders die negativen Gedanken, die unentwegt „Alarm" signalisieren, belasten unseren gesamten Energiehaushalt. Es folgt Erschöpfung.

Das Gedankenkarussell eines Menschen ist die Hauptursache der Einschlafstörungen. Darunter leiden heute Millionen Menschen. Sie stressen sich mit dem Gedankenkreisen und hemmen die Melaninproduktion. Der Stress, den das Gedankenkarussell erzeugt, erhöht den Blutdruck und die Herzfrequenz und mindert die geistige Leistungsfähigkeit und Relaxation.

3.14.1 Störfaktor Gedankenkreisen beim Blutdruckmessen

Selbst führe ich die Blutdruckmessung mit dem Blutdruckentspannungstest durch und kann dabei beobachten, wie Gedanken den Blutdruck erhöhen und die Relaxation stören. Dazu wird der Patient aufgefordert, sich mit geschlossenen Augen auf den Atemrhythmus zu konzentrieren und gedanklich im Atemrhythmus mitzuschwingen.

Dieser Test dauert 10 Minuten und es erfolgen währenddessen 10 Messungen. Am systolischen Blutdruck (erster Wert) kann man die Entspannungsfähigkeit ablesen. Während der Entspannung sinkt der Blutdruck ab.

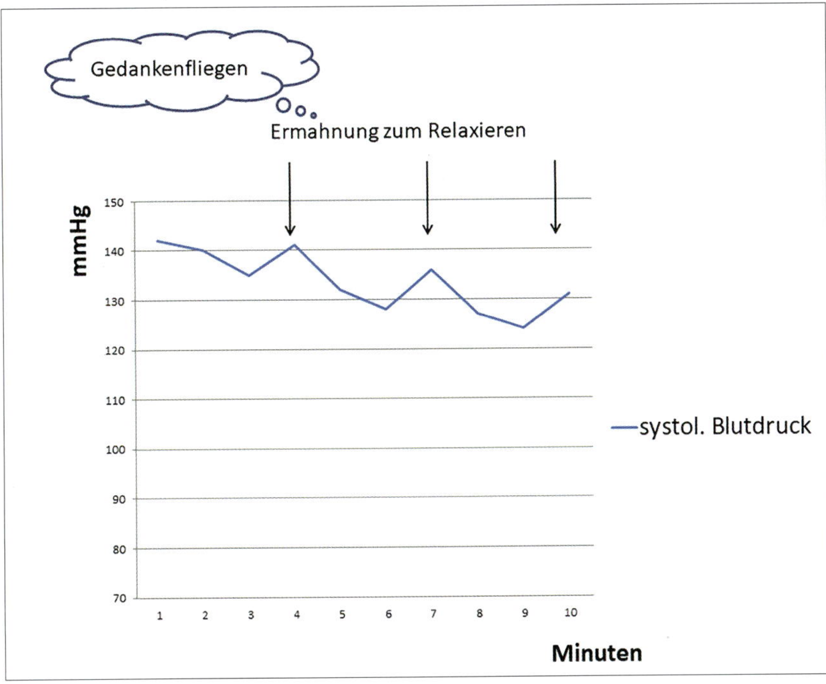

Abbildung 14: Wegfliegen der Gedanken beim Blutdruckmessen

Wenn der Gemessene sich nicht voll auf den Atemrhythmus konzentriert und mit den Gedanken wegfliegt, dann erhöht sich der Blutdruck wieder. Wenn der Betreffende aufgefordert wird, nicht mit den Gedanken wegzufliegen und weiter ruhig mental gesteuert zu atmen, sinkt der Blutdruck wieder ab.

3.14.2 Was kann man gegen das störende, Stress erzeugende Gedankenkarussell tun?

1. Das Ampelsystem einschalten. Wenn das Gedankenkreisen auftritt, auf rot schalten. Das Gedankenkarussell stoppen. Sachlich überlegen: Warum mache ich mir Sorgen? Warum habe ich Angst? Lohnt es sich, sich damit zu belasten? Kann ich die Probleme nicht besser lösen? Wie ist das möglich?

   Denken Sie daran, dass Sie sich mit dem Gedankenkarussell stressen, viel Energie verbrauchen und Ihr Einschlafen verhindern. Dann schalten Sie ab und stoppen das Gedankenkreisen. Hören Sie auf zu jammern und zu grübeln. Dann schalten Sie auf grün und lassen mit Gedankenleere den Schlaf kommen oder setzen Sie Ihre Tätigkeit fort.
2. In jedem Schlechten ist etwas Gutes enthalten. Das Gute suchen.

Wie so etwas geht, soll die folgende Geschichte zeigen.

„Ein König hatte einen Sohn, der immer dann, wenn etwas schiefging oder ein Misserfolg oder Missgeschick passierte, sagte: „In jedem Schlechten ist etwas Gutes enthalten."

Eines Tages verletzte sich der König bei der Jagd, wobei ihm die Hälfte seiner linken Hand abgerissen wurde. Der Sohn machte nach diesem Missgeschick die Bemerkung „In jedem Schlechten ist etwas Gutes enthalten". Da wurde der König sehr böse, weil er diesen Spruch als Beleidigung auffasste und sperrte seinen Sohn ins Gefängnis Nachdem die Handwunde geheilt war, machte der König mit seinem Gefolge eine Exkursion nach Afrika. Dort verirrte sich die Gruppe in ein Kannibalendorf. Der Häuptling musterte alle. Als er den König nur mit einer halben Hand vorfand, schickte er ihn als nicht vollwertig verspeist zu werden weg. Als einzig Überlebender kehrte er zurück und dachte an die Worte seines Sohns. Er ging sofort ins Gefängnis, ließ seinen Sohn frei und bat ihn um Verzeihung. Der Sohn sagte lächelnd: „Gut dass Du mich ins Gefängnis gesteckt hast, denn sonst hättest Du mich mit nach Afrika genommen und die Kannibalen hätten mich verspeist."

3. Gedankenleere durch die Quantum-Entrainment (QE)-Methode nach Dr. Frank Kinslov schaffen

„Was ist Quantum Entrainment (QE)? Quantum Entrainment (zu Deutsch etwa: Quantenharmonisierung, Quantenheilung) ist eine schnelle und wirkungsvolle, wissenschaftlich belegte Methode, die Schmerz lindert und Heilung fördert. Sie bewirkt im Körper sofort sicht- und fühlbare Veränderungen. Sie ist reproduzierbar und hält einer wissenschaftlichen Vor- und Nachprüfung stand. Die Quantum-Entrainment-Methode wirkt noch lange nach der eigentlichen Sitzung; sie ist ausgleichend und löst sanft Blockaden auf, die das körperliche und emotionale Wohlbefinden beeinträchtigen. Beim Impulsgeber oder Behandler wie auch beim Empfänger fördert sie ein Bewusstsein für Heilung. Gewöhnlich geht eine QE-Sitzung mit einem Gefühl des Friedens und der Entspannung einher.

Durch die QE-Methode werden wir uns unseres eigenen inneren Bewusstseins gewahr. Sobald wir mit dem reinen Bewusstsein immer vertrauter werden, fühlen wir uns in jeder Hinsicht wohler. Und sobald wir gesünder und glücklicher sind, ist es nur natürlich, dass wir das mit anderen teilen wollen.

Reines Bewusstsein gestaltet Dinge, die schiefliefen, wirkungsvoll wieder neu.

Gesundheit ist Ordnung. Je mehr Ordnung wir widerspiegeln, desto gesünder sind wir.

Dr. Frenk Kinslov gibt dazu folgende Übungsanleitung:

„Übung Nr. 1: Die Gedanken anhalten

Setzen Sie sich bequem hin und schließen Sie Ihre Augen. Achten Sie jetzt auf Ihre Gedanken. Folgen Sie ihnen einfach, wohin auch immer sie Sie führen. Beobachten Sie einfach, wie sie kommen und gehen. Nachdem Sie Ihre Gedanken ungefähr fünf bis zehn Sekunden lang beobachtet haben, stellen Sie sich folgende Frage; achten Sie dann sehr aufmerksam darauf, was unmittelbar nach dem Fragen passiert. Hier ist sie: „Woher kommt mein nächster Gedanke?"

Was ist passiert? Gab es in Ihrem Denken eine kurze Pause, während Sie auf den nächsten Gedanken warteten? Haben Sie einen Raum bemerkt, eine Art Lücke zwischen der Frage und Ihrem nächsten Gedanken? Gut, lesen Sie nun die Anleitung noch einmal und führen Sie die Übung erneut durch. Ich warte ...

Nun, ist Ihnen ein winziges Zögern, eine Pause zwischen Ihren Gedanken aufgefallen? Falls Sie unmittelbar nach der Frage wachsam waren, werden Sie bemerkt haben, dass Ihr Verstand einfach darauf wartete, dass etwas geschieht."

Jetzt haben Sie Gedankenleere erzeugt.

3.15 Das Kind benötigt für seine geistige und körperliche Entwicklung die Naturverbundenheit

Urbanisierung, die Verstädterung der Menschen führt zum Verlust des Naturverständnisses. Diese Meinung vertrat schon vor zirka 100 Jahren der berühmte Schweizer Psychiater Carl Gustav Jung (1875-1961). Er vertrat die Auffassung auf Grund seiner wissenschaftlichen Erkenntnisse. „Je zivilisierter der Mensch ist, desto weniger kann er dem Instinkt der Natur folgen."

Der Instinktverlust der Naturwahrnehmung, der von der heutigen Gesellschaft durch Technisierung, Chemisierung, Digitalisierung und Verstädterung (Urbanisierung) täglich vergrößert wird, hat für die Menschheit gravierende Folgen. Dieser Instinktverlust führt zum destruktiven ungesunden Lebensstil, zu übermäßigem Stress (60 % in Deutschland), zu einer schleichenden Vergiftung, Missbrauch von Alkohol, Drogen, Rauchen und Medikamenten, aber auch zu degenerativen Erkrankungen des Nervensystems, Alzheimer, Demenz, Burnout-Syndrom, Krebserkrankungen, Autoimmunerkrankungen und zu Störungen der sozialen Beziehungen durch Aggressivität und Gewalt.

In den letzten Jahren schlagen viele Ärzte Alarm, weil sie feststellen, dass viele Kinder ihr Leben fern von Feld, Wald und Wiese, aber in geschlossenen Räumen vor dem Bildschirm verbringen. Das hat gravierende Folgen für die körperliche und psychische Entwicklung der Kinder, wie das zahlreiche Studien belegen.

Es werden Diagnosen wie „**dramatischer Naturmangel**“ oder „**Naturdefizitstörung**“ gestellt. Andererseits zeigen Studien aber, dass Waldspaziergänge von täglich einer Stunde onkologische, psychische, Herz-Kreislauf- und Muskel-Skelett-Erkrankungen verhindern können.

Die Bezeichnung „Waldbaden“, wie die Japaner die Spaziergänge im Wald nennen, ist zutreffend, weil das Gemisch von Luft, Wasserdampf und das von Pflanzen angegebene Duftaroma ein sanftes „Luft-Dampfbad“ bester Güte darstellt.

Die Erziehungswissenschaftler und Schulpsychologen sind zu der Erkenntnis gelangt, dass die Entwicklung der kindlichen Intelligenz die Beziehung zur Natur benötigt. Z. B. Prof. Dr. Owen Wilsen von der Universität Wisconsin (USA) stellt fest, dass in der Natur sich entwickelnde Kinder folgende Eigenschaften ausweisen. Sie:

- „haben stark ausgebildete sensorische Fähigkeiten, z. B. visuelle, auditive, olfaktorische,
- setzen ihre besondere Wahrnehmungsfähigkeiten mühelos ein, um Phänomene in der Natur zu registrieren und einzuordnen,
- sind gerne draußen oder mögen Dinge wir Gartenarbeit, Spaziergänge oder Ausflüge in die freie Natur,
- erkennen schnell Muster in ihrer Umwelt – Ähnlichkeiten, Unterschiede, Anomalien,
- haben starkes Interesse an Tieren und Pflanzen und kümmern sich um sie,
- nehmen Dinge in ihrer Umwelt wahr, die anderen oft entgehen,
- legen Ordner, Sammlungen, Herbarien an, schreiben Tagebücher mit Naturbeobachtungen – teilweise mit eigenen Zeichnungen und Fotos versehen,
- interessieren sich von klein auf für alles im Fernsehen, in Büchern und anderen Quellen, was mit Natur, Naturwissenschaft oder Tieren zu tun hat,
- nehmen großen Anteil an der Umwelt und/oder gefährdeten Arten,
- lernen mühelos Eigenschaften, Namen, Kategorien und Daten von natürlichen Objekten oder Spezies“.

Containisierte Kinder (die sich nur in Räumen aufhalten) besitzen diese Eigenschaften nicht.

Empfehlungen

Eltern und Lehrer sollten daher einer Containerisierung der Kinder entgegenwirken und jede Gelegenheit nutzen, um die Kinder in Kontakt mit der Natur zu bringen.

Den Eltern tut die Beziehung zur Natur ebenfalls gut. In Taiwan gibt es ein Gesetz, das die Eltern verpflichtet, ihren Kindern täglich mindestens zwei Stunden im Freien zu gewähren. Das wirkt sich sehr positiv auf die psychische und körperliche Entwicklung aus.

3.16 Naturverbundenheit gewährleistet psychisches und körperliches Gesundsein. Deshalb lohnt sich immer ein Arztbesuch bei Dr. Wald

In den letzten Jahren hat sich die medizinische Fachdisziplin Waldgesundheit entwickelt. Studien zeigen, dass Waldspaziergänge, die von den Japanern als „Waldbaden" bezeichnet werden, von täglich einer Stunde onkologische, psychische, Herz-Kreislauf- und Muskel-Skelett-Erkrankungen verhindern können.

Das Waldbaden, wie die Japaner die Spaziergänge im Wald nennen, ist zutreffend, weil das Gemisch von Luft, Wasserdampf und dass von Pflanzen angegebene Duftaroma ein sanftes „Luft-Dampfbad" bester Güte darstellt. Die Waldgesundheit wurde schon früh erkannt. Aber nicht von Gesundheitsexperten, sondern von einem Förster aus Österreich, der diese mit einem Gedicht beschrieb.

„Doktor Wald"
„Wenn ich an Kopfweh leide und Neurosen,
mich unverstanden fühle oder alt,
und mich die holden Musen nicht liebkosen,
dann konsultiere ich den Doktor Wald.

Er ist mein Augenarzt und Psychiater,
mein Orthopäde und mein Internist.
Er hilft mir sicher über jeden Kater,
ob er aus Kummer oder Cognac ist.

Er hält nicht viel von Pülverchen und Pille,
doch umso mehr von Luft und Sonnenschein.
Und kaum umfängt mich angenehme Stille,
raunt er mir zu: „Nun atme mal ganz tief ein!"

Ist seine Praxis oft auch überlaufen,
in seiner Obhut läuft man sich gesund.
Und Kreislaufkranke, die noch heute schnaufen,
sind morgen ohne klinischen Befund.

Er bringt uns wieder auf die Beine,
das Seelische ins Gleichgewicht,
verhindert Fettansatz und Gallensteine.
nur Hausbesuche macht er leider nicht.

[Förster Helmut Dagenbach, 1986]

3.16.1 Die Entdeckung des Waldes als Gesundheitsbringer

Genauso treffend wie dieses Gedicht von Helmut Dagenbach die Waldgesundheit preist, tat es auch Erich Kästner mit folgenden Versen:

„Die Seele wird vom Pflastertreten krumm. Mit Bäumen kann man wie mit Brüdern reden und tauscht bei ihnen seine Seele um. Die Wälder schweigen. Doch sie sind nicht stumm. Und wer auch kommen mag, sie trösten jeden“. [Erich Kästner]

Heute entwickelt sich die Waldgesundheit zu einer neuen medizinischen und Wellnessdisziplin. Diese Entwicklung hat auch in Deutschland Fuß gefasst und wird von den japanischen Entdeckern des Waldbadens („Shinrin Yoku“) unterstützt. Japanische Ärzte und Wissenschaftler haben in zahlreichen Studien die gesundheitsfördernde Wirkung und die Heilung von Kranken durch „Waldbaden“ belegt. Waldbaden sind ausgedehnte Spaziergänge im Wald mit intensiver Wahrnehmung der vielfältigen Natur, die den Menschen dabei im Wald begegnet.

Ein Waldspaziergang setzt unsere Sinnesfunktionen in Aktion, die das Walderlebnis bewirken:

Das ständig wechselnde Grün, häufig silbrig durch die Sonnenstrahlen gestaltet. Wir beobachten Tiere, z. B. Eichhörnchen, Vögel, Rehe. Wir sehen am Boden Pflanzen, zum Beispiel reizvolle Pilze. Wir riechen die frische Waldluft mit Genuss und hören besonders, wenn der Wind geht, das geheimnisvolle Rauschen des Waldes, aber auch die Stimmen der Vögel oder auch anderer Tiere und das Plätschern eines Baches. Auch unsere Atemluft erhält eine andere Qualität, weil wir ausreichend negative Sauerstoff-Ionen bekommen, die vor allem den Großstadtmenschen fehlen. Und schließlich bewegen wir uns ganz anders als auf dem Stadtpflaster. Gleichzeitig werden dabei Herz-Kreislauffunktionen und Stoffwechselprozesse stimuliert, die Herzdurchblutung verbessert und mehr Sauerstoff für das Gehirn wird bereitgestellt, wodurch wiederum das Gedächtnis angeregt wird. Der Waldduft liefert kostenlos natürliche Duftstoffe. Es gibt keine bessere Aromatherapie als den Duft der Waldluft.

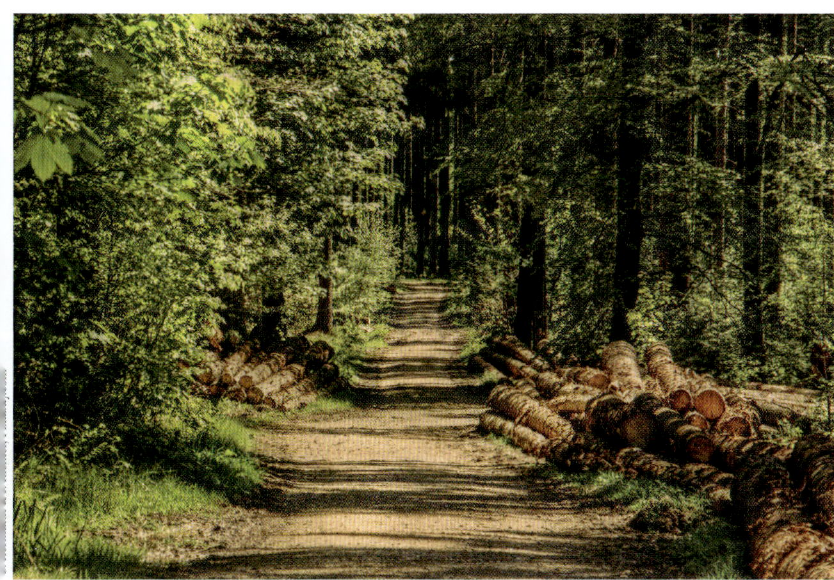

Abbildung 15: Ein Waldweg lädt ein …

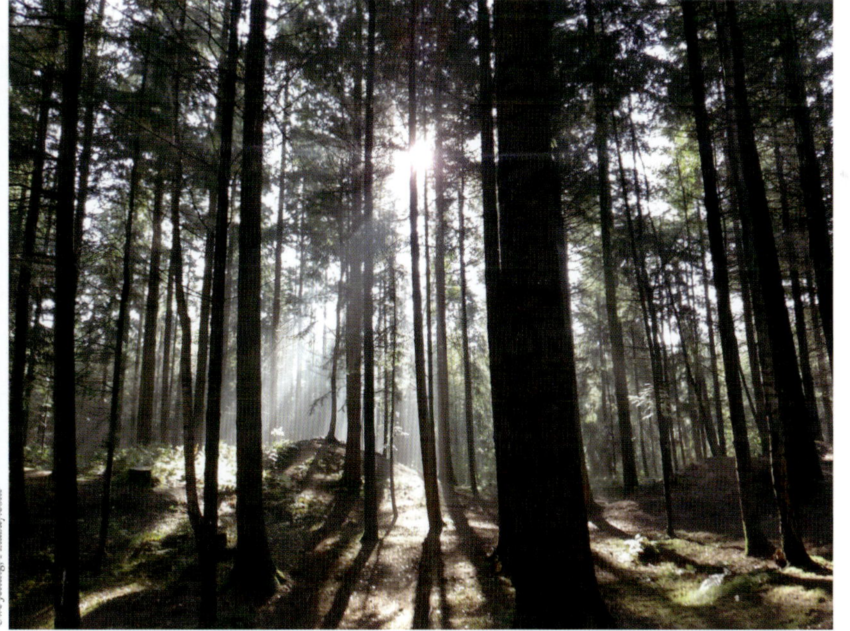

Abbildung 16: Lichtstimmungen im Wald

3.16.2 Nachfolgend einige Ergebnisse von Studien aus Japan

Ein Waldspaziergang von einer Stunde, bei dem ein erwachsener Mensch zirka 4 km zurücklegt und 240 kcal verbraucht, fördert die Gesundheit des Menschen und wirkt präventiv und therapeutisch gegen Erkrankungen.

Studien belegen den Wert der Waldgesundheit als Schutz gegen die Krebskrankheit durch Erhöhung der Naturkillerzellen im Blut.

Prof. Quing Li vom Zentrum für Medizin Nippon stellte fest, dass von den Waldpflanzen Phytonzide in die Luft ausgestoßen werden, die verschiedene Antikrebsproteine im menschlichen Körper bilden und die Antikrebs-Naturkillerzellen vermehren. Schon am ersten Tag des Aufenthalts im Wald erhöhen sich die Naturkillerzellen um 26,5 % und am zweiten Tag eines ausgedehnten Waldspaziergangs schon um 52,6 %. Des weiteren wurde festgestellt: Eine bessere Krebsprävention kann man sich nicht vorstellen.

Waldspaziergänge senken die Stresshormone und bei Menschen mit arterieller Hypertonie den Blutdruck. Koreanische Forscher zeigten, dass regelmäßig täglich erfolgende 3.000 Schritte in der Waldluft genügen, um Arterienverkalkung, Herzinfarkt und Schlaganfall zu verhindern. Die Waldluft genießende Spaziergänge sollen einen besonderen Schutz für das Herz-Kreislaufsystem bieten.

3.16.3 Ergebnisse von Studien aus den USA

Eine Studie der US-amerikanischen Wissenschaftlerin Ruth Alchley ergab, dass sich nach 4-6 Tagen Waldwanderungen kreatives Denken erheblich steigern kann. Tests vor und nach den 4-6 Tagen Waldwanderung ergaben, dass bei Problemlösungstests sich die Leistung nach der Waldwanderung um 50 % erhöhte. Im Jahr 2011 wurde das Internationale Jahr des Waldes unter dem Motto „Wald ist mehr als die Summe der Bäume“ durchgeführt. Eine lange Liste zeigte, was der Wald alles kann. Diese erstreckte sich von der Klima- und Luftverbesserung durch den Wald bis zu den Erlebnis- und Gesundheitswanderungen, die im Wald möglich sind.

Die deutsche Psychotherapeutin Hilaria Petzhold äußerte in der Schweizer Zeitung Tagesanzeiger vom 22.08.2014, dass in der Psychotherapie neben den traditionellen Behandlungsformen gegen Stresskrankheiten und Depressionen Naturtherapien, wie das Waldbaden und Waldwandern eingesetzt werden müssen. Sie bezog sich dabei auf die umfangreichen japanischen Forschungsergebnisse.

3.16.4 Der Mensch braucht dringend Naturtherapie

Das große Problem der heutigen psychisch belasteten und psychisch kranken Menschen besteht nämlich in Folgendem: Der den Menschen durch die Evolution gegebene Naturbezug, der wie ein Instinkt wirkt, geht durch moderne Zivilisation und Arbeitswelt immer mehr verloren. Die mit dem Naturbezug der Menschen gegebenen sensorischen und motorischen Eigenschaften gehen durch die Urbanisierung verloren. Das führt zu erheblichen Wahrnehmungseinschränkungen. Da der menschliche Körper auch Natur ist, führt diese Wahrnehmungseinschränkung auch zu dem Verlust auf den eigenen Körper oder auf dessen Signal zu „hören". Das führt zu Überlastungen, Burnout und Depressionen.

Eine Naturtherapie, wie das Waldbaden der Japaner oder das Waldwandern, wie es in Deutschland gepflegt wird, stellt den evolutionär erworbenen Naturbezug wieder her. So erklären sich auch die Forschungsergebnisse, die oben angeführte japanische Ärzte und Wissenschaftler erzielt haben. Einige Psychiater vertreten die Auffassung: Je zivilisierter ein Mensch ist, umso weniger vermag er seinem Naturbezugsinstinkt zu folgen.

Darum ergibt sich: Wer psychisch und körperlich gesund bleiben möchte oder, wenn er krank ist, wieder gesund werden möchte, soll sich in die Natur, in den Wald begeben. Täglich eine Stunde. Wenn man das täglich übt, wie meine Frau und ich, dann erhält man kostenlos Gesundheit und die eigene Körperwahrnehmung wird potenziert. Wir pflegen das nordische Wandern mit Stöcken. Infolgedessen wird zusätzlich auch der Oberkörper gut durchblutet. Können Sie sich vorstellen, dass wir jeden Tag, wenn wir die gleiche Strecke im Wald wandern, immer einen anderen Wald entdecken, denn dieser befindet sich in ständiger Veränderung. Grob betrachtet: Im Frühling haben wir das zarte Grün, den Blütenduft, das Zwitschern der Vögel und auch das Kuckuck-Rufen und noch mehr. Im Sommer ist das satte Grün beruhigend, morgens sind die Blätter mit Tautropfen beladen, die beim Sonnenaufgang wie Silberperlen glitzern. Wie schön ist der Herbstwald, wenn sich täglich eine andere Farbenpracht zeigt. Der mit Schnee beladene Winterwald, ebenfalls im Sonnenschein glänzend und das Knirschen des Schnees unter den Füßen gibt kraftvolle Erlebnisse und Energieimpulse. Wer so den Wald erlebt, bleibt gesund und optimistisch.

3.16.5 Wohnen am Wald in Berlin sorgt für gute Hirngesundheit und Entstressung. Ergebnis der Berliner Altersstudie

Wenn Städter in der Nähe eines Waldstücks wohnen, zeigt ihr Gehirn weniger Anzeichen für chronisch erhöhten Stress. Offenbar sorgt der nahe Wald für eine Stresslinderung. Das zeigte eine Studie des Max-Planck-Instituts für Bildungsforschung [2017]. Diese Studie hat erstmals den Zusammenhang zwischen wohnortnahem Wald und der Hirngesundheit von Großstädtern untersucht und nachgewiesen.

Die Teilnehmer der Studie gehören zu der Berliner Altersstudie II (BASE-II). Das ist eine Verlaufsstudie, die die körperlichen, geistigen und sozialen Bedingungen für ein gesundes Älterwerden untersucht. Insgesamt nahmen 341 ältere Erwachsene im Alter zwischen 61 und 82 Jahren an der Studie teil. Neben Denk- und Gedächtnisaufgaben wurde mithilfe der Magnetresonanztomographie (MRT) die Struktur von stressverarbeitenden Hirnregionen – insbesondere der Amygdala – vermessen. Um nachweisen zu können, welchen Einfluss die wohnortnahe Natur auf diese Hirnregionen hat, brachten die Wissenschaftler die MRT-Daten mit Geoinformationen zum Wohnort der Probanden zusammen. Diese Informationen stammten aus dem Europäischen Städteatlas der Europäischen Umweltagentur.

Amygdala ist die fachspezifische Bezeichnung für den Mandelkern des Gehirns, der vor allem die emotionale Stressverarbeitung reguliert.

Der Mandelkern des Gehirns von älteren Bewohnern Berlins, die am Stadtrand in Waldnähe wohnen, befindet sich nach der Studie in einem gesünderen Zustand als bei jenen Bewohnern, die im Stadtzentrum wohnen.

Die Wissenschaftler des Max-Planck-Instituts fanden einen Zusammenhang zwischen Wohnort und Hirngesundheit: Die Stadtbewohner, die nahe am Wald wohnten, besaßen eine physiologisch gesündere Struktur ihres Mandelkerns, wie die Hirnscans ergaben. Diese Unterschiede blieben auch dann bestehen, wenn Bildungsabschluss und die Höhe des Einkommens herausgerechnet wurden.

Daraus schlussfolgerten die Wissenschaftler, dass die Nähe des Walds stresslindernd wirkt – und dies wirkt sich wiederum positiv auf das Gehirn und seine Stresszentren aus. Interessanterweise trat dieser positive Effekt bei anderen Arten von Grünflächen wie Rasenflächen, Seen oder Brachland nicht auf, wie die Psychologin Simone Kühn und ihre Kollegen berichten.

Die Leistungen der Gehirnfunktionen der waldnahen Bewohner, wie Gedächtnis, Denken, Konzentrationsfähigkeit, waren weitaus besser als die der Bewohner des Stadtzentrums.

„Unsere Studie untersucht erstmals die Verbindung von städtebaulichen Merkmalen und Hirngesundheit", sagt Koautor Ulman Lindenberger, Direktor des Forschungsbereichs Entwicklungspsychologie am Max-Planck-Institut für Bildungsforschung. Es werde damit gerechnet, dass bis 2050 fast 70 Prozent der Weltbevölkerung in Städten wohnen werden.

Dieser Trend zur Urbanisierung könnte aus meiner Sicht böse Folgen für die Hirngesundheit und die geistige Entwicklung der Weltbevölkerung haben. Deshalb muss die Waldgesundheit entwickelt werden.

Wer gesund sein bzw. werden möchte sollte nach dem Gedicht des Försters Helmut Dagenbach handeln. Seine darin enthaltenen Empfehlungen sind wertvoller als das Ergebnis des Besuchs in einer Arztpraxis, die man tablettenbeladen verlässt.

Ich habe dieses Gedicht schon manchen Patienten als „Rezept" in die Hand gegeben und damit Behandlungserfolge erzielt. Eine Konsultation bei Doktor Wald lohnt sich immer, denn er ist ein Allgemeinmediziner, der die Ganzheit des Menschen und des menschlichen Seins versteht. Deswegen benötigt die Menschheit den Wald. Er bedarf immerfort unseres Schutzes vor Profitgierigen, die die Wälder beseitigen.

Die Bäume liefern auch den Sauerstoff. Wenn wir keine Bäume mehr haben, geht uns die Luft aus.

Anmerkung: Meine Frau und ich wandern täglich mindestens zwei Stunden (Nordic Walking) im Wald nahe des Berliner Müggelsees. Auch wohnen wir direkt am Waldrand. Mit 85 bzw. 95 Jahren sind wir körperlich und geistig fit.

Empfehlung

Täglicher Besuch bei Doktor Wald verhindert biologisches Altern, Herz-Kreislauferkrankungen, Alzheimerdemenz und Krebskrankheiten. Nutzen Sie diese Prophylaxe!

Weiterführende Literatur

Hecht, K. (2013): *Richtiges Atmen mit der richtigen Luft*. Spurbuchverlag, Baunach

Max-Planck-Institut für Bildungsforschung, Fachartikel: Scientific Reports, doi: 10.1038/s41598-017-1246-7

3.17 Gesundheit und innere Harmonie durch rhythmisches Atmen

Das Leben nach der Geburt beginnt mit dem ersten Atemzug, um Sauerstoff zuzuführen. Richtig atmen ist deshalb wichtiger als essen und trinken.

- Ohne Atmung wird der Mensch nach 1-3 Minuten bewusstlos, nach 5-12 Minuten ohne Atmung stirbt er.
- Ohne Trinken treten nach 3-4 Tagen lebensbedrohliche Ereignisse ein.
- Ohne Essen kann der Mensch (wie Heilfastenkuren zeigen) 3-4 Wochen gut leben, wenn er ausreichend trinkt und richtig atmet.

Bei nicht richtiger Atmung ersticken die Zellen. Zu wenig Trinken führt zum Verdursten der Zellen. Übermäßiges Essen führt zum Verhungern der Zellen.

Meine Feststellung: Die meisten Menschen können nicht richtig atmen. Viele haben eine Atemfrequenz von 20 bis 30 pro Minute.

Umweltverschmutzung, Stress, Rauchen und voller Bauch verursachen hechelndes oder Schnaufatmen. Infolgedessen werden die Organe und Gewebe schlecht mit Sauerstoff versorgt und nicht entgiftet.

Anstelle in verrauchten Restaurants die Völlerei zu pflegen, wäre es vernünftiger, in dieser Zeit in den Wald zu gehen und richtig rhythmisch zu atmen. Richtiges Atmen harmonisiert alle psychischen und Körperfunktionen, bringt Entspannung, fördert das Einschlafen und positive Emotionen.

Der Atemrhythmus ist eine der wichtigsten Lebensfunktionen. Im Mittel beträgt der Atemrhythmus im wachen Ruhezustand ca. 0,25 Hz (12-18/Min.). Er initiiert vielfältige Phasenkopplungen mit Rhythmen von anderen Körperfunktionen. Dabei vollziehen sich synchrone ganzzahlige Abstimmungen wie z. B. mit der Herzfrequenz im Verhältnis 1:4.

Erwähnenswert ist noch, dass der Atemrhythmus beim Laufen und Gehen sowie beim Schwimmen und Radfahren synchrone Phasenkopplungen mit dem motorischen System eingeht. Störungen derartiger ganzzahliger synchroner Phasenlagen verschiedener Funktionen sind Anzeichen für Krankheiten, die sich besonders gut im Schlaf nachweisen lassen.

Die physiologischen Funktionen, die mit dem Atemrhythmus in Beziehung stehen, haben auch eine psychosoziale Komponente. Das richtige bewusste rhythmische Atmen bewirkt eine Synchronisation der Rhythmen vieler Funktionen, die subjektiv als Wohlbefinden und innere Harmonie erlebt wird. Auch Schmerz vermag der Atemrhythmus zu lindern.

Keine Funktion des Menschen ist aber so intensiv naturverbunden wie die Atemfunktion. Beim Atmen geht der Mensch mit den Pflanzen eine Symbiose (Lebensgemeinschaft) ein. Somit wird für beide Lebewesen, die für sich jeweils ein offenes System darstellen, ein geschlossenes, lebensfähiges System hergestellt. Die Pflanzen „atmen“ Sauerstoff aus, welchen der Mensch einatmen kann. Der Mensch atmet Kohlendioxid aus, womit er den Pflanzen ihren Lebensstoff vermittelt.

rhythmisch atmen

körperlich

O_2-Versorgung
CO_2-Entsorgung
Stimulierung der Darmbewegung durch den Druck des Zwerchfells
Vitalkraft ↑

psychisch

- Erholung des Geistes
- innere Harmonie
- schmerzlindernd
- relaxierend
- beruhigend
- Die Atmung ist die wichtigste Säule aller östlichen Relaxationstechniken, z. B. Yoga, Meditation

funktionell

rhythmisierend
koordinierend
stimulierend

Das viel diskutierte CO_2-Klimaproblem könnte schnellstens gelöst werden, wenn alle Regierungen auf unserem Planeten das Abholzen und Abbrennen der Wälder verbieten und die schnelle Aufforstung als vorrangige Investitionsaufgabe realisieren würden. Alle anderen Aktivitäten haben wenig Sinn.

Der Sauerstoff der Atmosphäre der Erde wird durch Pflanzen, vor allem von den Bäumen und Wäldern auf dem Festland produziert. Die zweite Produktionsquelle sind die Algen in den Ozeanen. Dabei spielen die Kieselalgen eine herausragende Rolle. Es besteht die Expertenauffassung, dass mehr als 50 % des Sauerstoffs der Atmosphäre (Lufthülle) von den Algen in den Ozeanen geliefert werden. Den größten Teil davon sollen die Kieselalgen produzieren. Es gibt Angaben, dass es 40-50 % sein sollen.

Die größte Sauerstoffquelle für den Menschen auf dem Festland ist der Wald, vor allem der Urwald, der heute auch Regenwald genannt wird. Ein großer Laubbaum des Urwalds hat ca. 100 m² Laubfläche. Diese Fläche entspricht etwa der Fläche der Lungenbläschen (Alveolen der Lunge) eines erwachsenen Menschen. Ein solcher Baum produziert jährlich etwa 800.000 (achthunderttausend) Liter Sauerstoff, inbegriffen ionisierter Sauerstoff, gewöhnlich mit einem Verhältnis positiver zu negativen Ionen von 5:4. Diese Menge reicht aus, um einen erwachsenen Menschen ein Jahr lang mit Sauerstoff optimal zu versorgen.

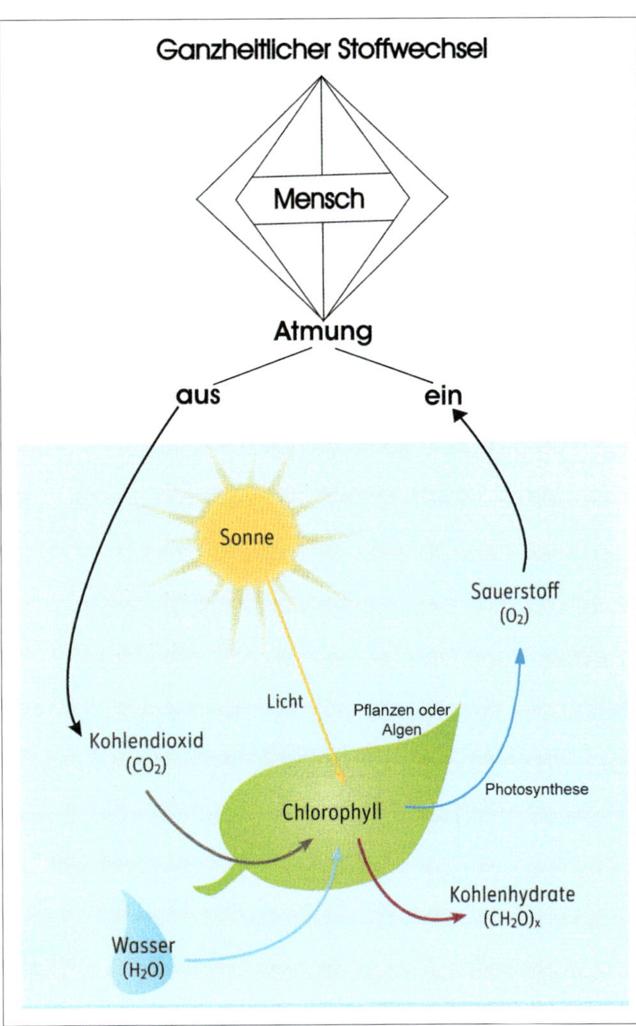

Abbildung 17: Atmungssymbiose zwischen Menschen und Pflanzen (modifiziert nach Carrasco 2008)

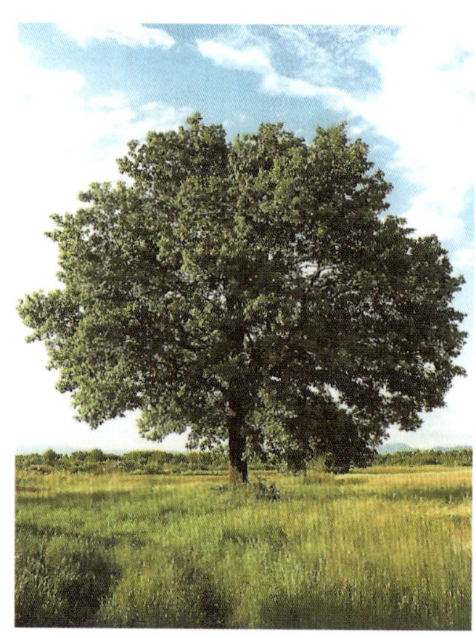

Abbildung 18: Für jeden Menschen unseres Planeten benötigen wir zwei derartige Bäume, um ausreichend mit Sauerstoff versorgt zu werden. Diese Rotbuche ist über 200 Jahre alt [Archiv Hecht]

Da auf unserem Planeten ca. 7,3 Milliarden Menschen leben, wären mindestens die gleiche Anzahl derartiger, großer Laubbäume erforderlich, um die Sauerstoffversorgung zu gewährleisten. Wenn wir die laubfreie Zeit im Herbst und Winter berücksichtigen, müsste die doppelte Anzahl der Erdbevölkerung an großen Laubbäumen immer zur Verfügung stehen. Das Erreichen der genannten Größe eines Baumes dauert mindestens 50 Jahre. Das Abholzen von Bäumen müsste daher nur unter der Bedingung gestattet werden, dass der Baumbestand unseres Planeten nicht verkleinert wird und die Sauerstoffversorgung der Weltbevölkerung und die CO_2-Bindung durch die Wälder nicht gefährdet ist.

3.17.1 Wie wird richtig geatmet?

Die Atmung kann in verschiedener Weise geübt und durchgeführt werden. Es sollte möglichst immer durch die Nase mit geschlossenem Mund geatmet werden. Zwischendurch kann für kurze Zeit im Wechsel: Nase einatmen, Mund ausatmen geatmet werden.

Bewusste rhythmische Atmung heißt in entspanntem Zustand, bei geschlossenen Augen die ganze Aufmerksamkeit und Konzentration dem Atemrhythmus zu schenken. Dabei werden die Hände flach auf den Bauch gelegt, um die bewusste Wahrnehmung der Atmung zu verstärken. Dabei soll das Gefühl des Schaukelns oder Wiegens visualisiert und erreicht werden.

Beim Bewusstwerden der Atmung spüren Sie aber, wie die Luft angenehm an den Nasenflügeln vorüberzieht. Wenn die Hände flach auf die Brust oder auf den Bauch gelegt werden, fühlen Sie die wohltuende rhythmische Bewegung des Einatmens und Ausatmens und wenn Sie ganz aufmerksam sind, dann bemerken Sie, dass der Mittelteil Ihres Rückens ebenfalls rhythmisch mitwiegt.

Eine wichtige Voraussetzung für den Erfolg der Atemübung ist ein möglichst leerer oder halbleerer Bauch und eine leere Blase. Des Weiteren ist es erforderlich, dass Sie sich völlig auf den Atemrhythmus konzentrieren und nicht mit Ihren Gedanken wegfliegen. Und schließlich sollten Sie diese Übung täglich mindestens einmal durchführen.

Es gibt verschiedene Möglichkeiten rhythmisch zu atmen:

Verbundenes Atmen: In diesem Fall wird eingeatmet und ohne Pause wieder ausgeatmet.

Dreitakt-Atmung: Hierbei wird der Rhythmus: Einatmen – kurze Pause – Ausatmen gepflegt.

Diese beiden Atmungsformen können als tiefe, mitteltiefe Atmung und als Feinatmung geübt bzw. gepflegt werden.

Persönlich verwende ich die verbundene Atmung.

Tiefe Atmung: Ruhiges Atmen, wenige Atemzüge pro Minute, wirkt sehr beruhigend. *Beim Einatmen*: Unterkörper zieht sich zusammen, der Brustkorb füllt sich mit Luft. *Beim Ausatmen*: Brustkorb entleert sich (fällt zusammen), Unterkörper füllt sich. Mit geschlossenen Augen lässt sich der Rhythmus bzw. die Schwingung bewusst erleben.

Feinatmung (in ruhigen Positionen): Hierbei wird ganz leicht rhythmisch und ruhig durch die Nase geatmet. Die buddhistischen Mönche prüfen die Feinatmung mit einer Kerze. Bei richtigem Feinatmen darf sich die Flamme der Kerze nicht oder nur wenig bewegen. Bei zu grobem Atmen flackert die Flamme der Kerze oder wird sogar gelöscht.

Die mitteltiefe Atmung nimmt eine Mittelstellung zwischen tiefer und Feinatmung ein.

Empfehlung

1. Täglich 3 x 10 Minuten das Bewusstwerden der rhythmischen Atmung üben
2. Den Bauch klein halten, damit er die Atmung nicht einschränkt
3. Kein Nikotin oder E-Rauchen
4. Bei der Körperbewegung (Wandern, Laufen, Schwimmen) die Koordination mit der Atmung suchen

3.17.2 Das Atmungssystem und die Atemfunktion des Menschen

Beim Einatmen nehmen wir die Luft durch die Nase und durch die Mundhöhle auf. Sie wird weitergeleitet durch die große Luftröhre (Bronchie) und in ein Netz von Bronchien und Bronchiolen (so werden die kleinen Luftröhren genannt). Auf diesem Weg gelangt die Luft in die Lungenbläschen (Alveolen), die von einem Netz von Kapillaren (ganz dünne Blutgefäße) umgeben sind. Das Kapillarblut entnimmt den Lungenbläschen den Sauerstoff, der über den Blutweg in die Zellen geleitet wird. Das im Stoffwechselprozess gebildete Kohlendioxid wird auf dem umgekehrten Weg bis zur Mund- und Nasenhöhle gebracht und von dort ausgeatmet (Abbildung 19).

Die Atmung erfolgt durch die Brustkorbveränderung. Dieser Vorgang ist besonders bei tiefer Atmung deutlich zu beobachten.

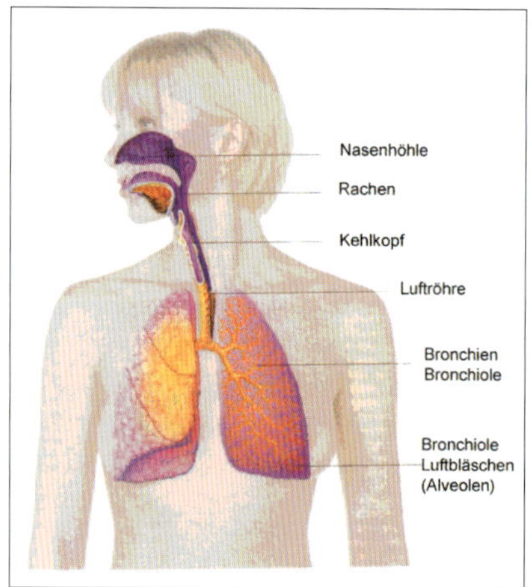

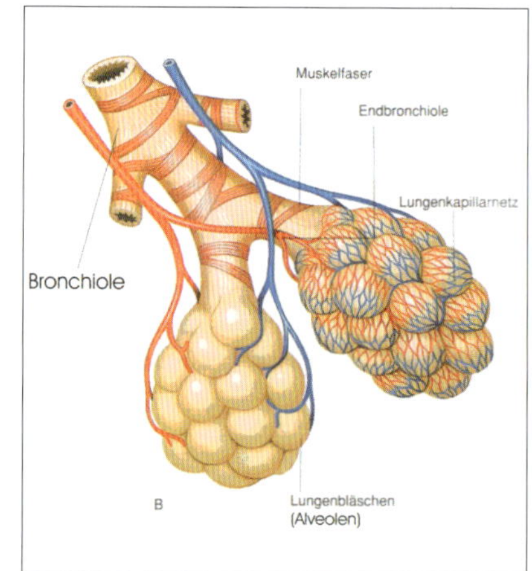

Abbildung 19: Das Atemsystem des Menschen [Adams et al. 1996]

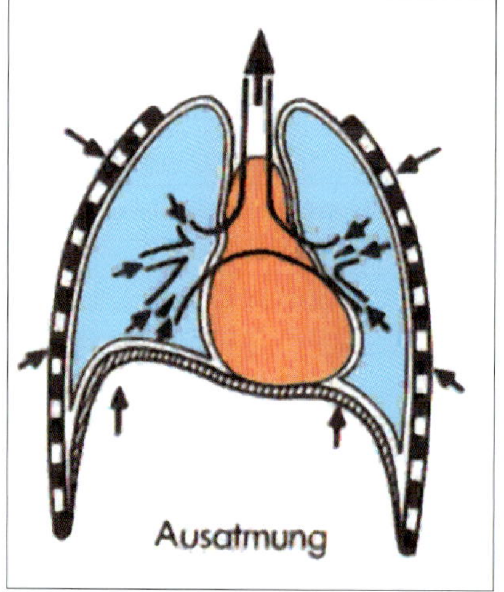

Abbildung 20: Brustkorbbewegungen während des Atemvorgangs [Der Brockhaus]

3.17.3 Sauerstoff im Blut messen.

Normalwert der Sauerstoffsättigung im Blut ≥ 90 %

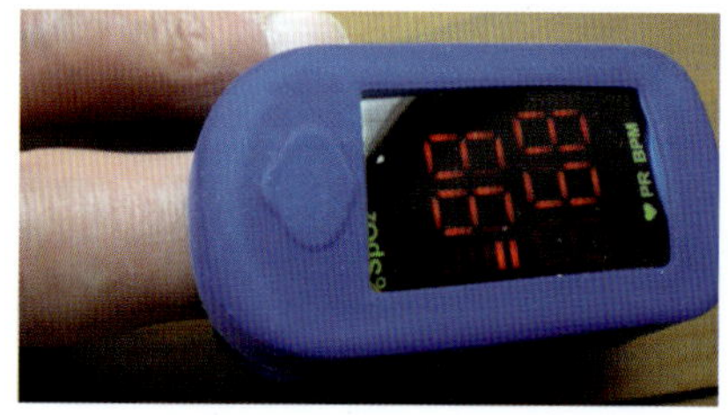

Abbildung 21: Oxymeter zur Messung der Sauerstoffsättigung am linken Ringfinger. obere Ziffer: Sauerstoffsättigung in % untere Ziffer: Herzfrequenz in Schlägen pro Minute [Archiv Hecht]

3.18 Richtig Atmen mit der richtigen Luft: Wohlbefinden, Relaxation und Gesundheit durch das Luftvitamin

Wenn ich den von mir betreuten Patienten sage, sie müssen richtig atmen mit der richtigen Luft, erlebe ich ein Erstaunen und die Frage: Ist die Luft, die wir einatmen, nicht immer gleich? Leider nicht. Vergleichen Sie bitte die Luft in einem Versammlungsraum, in dem sich eine Stunde lang zehn Personen aufhalten, und die Luft an einem Wasserfall oder der Meeresbrandung bei einer Strandwanderung.

Das Geheimnis ist die Sättigung der Luft mit vielen positiven Sauerstoffionen im Versammlungsraum und ein Dominieren der negativen Ionen des Sauerstoffs am Wasserfall oder auch bei der Meereswanderung.

Das Wort Ionen wird vom altgriechischen Wort „Ion“ = wandernd abgeleitet. Ionen sind positiv (Kationen) oder negativ (Anionen) elektrisch geladene Atome oder Moleküle. Diese bewegen sich in einem elektrischen Feld, wie es zum Beispiel der menschliche Körper darstellt, in jeweils entgegengesetzte Richtung. Sie entstehen in der Atomschale durch Abgabe oder Aufnahme von Elektronen.

Der Sauerstoff wird im menschlichen Körper nur in ionisiertem Zustand verarbeitet. Dabei kann der Sauerstoff als negativ und positiv geladenes Molekül (Ion) auftreten. Man nennt diesen Zustand aktivierter Sauerstoff. 6 % des zugeführten Sauerstoffs sollen von dem eingeatmeten Sauerstoff in den Mitochondrien aktiviert werden.

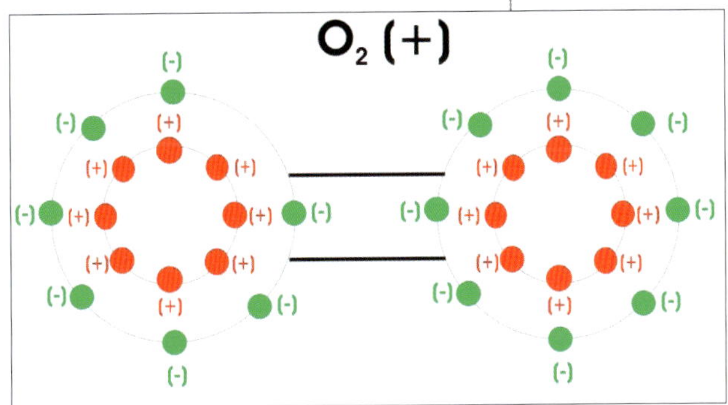

Abbildung 22:
Stark vereinfachtes Modell des elektrisch aktivierten Sauerstoffmoleküls = Sauerstoffradikal mit positiver Ladung = positives Sauerstoffion.
Das Sauerstoffmolekül hat ein Elektron abgegeben.
1x8 Elektronen, 1x7 Elektronen, 2x8 Protonen [Archiv Hecht]

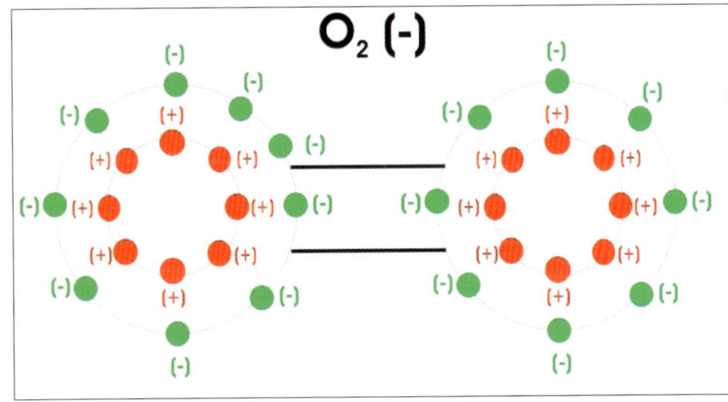

Abbildung 23:
Stark vereinfachtes Modell des elektrisch aktivierten Sauerstoffmoleküls = Sauerstoffradikal mit negativer Ladung = negatives Sauerstoffion.
Das Sauerstoffmolekül hat ein Elektron aufgenommen.
1x8 Elektronen, 1x9 Elektronen, 2x8 Protonen [Archiv Hecht]

Der mit der Luft eingeatmete Sauerstoff ist vorwiegend elektrisch neutral. Je nach Umweltbedingungen können negativ und positiv geladene Ionen, die für die menschlichen Funktionen besonders wichtig sind, beigemischt sein.

3.18.1 Luftvitamine genießen!

Sehr viele negative Ionen, die als Luftvitamin bezeichnet werden, enthält die Wasserfallluft, die Waldluft, die Meeresluft, vor allem die Brandung, die Gebirgsluft. UV-Strahlung (ultraviolette) und Blitze vermögen negative Luftionen zu erzeugen. Die Luft nach Gewittern ist immer erfrischend. Die so genannten technischen Errungenschaften und unsere moderne Lebensweise produzieren ein Übermaß an großen positiven Ionen, wodurch die negativen Ionen beseitigt werden. Die schlimmsten „Fresser" der negativen Ionen sind: Zigarettenrauch, Elektrosmog, Computer, Abgase, Hitze und Feuchtigkeit, Hausstäube, Kunststoffflächen, Synthetikfasern, geschlossene Räume (zum Beispiel Kaufhäuser). Wenn ein Manko an negativen Sauerstoffionen besteht, dann werden nicht wenige Menschen von Gereiztheit, Nervosität, depressiver Stimmung, Erschöpfung, Herzkreislaufbeschwerden, Gähnen, Luftknappheitsgefühl, Schlafstörungen und von Einschränkungen der psychischen und physischen Leistungsfähigkeit befallen. Positive Ionen sind mit Partikeln der Umweltverschmutzung beladen.

Negative Sauerstoffionen schaffen erhöhte geistige und körperliche Leistungsfähigkeit. Sie verbessern die Abwehrkräfte des Immunsystems, stimulieren die Regeneration nach psychischen und körperlichen Belastungen. Wenn sich sehr viele negative Ionen in der Luft befinden, können sie Bakterien töten und Infektionskrankheiten vermeiden. Da alle Lebensprozesse in dem Zeitverlauf regulativ schwingend ablaufen, ist es zur Aufrechterhaltung des regulativen Gleichgewichts erforderlich, dass auch immer ausreichend kleine positive Ionen vorhanden sind. Setzen Sie sich bitte vor einen Wasserfall und Sie erleben das.

3.18.2 Die wohltuenden Wirkungen der negativen Sauerstoff- oder Luftionen sind schon seit Langem bekannt

Schon 1808 beschrieb der Salzburger Arzt Dr. Paul Oberlechner die Heilwirkung der Krimmler Wasserfälle. Er führte in der Nähe von Wasserfällen „Spritzbadekuren" durch. Dabei verwendete er Intensitätsstufen auf der Grundlage des Abstands der Patienten von den Wasserfällen. Er soll diese „Spritzbadekuren" vor allem bei Patienten mit Erschöpfungssymptomen und Schmerzen angewendet haben. Die Krimmler Wasserfälle werden auch heute noch für die Therapie von Erkrankten benutzt.

Es gibt zahlreiche Berichte über Heilerfolge bei Kindern und Erwachsenen durch die Krimmler Wasserfälle. Sie sollen daher sehr begehrt sein.

1890 entdeckte der in Bratislava (Slowakei) geborene Physiker Philipp E. A. Lenard (1862-1947) die Ballonelektrizität. Diese besteht darin, dass sich bei Wasserfällen feinste Tropfen in Wechselbeziehung mit der Luft polarisieren. Dabei sammeln sich negative Luftionen an der Oberfläche an. Positive Luftionen befinden sich im Inneren des Wassers. Beim Aufprallen des Wassers auf den festen Boden wird die Wasseroberfläche aufgerissen. Bei diesem Vorgang gelangen negative Ionen in die Luft, während die positiven Ionen zerfließen. Diese Erscheinung wurde als „Lenardeffekt" bezeichnet. Für die Entdeckung erhielt Philipp E. A. Lenard 1906 den Nobelpreis. Das Verhältnis der bei Wasserfällen gebildeten positiven und negativen Luftionen beträgt 60 zu 40. Die entstehende schwache elektrische Strahlung hat Wellenlängen kleiner als 200 nm.

Die schwache elektrische Strahlung bewirkt die Heileffekte oder das Wohlgefühl in der Nähe von Wasserfällen und Meeresbrandungen, aber auch im Wald, wo vor allem morgens die negativen Sauerstoffionen als Luftvitamin wirken.

3.18.3 Die heilende Wasserelektrizität

Die Wasserelektrizität, die bei Wasserfällen und der Meeresbrandung entsteht, ist nichts anderes, als die Anreicherung der Luft mit negativen O_2-Ionen. Heute wissen wir, dass „Elektro-Aerosol" entsteht, wenn sich die Luftionen mit negativer elektrischer Ladung an die sehr kleinen Wassertröpfchen anlagern. Dieses „Elektro-Aerosol" entsteht bei Wasserfällen und Meeresbrandung. Es hat besonders günstige und intensive Wirkung auf die psychischen und körperlichen Funktionen des Menschen.

Nach dem heutigen Erkenntnisstand können diese „Elektro-Aerosole" nicht nur inhaliert werden, sondern auch durch die Haut aufgenommen werden. Möglicherweise kannte der Salzburger Arzt Dr. Oberlechner bereits den Hauteffekt der negativen Ionen, den er bei seinen „Spritzbädern" ausnutzte.

Die Wirkung der so genannten „Wasserelektrizität", d. h. der negativen Wasserfallionen, wurde in den Jahren 2003/2004 auch mit Studien des Joanneum-Research-Instituts für nicht invasive Diagnostik unterstützt. Dieses Institut gehört zu der

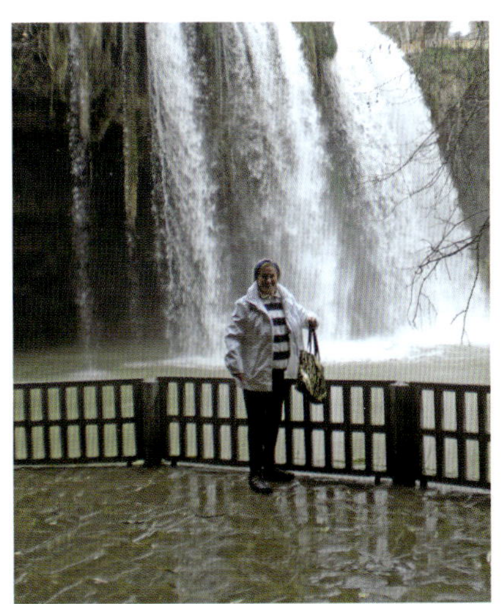

Abbildung 24: Ein Wasserfall wirkt beruhigend, entspannend, weil er das Luftvitamin, d. h. die negativen Sauerstoffionen, aus nächster Nähe kostenlos liefert. Hier kann man richtig atmen, mit der richtigen Luft

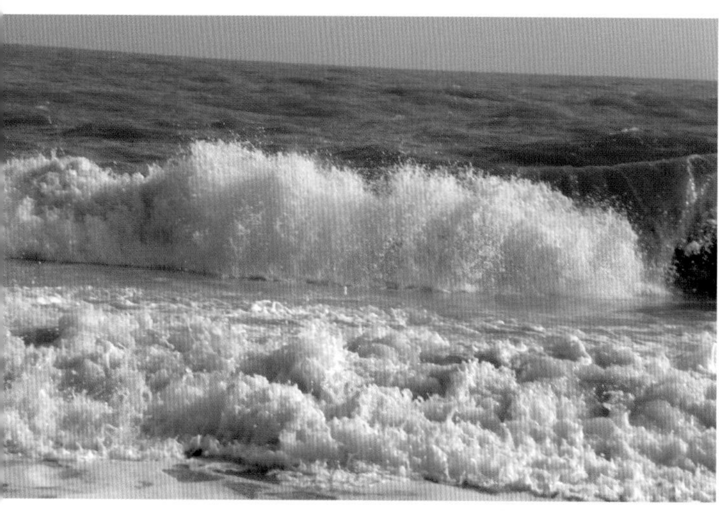

Abbildung 25: Meeresbrandung am Mittelmeer. Bei Strandwanderungen kann man negative Ionen einatmen.

Joanneum-Forschungsgesellschaft, welche die größte nichtuniversitäre Forschungseinrichtung der Steiermark mit Sitz in Graz ist. Diese Studien wurden an Wasserfällen und im Labor durchgeführt. Dabei stand vor allem die Beeinflussung des vegetativen Nervensystems durch Luftionen im Mittelpunkt des Interesses. Die unter chronobiologischen Aspekten durchgeführten Studien zeigten unter anderem, dass Wasserfälle das Herz-Kreislauf-System am Vormittag beruhigen und am Nachmittag anregen können.

Weitere interessante Studien zur Wirkung von Luftionen auf den Menschen hat eine US-amerikanische Forschergruppe unter Leitung des Biologieprofessors A. P. Krüger [1963] durchgeführt. Dabei stellte er an mehr als 3000 Personen fest, dass Luftionen, die mittels eines Ionengenerators erzeugt wurden, auf die Neurotransmitter-Funktionen Einfluss nehmen können, z. B. auf das Serotoninsystem. Neurotransmitter sind Botenstoffe des Gehirns. Sie vermögen unsere geistig-emotionellen Prozesse zu regulieren.

Diese wenigen Beispiele aus der Fülle von Untersuchungen über die positiven Wirkungen der negativen Luftionen auf den Menschen demonstrieren überzeugend deren Wichtigkeit für seine Gesundheit.

Nun werden Sie verstehen, warum ich den von mir betreuten Patienten empfehle, mit der richtigen Luft richtig zu atmen, eben mit dem Luftvitamin. Leider gibt es dies Luftvitamin in der heutigen Großstadt kaum noch. Dort herrscht abiotische Luft, die eben nicht die richtige Luft für den Menschen ist. Die Stadtplaner müssen neu denken.

Weiterführende Literatur

Hecht, K. (2013): *Richtiges Atmen mit dem richtigen Sauerstoff*. Spurbuchverlag, Baunach

3.19 Dem Kranksein davonlaufen, dem Gesundsein entgegengehen

„Die Bewegung als solche kann ein beliebiges Mittel ersetzen, aber alle in der Welt existierenden Mittel können nicht die Bewegung ersetzen" [Josepj Clément Tissot, französischer Arzt, 18. Jahrhundert].

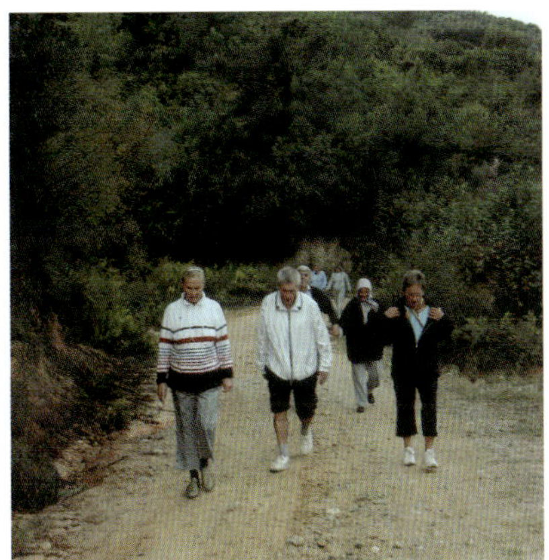

Abbildung 26:
Morgenwanderungen in den Bergen vermögen viele neue Gehirnzellen zu bilden

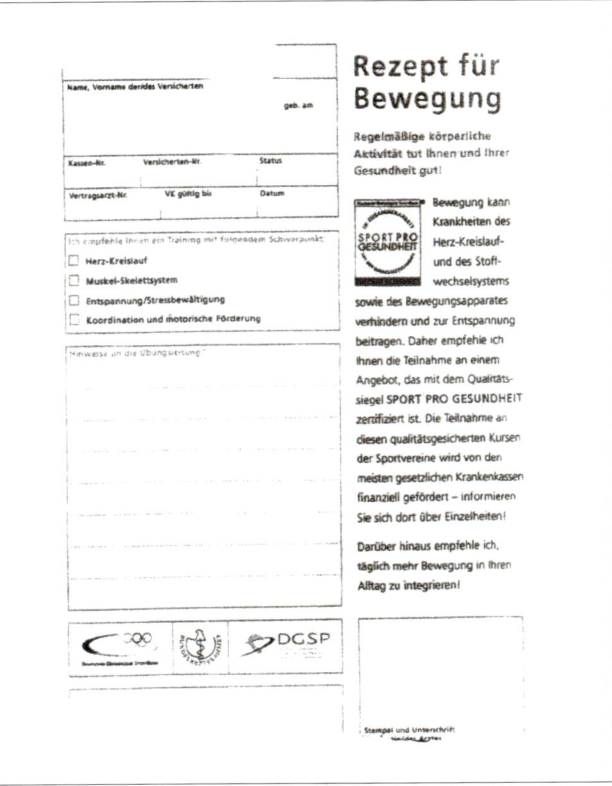

Name, Vorname der/des Versicherten

geb. am

Kassen-Nr.	Versicherten-Nr.	Status
Vertragsarzt-Nr.	VK gültig bis	Datum

Ich empfehle Ihnen ein Training mit folgendem Schwerpunkt:

- ☐ Herz-Kreislauf
- ☐ Muskel-Skelettsystem
- ☐ Entspannung/Stressbewältigung
- ☐ Koordination und motorische Förderung

Hinweise an die Übungsleitung:

Rezept für Bewegung

Regelmäßige körperliche Aktivität tut Ihnen und Ihrer Gesundheit gut!

SPORT PRO GESUNDHEIT

Bewegung kann Krankheiten des Herz-Kreislauf- und des Stoffwechselsystems sowie des Bewegungsapparates verhindern und zur Entspannung beitragen. Daher empfehle ich Ihnen die Teilnahme an einem Angebot, das mit dem Qualitätssiegel SPORT PRO GESUNDHEIT zertifiziert ist. Die Teilnahme an diesen qualitätsgesicherten Kursen der Sportvereine wird von den meisten gesetzlichen Krankenkassen finanziell gefördert – informieren Sie sich dort über Einzelheiten!

Darüber hinaus empfehle ich, täglich mehr Bewegung in Ihren Alltag zu integrieren!

DGSP

Stempel und Unterschrift der/des Arztes

Abbildung 27:
Bewegt zu einer besseren Gesundheit. Das „Rezept für Bewegung" soll die mündliche Empfehlung des Arztes an seine Patienten, sich sportlich zu betätigen, verbindlicher gestalten

Dieses Zitat von Tissot gilt heute ganz besonders, da sich viele Menschen ein bequemes Leben schaffen und gleichzeitig Unmengen von Arzneimitteln schlucken.

3.19.1 Ärztliches Rezept auf Bewegung

In den letzten Jahren hat sich wissenschaftlich begründet, die Auffassung bei zahlreichen Ärzten durchgesetzt, dass Körperbewegung wirklich besser sein kann als Medikamente. Deshalb wurde 2012 auf Initiative der deutschen Sportärzte ein Rezept auf Bewegung eingeführt. Körperbewegung, damit ist Ausdauerbewegung gemeint wie Gehen, Joggen, Schwimmen, Tanzen, Radfahren und in letzter Zeit vor allem Nordic Walking (nordische Wandern). Derartige Körperbewegungen werden in einer angemessenen Belastung per Rezept empfohlen, z. B. bei

- hohem Blutdruck
- niedrigem Blutdruck
- Depressionen
- Diabetes mellitus
- Adipositas
- Herz-Kreislauf-Erkrankungen
- onkologische Erkrankungen
- Stoffwechselerkrankungen
- Schlafstörungen
- psychosomatische Erkrankungen
- nach allen Operationen
- zur Schmerzlinderung
- präventiv gegen Entzündungen

3.19.2 Was bewirkt die Bewegung?

Bewegung ordnet die biologischen Rhythmen des Individuums durch Koordination von Schrittrhythmus und Atemrhythmus und stärkt die Harmonie von Körper, Geist und Seele.

Körperbewegung, Joggen, Wandern, Nordic Walking, Tanzen stärken das psychische und psychosoziale Gesundsein. Wissenschaftliche Untersuchungen ergaben

- Rhythmisierung der Hirnfunktion
- Verbesserung der Kreativität, des Gedächtnisses und der Denkleistung
- Stimulierung positiver Emotionen und psychosozialer Beziehungen

Sport bewirkt:

- Entwicklung des optimistischen Persönlichkeitstyps
- Steigerung des Selbstwertgefühls und Selbstbewusstseins
- Verbesserung der Körperwahrnehmung
- Entlastung von Alltagssorgen
- Stimulierung positiver Gefühle

3.19.3 Nordic Walking: Was ist das?

Zu meiner Lebensweise gehört täglich morgens und abends mindestens eine Stunde Nordic Walking und zwar im Wald. Das ist besonders günstig. Diese Sportart möchte ich allen älteren Menschen empfehlen.
Nordic Walking gibt

1. größere Sicherheit beim Gehen durch die Stöcke.
2. eine bessere Durchblutung des ganzen Körpers und somit eine Verbesserung der Sauerstoffaufnahme im Blut.
3. die Möglichkeit, die Rhythmisierung der Körperprozesse zu gewährleisten, vor allem die Koordination von Atem-, Armbewegungs- und Schrittrhythmus.
4. Verbesserung der Wirbelsäulenhaltung, besonders die der Halswirbelsäule. Zahlreiche Patienten mit Halswirbelsäulenbeschwerden, denen ich Nordic Walking empfohlen habe, waren nach zirka einem halben Jahr täglicher Realisierung von einer Stunde Nordic Walking beschwerdefrei.

Untersuchungen an Schülern haben gezeigt, dass durch das tägliche nordische Wandern gegenüber den Bewegungsfaulen sehr gute Noten in allen Fächern erreicht wurden. Diese Bewegung, regelmäßig durchgeführt, hat nämlich bei jungen und älteren Menschen die Neubildung von Hirnzellen zur Folge. Auch das Intelligenzhormon Dopamin, das schmerzstillende und Beruhigungshormon (Neurotransmitter) Endorphin sowie das schlafregulierende Hormon (Neurotransmitter) Glyzin werden dabei freigesetzt. Nordisch Bewegen macht schlau.

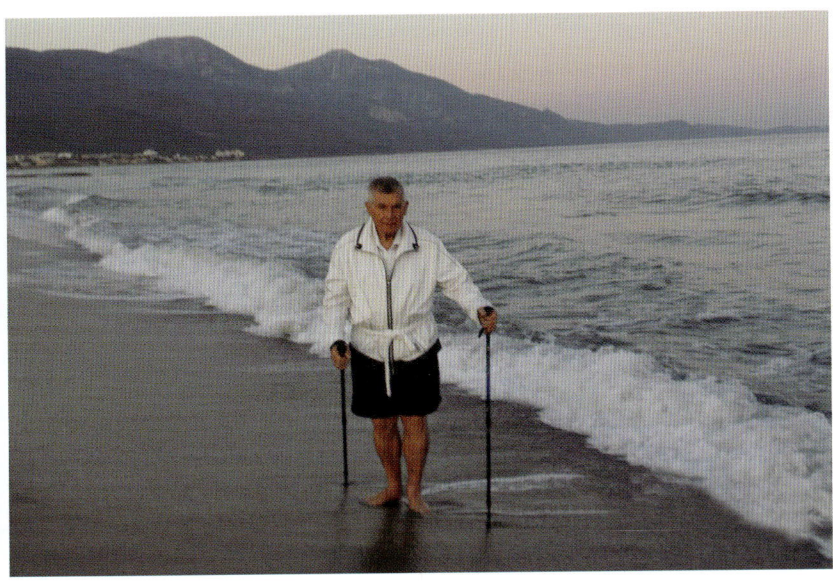

Abbildung 28: Der Autor beim Nordic Walking am Ägäischen Meer

Nordic Walking, zu Deutsch „nordisches Wandern", ist eine spezifische Bewegungsart, die aus Finnland stammt. Sie ist dort vom Skilaufen abgewandelt worden. Im langen nordischen Winter bewegt man sich in Nordeuropa mit Skiern und Stöcken auf dem Schnee. Diese nachgewiesen gesundheitsfördernde Wirkung des Skilaufens wurde mit dem nordischen Wandern in den schneelosen Monaten gewährleistet. Die „Stockarbeit" beim Wandern lässt nahezu alle Muskeln gut durchbluten.

Untersuchungen zeigen, dass durch Bewegung (vor allem Joggen, Wandern, Nordic Walking, Schwimmen, Rudern und Tanzen) Folgendes bewirkt wird:

- Stärken der Muskelkraft
- Verbessern der Durchblutung aller Gewebe
- Verhindern von Stoffwechselstörungen, vor allem Adipositas und Diabetes mellitus
- Regulieren des Herz-Kreislauf-Systems
- Regulieren des Stress-Relaxationssystems
- Verbessern des Schlafs
- Beschleunigung von Heilungsprozessen
- Stimulierung und Regulierung von Hirnprozessen
- Neubildung von Nervenzellen bei jungen und alten Menschen
- Schutz gegen Alzheimer-Krankheit

Durch Stimulierung der Neurotransmitterproduktion werden

→ Dopamin (Intelligenzhormon)
→ Endorphine (Glücks-, schmerzstillendes und Beruhigungshormon)
→ Glyzin (Beruhigungs- und schlafregulierendes Hormon) aktiviert.

In letzter Zeit erscheinen in medizinischen Fachzeitschriften Studien, die belegen, dass Sport bei Bluthochdruckkranken besser wirkt als blutdrucksenkende Mittel. Überschriften wie „Sport bei Hypertonie so effektiv wie Pillen!“ oder „Sport genauso effektiv wie Betablocker“ oder „ACE-Hemmer ... Wirkung ohne Nebenwirkungen“

Grundprinzipien bei Ausdauersport

1. **Atme rhythmisch und koordiniere den Atemrhythmus mit dem Schrittrhythmus.**
2. **Überfordere Dich nicht, beginne langsam auf kurzen Strecken und steigere von Tag zu Tag.**
3. **Lass Dich nicht überfordern. Bewahre Deinen eigenen Schrittrhythmus, wenn Du in der Gruppe läufst.**
4. **Relaxiere nach jedem Ausdauersport.**

Motto für die Motivation zur körperlichen Bewegung: Sich selbst bekämpfen ist der schönste Kampf. Sich selbst besiegen ist der schönste Sieg

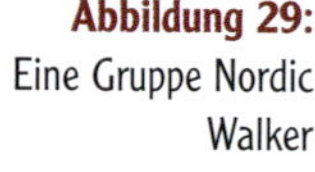

Abbildung 29: Eine Gruppe Nordic Walker

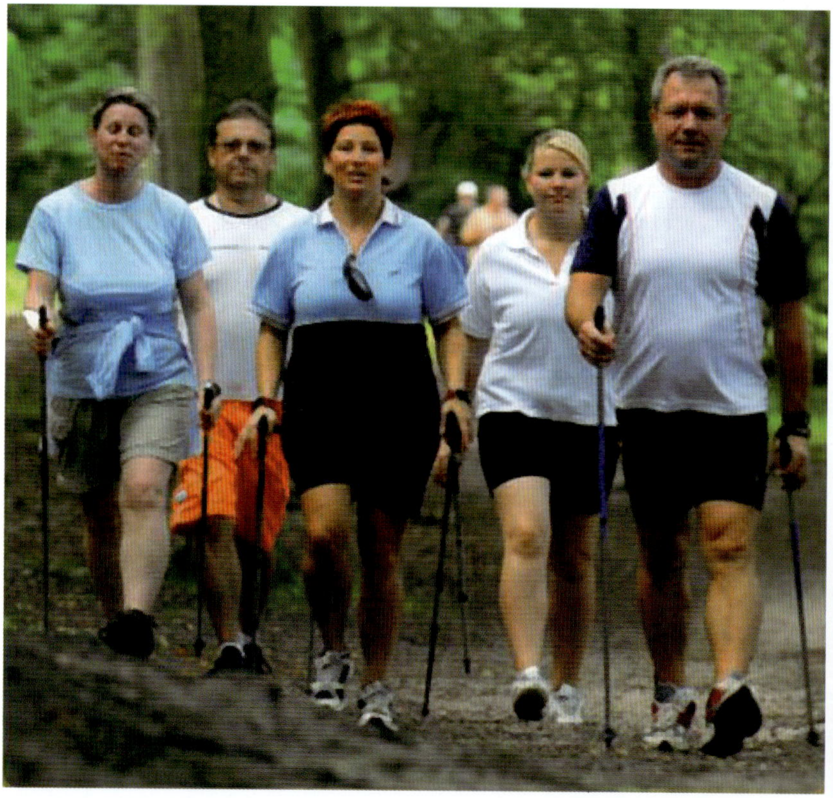

3.20 Bewegungsmangel erzeugt Krankheiten

Bewegungsmangel ist genauso schädlich für die Gesundheit wie das Rauchen.

Bequemlichkeit, Auto, Computer, Fernsehen, Faulheit führen zur Hypokinese = Bewegungsmangel.

Der Bewegungsmangel und seine Auswirkungen wurden tiefgründig durch die Weltraummedizin studiert. Die Untersuchungen des Bewegungsmangels (Hypokinese) in der Auswirkung auf die Gesundheit, wurden als Modell der Simulierung der Schwerelosigkeit auf der Erde in Vorbereitung bemannter Weltraumflüge vielfältig untersucht. Zu diesem Zweck unterlagen gesunde männliche Versuchspersonen 10-120 Tage strenger Bettruhe. Bereits nach zwei Wochen wurden folgende gesundheitliche Störungen festgestellt:

- Muskelatrophie (Muskelschwund)
- Anzeichen von Osteoporose
- Schlafstörungen
- Herzmuskelveränderung (EKG)
- Abnahme der Gedächtnisleistung
- Schwächung des Immunsystems
- Verlust der Elektrolyte (Mineralien)
- Störung der Schilddrüsenfunktion
- Anstieg der Stresshormone

Nach zehn Wochen strenger Bettruhe zeigten sich folgenden Symptome:

- starke Funktionseinschränkungen der Skelettmuskel
- Osteoporose
- starke Schlafstörungen
- Halluzinationen
- Herzmuskelveränderungen, pathologisches EKG
- weiterer Verlust der Gedächtnisleistung
- weitere Schwächung des Immunsystems

Von der Cleveland-Klinik, USA, wurden 122.000 Teilnehmer über 13 Jahre untersucht und geprüft, wie gut das Herz-Kreislaufsystem und die Atmung funktionieren. Die 2019 veröffentlichte Studie ergab folgende Ergebnisse:

Wer überdurchschnittlich fit ist, lebt viel länger. Wer sich hingegen kaum bewegt, stirbt mit fünfmal höherer Wahrscheinlichkeit. Dieser Risikofaktor ist laut Studie höher als z. B. bei Rauchern oder Menschen mit Diabetes!

Der Leiter der Studie Dr. Jaber: „Die Studie zeigt, dass die Supersportlichen immer eine höhere Lebenserwartung haben.“

Empfehlung

Um seine Gesundheit bis ins hohe Alter zu erhalten, sollte man täglich, je nach persönlichem Fitnesszustand, 1-2 Stunden Ausdauersport treiben. Günstig sind Wanderungen oder Nordic Walking im Wald.

Die sportliche Gewohnheit ist ein Garant, gesund und jugendlich die 100-Jahre-Grenze zu überspringen. Sportliche Betätigung im Freien muss ein Bedürfnis werden.

Weiterführende Literatur

Hecht, K.; H.-P. Scherf (2012): *Richtiger Umgang mit niedrigem und hohem Blutdruck*. Spurbuchverlag, Baunach, 134 Seiten
ISBN 978-3-88778-364-8

3.21 Tanzen, eine körperliche und seelische Aktivierung für Jung und Alt

Bei Anregung zur Körperbewegung, d. h. zur körperlichen Aktivierung, denkt man in erster Linie an Joggen, Wandern, Gehen, Schwimmen, Nordic Walking. Aber auch Tanzen, richtig dosiert und regelmäßig durchgeführt, ist zur körperlichen Aktivierung zu zählen.

3.21.1 Tanztherapie für Körper, Geist und Seele bei Jung und Alt

Die Heilung von Menschen durch Gruppentänze ist so alt wie die menschliche Gesellschaft. Heilungstänze sind Gruppentänze. Sie beruhen auf zwei wichtigen Säulen:

1. Die Kraft der rhythmischen Bewegung. Rhythmische Bewegungen synchronisieren die Funktion des menschlichen Organismus, wobei die rhythmischen motorischen (Bewegungs-) Funktionen und der Atemrhythmus die Synchronisation bewirken.
2. Die Einbindung des Kranken in die soziale Gemeinschaft der Tanzenden. Auch hierbei spielt der Rhythmus eine Rolle, der sich kollektiv vollzieht. Dabei werden die gestörten Rhythmen des Kranken von den Rhythmen der Gesunden in die richtige Synchronisation gebracht. Dabei spürt der Kranke die Stärke der Gemeinschaft, durch die er sein Kranksein bewältigen kann.

Die Tanztherapie in Form der Tanzpsychotherapie und der Bewegungstherapie erlebt gegenwärtig großes Interesse bei der Behandlung von Kranken, aber auch bei der Erhaltung der Gesundheit, besonders bei älteren Menschen. Beim Tanzen versetzen sich die Patienten oder Gesunden in eine Sphäre, die sich vom Alltag abhebt. Dabei wird die psychische und soziale Harmonie der Tanzenden erheblich stimuliert. Hemmschwellen und Hemmungen werden überwunden. Tanzen bewirkt körperliches Wohlbefinden, negativ-emotionell entlastende Wirkungen und Vertrauen.

Die Tanztherapie in Ergänzung der Krankengymnastik angewendet bietet den Patienten ganzheitliche, koordinative Bewegung, Überwindung des Bewegungsmangels und Erweiterung der Bewegungsfertigkeiten.

3.21.2 Ziele der Tanztherapie

Die Ziele der Tanztherapie werden von I. und R. Kossellek folgendermaßen formuliert:

a) Motivieren zur Bewegung – statt Bequemlichkeit
b) Wahrnehmung und Erleben eigener Bewegungsfähigkeit – statt ungerechtfertigte Schonhaltungen und
c) eigenes Zutrauen und Zuwendung zur Gemeinschaft – statt gedankliche Fixierung auf Beschwerden und Symptome (Gedankenkarussell).

Unter Tanzen verstehen I. und R. Kossellek einen räumlich und zeitlich beschreibbaren ganz- oder teilkörperlichen Handlungsvollzug, welcher

- innere Bewegtheit (Gefühle, Emotionen, Affekte) zu Ausdruckformen gestaltet (Ausdruckstanz, Bewegungs-Improvisationen)
- mit Begleitung durch Musik, Gesang und musikalische Rhythmen zu einer Rhythmisierung sich wiederholender Bewegungen führt und hierbei sozialkommunikative und emotionale Vorgänge anregt (Volkstanz, gesellige Tänze, Gesellschaftstänze)
- das Erlebnis der Beobachtung tänzerischer Bewegungen ermöglicht (Bühnentanz).

3.21.3 Stimulierende Wirkung des Tanzens

Tanz als komplexer Ausdruck physischer und psychischer Vorgänge zeichnet sich durch stimulierende Wirkungen aus, die bereits seit Beginn der menschlichen Existenz erkannt wurden.

Die Hauptübungen der Tanztherapie sind:

- Stände und Balance: Grundstellung, Ballenstand, Gewichtsverlagerungen mit Tanzschritten am Platz
- Drehungen: ¼-, ½- und ganze Drehungen am Platz oder in der Fortbewegung, einzeln oder im Tanzpaar
- Schwünge: der Arme, der Beine, einzeln im Tanzpaar und in der Gruppe
- Schrittarten: vorwärts und rückwärts, verschiedene Schrittarten seitwärts, Hüpfschritte, Anstellschritte u. a.
- Raumwege: gerade, bogig
- Tempoänderungen: Beschleunigung, Verlangsamung, Tempoverdoppelung oder -halbierung.

3.21.4 Tanztherapie Anwendungsbeispiele

Die Tanztherapie wurde bisher in verschiedenen Bereichen eingesetzt. Dazu sollen einige Beispiele angeführt werden.

Mit betonter Rhythmik bei lernbehinderten Kindern in der Schule. Damit werden folgende Symptome positiv beeinflusst:

- Müdigkeit, Ängstlichkeit, Vergesslichkeit, Depressionen, Reizbarkeit, verminderte emotionale und affektive Kontrolle, Dysphorie
- Verlust der Initiative, Nachlässigkeit, mangelnder Überblick, Kontaktschwierigkeiten
- Denkfehler, verminderte Konzentration
- Haltungsschwächen, Koordinationsschwierigkeiten

Die Tanztherapie wurde auch bei Blinden und Sehschwachen erfolgreich angewendet. Die Ziele des Tanzes bei dieser Gruppe sind:

- die Raumorientierung festigen
- die Reaktionsfähigkeit schulen
- die Toleranz und das Akzeptieren der anderen weiterentwickeln
- soziale Fähigkeiten fördern wie
  - die Umstellfähigkeit (beim Tanzen den Partner wechseln können)
  - sich einordnen oder auch unterordnen
  - anderen helfen oder Hilfe annehmen können
- Verantwortung übernehmen (Führen und Folgen).

Schließlich soll noch die Musik- und Tanztherapie als Kombination in Seniorenheimen angeführt werden. Dabei werden zwei Ziele verfolgt. Zum einen soll die einzelne Persönlichkeit durch

- Aktivierung
- die Erweiterung der Erlebens- und Äußerungsfähigkeit
- die Verbesserung der Wahrnehmung und Orientierung in Raum und Zeit und
- die Stärkung ihres subjektiven Wohlbefindens.

erreicht werden. Zum anderen sollen

- der Vereinsamung entgegengewirkt werden
- soziale Kontakte entstehen können
- Aggressionen abgebaut und
- Gemeinschaftserlebnisse vermittelt werden.

An erster Stelle steht das Ziel, Freude zu vermitteln, Freude an den Gemeinsamkeiten zu schaffen.

3.21.5 Tanztherapie bei Kindern mit ADHS – besser als Ritalin

Dazu möchte ich noch ein Beispiel aus eigener Erfahrung mit Kindern anführen. Im Jahr 2000 war ich beratend beteiligt an der Konzeption und Inbetriebnahme einer psychosomatischen Mutter-und-Kind-Klinik auf der Insel Sylt. Unter den Kindern befand sich ein großer Teil mit dem ADHS-Syndrom (Aufmerksamkeitsdefizit-Hyperaktivitätsstörung). Es waren Kinder im Alter von 7-16 Jahren. Bei diesen Kindern wendeten wir drei Grundtherapien täglich an. Balletttanzen, Strandwanderungen mit Singen und Chorsingen. Besonders begeistert waren die Kinder (Jungen wie Mädchen) vom Balletttanzen. Nach drei Wochen dieser Therapie wunderten sich die Mütter über die positiven Veränderungen ihrer Kinder. Sie waren nicht nur ruhiger und ausgeglichener geworden, sondern konnten sich viel besser konzentrieren und aufmerksamer reflektieren. Das haben wir auch mit entsprechenden Tests festgestellt. Der Schlaf der Kinder war sehr gut.

Diese Therapieeffekte konnten wir bei weiteren jeweils 3-wöchigen psychosomatischen Mutter-und-Kind-Kuren bei Kindern mit dem ADHS-Syndrom erzielen. Darauf empfahlen wir auch den Müttern diese Therapie, die vor allem von Ballet, wie ihre Kinder, begeistert waren. Die Folge war, dass die

Mütter ruhiger und ausgeglichener waren. Wir empfahlen, dass die Mütter zu Hause diese Therapie"weiterführen sollten.

Bitte kein Ritalin, sondern Sport, Singen und Tanzen für Kinder mit dem ADHS-Syndrom.

Weiterführende Literatur

Kosellek, I.; R. Kosellek (1993): *Tanz als ganzheitliches Therapieangebot.* Praxiserfahrungen und Grundlagen. Pflaum Verlag, München

3.22 Sonnenlicht: Das Lebenselixier des Menschen

Das Sonnenlicht ist für den Menschen von großer Wichtigkeit, weil es die Versorgung mit diesen natürlichen Strahlen vermittelt. Ohne Sonnenlicht wäre kein Leben möglich.

Das Sonnenlicht wirkt auf den Menschen über die Augen und über die Haut ein. Die Helligkeit des Sonnenlichts stimuliert bei uns Emotionen. Die Wärme des Sonnenlichts wird uns über die Haut vermittelt. Häufig wirken beide Rezeptoren (visuelles System und Haut) gemeinsam auf die menschlichen Funktionen. So können uns Sonnenstrahlen im Winter bei Minusgraden das Gefühl der Wärme geben. Sonnenlicht spendet dem Menschen Energie und Lebenskraft. Nach heutigen Erkenntnissen vermag das Sonnenlicht bis in die Zellen hinein zu wirken.

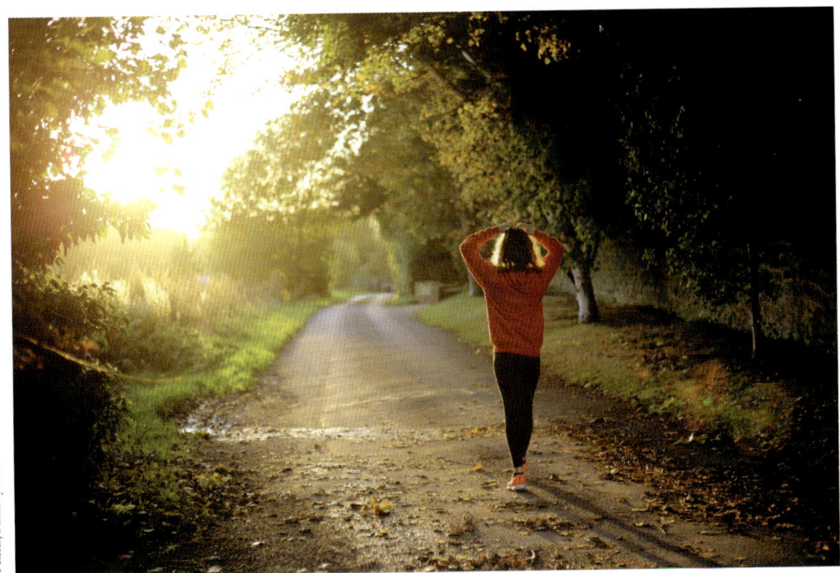

Pexels, Pixabay.com

Abbildung 30: Morgendliches Wandern im Wald beim Sonnenaufgang bringt Geist, Emotionen und Körper in Schwung. Ein Volkslied beginnt: „Wer recht in Freuden wandern will, der geh' der Sonn' entgegen".

Herodot (490-425 v. Chr.), bekannt als Schriftsteller der Antike, gilt auch als Begründer der Heliotherapie und Heliohygiene, d. h. der Behandlung und Vorbeugung von Erkrankungen mittels dosiertem Sonnenbaden. Diese gesundheitsfördernden Therapiemaßnahmen werden als Heliosis = regelmäßiges Sonnenbaden bezeichnet.

Heliosis wurde von Helios, dem Sonnengott, abgeleitet.

3.22.1 Sonnenlicht am Morgen

Die alten Griechen und Römer hatten festgestellt, dass das sportliche Training in der Morgensonne besonders effektiv ist, weil die trainierten Muskeln stärker und schneller gekräftigt werden. Die Geisteserhellung und auch die Verbesserung des Gedächtnisses und des Denkens durch das Sonnenlicht waren in der Antike bekannt. Heute können wir es selbst erfahren, dass wir an einem Sommertag, wenn die Sonnenstrahlen uns wecken, schnell und fröhlich das Bett verlassen. Der sonnenarme November lässt dagegen nicht wenige Menschen depressiv werden und das morgendliche Aufstehen fällt auch häufig schwer.

Positiv auf den Menschen wirken die Farbschwingungen der Sonne. Das sind elektromagnetische Wellen, die uns die Regenbogenfarben reflektieren. Die Farben wirken auf den Menschen anregend, beruhigend, erfreuend, fröhlich usw. Das wissen wir aus der Farbenlehre unseres Dichters Johann Wolfgang Goethe. Er hat sich wohl wie kaum ein anderer mit der Farbenlehre und mit der Wirkung der Farben auf den Menschen beschäftigt. Farben regen den Menschen zur Intuition, zur Kreativität und zu positiven Emotionen an. **Die Farbenspiele beim Sonnenaufgang und Sonnenuntergang sind für die meisten Menschen ein freudiges Erlebnis.**

Der Arzt T. Gimbel schrieb in seinem Buch „Heilen mit Farben“: „Das Erleben der Farben ist eines der ganz besonderen Privilegien, die wir auf unserem Planeten genießen können“.

Deshalb sollten wir jede Minute, jede Stunde, jeden Tag das Sonnenlicht, besonders am Morgen, genießen.

Belegt sind u. a. folgende Wirkungen des Sonnenlichts:

1. Kontrolle des Melatoninstoffwechsels
2. Aktivierung des immunologischen Systems und damit Verstärkung der Abwehrkraft gegen Infektionen
3. Erhöhung der Sauerstofftransportfähigkeit im Blut
4. Verbesserung der Stress-, Relaxationsregulation
5. Aktivierung der Sexualhormone
6. Aktivierung der Energie und Muskelkraft
7. Verbesserung der Herztätigkeit, Verbesserung der gesamten Hautaktivität
8. Hemmung der Krebsentwicklung.
9. Entgiftung von Schadstoffen (z. B. Schwermetallen)

Sonnenlicht schafft Glücksgefühle durch Freisetzung entsprechender Neurotransmitter wie Beta-Endorphin, Serotonin, Dopamin und Oxitocin. Dies geschieht über die Haut und über die Augen. Sonnenlicht ist der natürliche Produzent von Vitamin D und zwar durch die UVB-Strahlen von 290-310 nm, am intensivsten von 297 nm Wellenlänge. Dabei muss Folgendes beachtet werden:

1. Häufiges kurzzeitiges Sonnenbaden 10-15 Minuten (für weißhäutige Europäer) mit Ganzkörper-, aber mindestens Rückenbestrahlung ist am effektivsten.
2. Bei langzeitigen Sonnenbädern muss man wissen, dass die Vitamin D-Überproduktion vermieden wird und bei Erreichen eines bestimmten Spiegels die Produktion gestoppt wird.
3. Lange Sonnenbäder in der Mittaghitze hemmen die Vitamin-D3-Produktion vollständig.
4. Kurze Sonnenbäder in der Morgensonne sind zu bevorzugen (Frühaufsteher)
5. Bei sonnenverbrannter und gealterter Haut ist Vitamin-D-Bildung beeinträchtigt. Sonnenbrand soll daher vermieden werden.

Ursache für Vitamin-D-Mangel:

- Stubenhockertum (fehlendes Sonnenlicht)
- gestörte Fettverdauung
- Leberschäden
- diverse Arzneimittel, z. B. Schlafmittel und Cholesterinsenker
- koffeinhaltige Getränke

Vitamin-D-Mangelerkrankungen:

- Kalziummangel; infolgedessen erhöhte Erregbarkeit, Reizbarkeit, Schreckhaftigkeit, Muskelkrämpfe, Muskelschwäche
- Rachitis und Knochenerweichung
- Osteoporose
- schlechte Heilung von Knochenbrüchen
- erhöhte Infektanfälligkeit und Immunschwäche
- Begünstigung der Entstehung von Diabetes mellitus, Multipler Sklerose, Autoimmunerkrankungen, Tumorerkrankungen und Arthritis

Empfehlungen

1. Sonnenlicht durch **wohldosiertes** Sonnenbaden ist der natürliche Vitamin-D-Produzent im Körper des Menschen. Vitamin D wirkt krebsverhindernd. Vitamin D wirkt auch als Antioxidant, als Fänger von freien Radikalen. Es schützt die Zellgesundheit und ist notwendig zur Aufnahme und Verwertung lebenswichtiger Mineralien.
2. Morgendliche Waldwanderung bei aufgehender Sonne. Das praktiziert der Autor im Sommer jeden Tag mit seiner Ehefrau

3.23 Haut und Sonnenstrahlen: Für die richtige Dosierung sorgen

Die Haut eines Menschen von 1,5-2,0 m^2 Ausmaß ist nicht nur unsere lebenslange natürliche „Bekleidung", sondern ein Organ mit vielen Funktionen, vor allem mit einer Sensorfunktion für das Gehirn und für die Thermoregulation.

1 cm^2 unserer Haut besteht aus zwei Millionen Zellen, darunter 5.000 Tastrezeptoren, 4 m Nervenfasern, 100 Schweißdrüsen, 15 Talgdrüsen, 12 Kälterezeptoren, 2 Wäremrezeptoren, 25 Druckrezeptoren, 20 Schmerzrezeptoren, ca. 1 m Kapillaren (feinste Blutgefäße) dienen als „Kühlschlange", z. B. bei hohen Außentemperaturen oder bei Fieber. Die Haut weist eine elektrische Aktivität auf, die gemessen werden und uns Auskunft über unseren emotionellen Stresszustand geben kann.

Im Sommer möchten viele Menschen ihre Haut bräunen. Aber bitte wirklich bräunen und nicht „germanengrillen". Dann sollte man Folgendes wissen, denn ein schmerzhafter Sonnenbrand kann den ganzen Urlaub vermiesen und außerdem dem Hautkrebs Vorschub leisten.

3.23.1 Unsere Sonne sendet uns viele Strahlen

1. Infrarot. Diese Strahlen wärmen die Haut und wärmen uns, denn wenn es heiß auf der Haut wird, muss man schnellstens in den Schatten. 2. Das sichtbare Licht. Es hat keine Bedeutung für Sonnenbrand. 3. Die UV-A-Strahlen. Diese dringen 1 mm tief in die Haut ein. Sie strahlen das ganze Jahr über gleich. Da sie bis in das Bindegewebe vordringen, zerstören sie dieses und beschleunigen ein vorzeitiges Altern der Haut. Altershaut schafft Falten und ist der Boden für Hautkrebs.
4. Die UV-B-Strahlen. Sie hängen vom Stand der Sonne ab, d. h. von der Tages- und Jahreszeit. Sie bräunen unsere Haut. Wer braun werden möchte, sollte sich schon im Frühjahr täglich für 10-20 Minuten der Sonne aussetzen, damit die Pigmentzellen der Oberhaut Melatonin produzieren und eine Lichtschwelle aufbauen.

3.23.2 Bei Sonnenbaden Hauttypen beachten

Aber erst prüfen, welcher Hauttyp Sie sind. Es gibt folgende Hauttypen:

Der **keltische** Typ ist extrem gegen Sonne empfindlich. Die Eigenschutzzeit beträgt nur 5-10 Minuten.

Der **nordische** Typ hat eine Eigenschutzzeit von 10-20 Minuten; der **dunkle europäische** Typ kann sich 20-30 Minuten aussetzen, bevor ein Sonnenbrand entsteht.

Der **helle mediterrane** Typ hat eine Eigenschutzzeit von 30-40 Minuten und der **dunkle Mediterraner** mehr als 40 Minuten.

Der **negride** Typ bekommt keinen Sonnenbrand.

Die Eigenschutzzeit ist also die Zeit, der man sich täglich ohne Schaden der Sonne aussetzen kann.

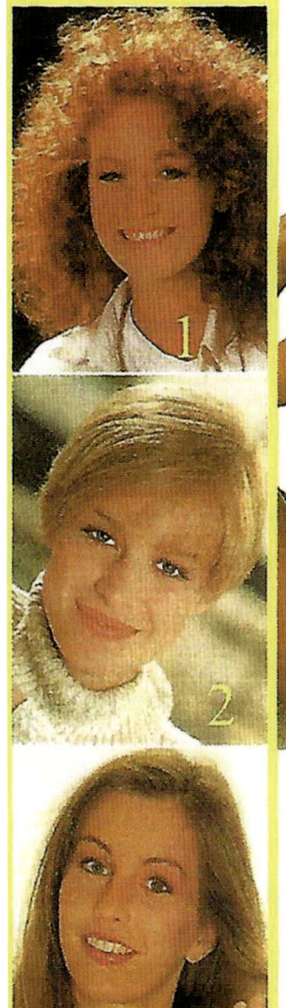

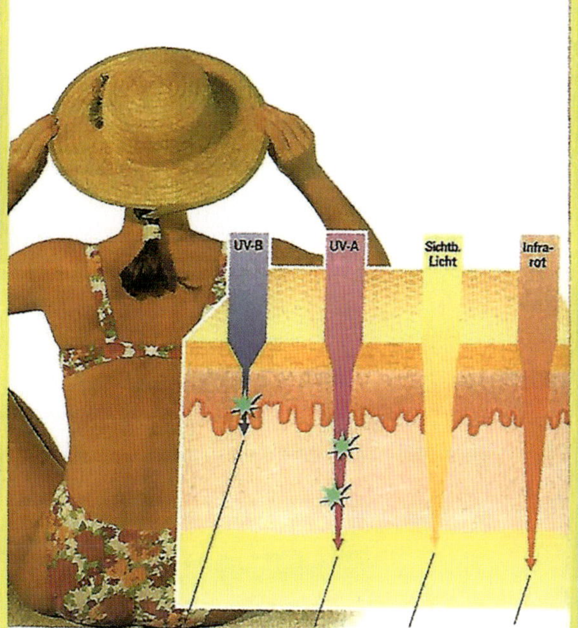

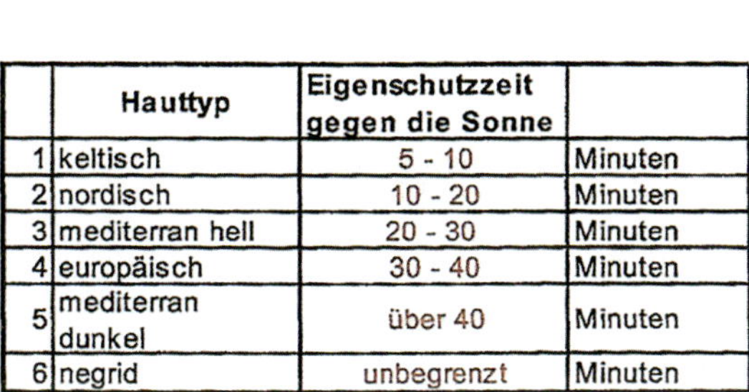

	Hauttyp	Eigenschutzzeit gegen die Sonne	
1	keltisch	5 - 10	Minuten
2	nordisch	10 - 20	Minuten
3	mediterran hell	20 - 30	Minuten
4	europäisch	30 - 40	Minuten
5	mediterran dunkel	über 40	Minuten
6	negrid	unbegrenzt	Minuten

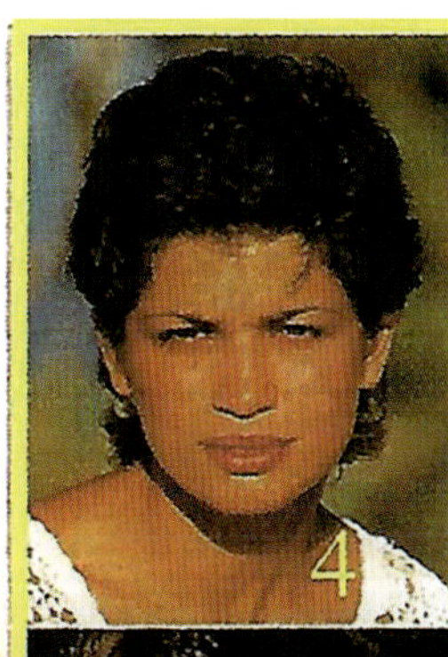

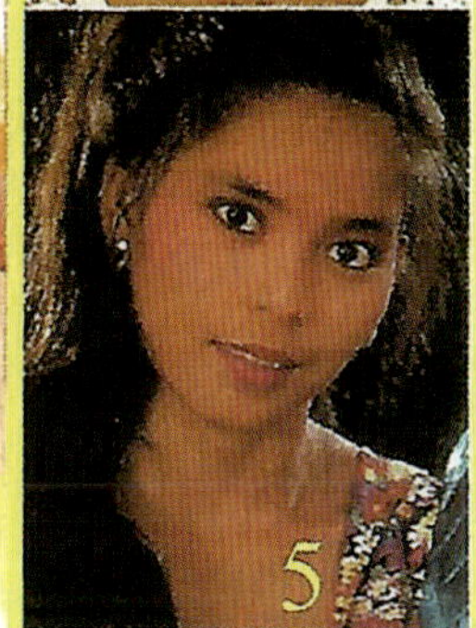

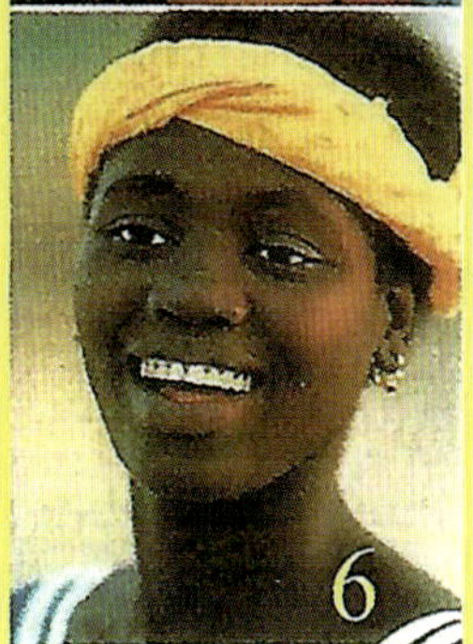

Abbildung 31

3.23.3 Vorsicht vor Sonnencreme!

Sonnencremes, -lotionen und -öle enthalten gesundheitsschädigende Gifte, die krebserzeugend sind!

Die US-Centers for Disease Control (CDC) und deren Environmental Working Group (EWG) haben darauf hingewiesen, dass – laut einer Studie – 97 Prozent der Amerikaner mit der Chemikalie Oxybenzone (4-methoxy-2-hydroxybenzophenone) vergiftet sind, die in Sonnencremes und anderen Kosmetika als UVA-Blocker verwendet werden.

Diese Stoffe belasten das Immunsystem und haben krebserregende Effekte. Wer sich kräftig und häufig mit den Sonnenkosmetika beschmiert, kann vielleicht Sonnenbrand vermeiden, aber er schädigt seine Gesundheit und das Leben im Wasser der Meere. Nach Angaben der amerikanischen Meeresbehörde NOAA werden jedes Jahr bis zu 6.000 Tonnen Sonnenschutzmittel weltweit in Meerwasser eingebracht. Die hochsensiblen Ökosysteme der Korallenriffe werden zerstört. Zum Beispiel wird das Sterben der Korallenbabys verursacht. In dem USA-Staat Hawaii wurde 2018 ein Gesetz verabschiedet, das den Gebrauch von Sonnencreme an den Stränden verbietet.

Sonnencreme schadet der Gesundheit auf mehrfache Weise:

1. Durch das mehrmalige Beschmieren der Haut mit den Kosmetika werden die Hautporen verklebt und damit die Hautatmung sowie die Entgiftungsfunktion der Haut gestört oder gehemmt.
2. Die in den meisten Sonnencremes enthaltenen Nanopartikel dringen in die Haut und in die Blutbahn und somit in die Zellen ein.
3. Sonnencremes verursachen Hautkrebs.
4. Sonnencremes richten große ökologische Schäden an!

Was ist aber zu tun, um sich vor der Sonne zu schützen?

1. Nur die Morgensonne nutzen
2. Sonnenbaden gemäß der Eigenschutzzeit (Typ) am Morgen durchführen
3. Nicht in der heißen Sonne liegen und sich „braten“ lassen
4. Weiße langärmelige Kleidung (lange Hosen) oder Sonnenschirme als Schutz verwenden.

Merke: Nicht die Sonne verursacht die Krebskrankheit, sondern „Germanengrill“ und die Sonnenkosmetika. „Germanengrill“ pflegen viele deutsche Urlauber, die sich in die Mittagssonne legen und sich einen Sonnenbrand holen.

3.24 Die Gefahr der Großstadtnähe: Lichtverschmutzung – Lichtstress: Was ist das?

In den letzten Jahren wurden die Begriffe Lichtverschmutzung und Lichtstress geprägt. Darunter versteht man die Überflutung der Städte, vor allem der Großstädte mit Nachtbeleuchtung, Leuchtreklame, Skybeamer. Wenn man z. B. An der Ostküste der USA von Süden nach Norden fliegt, sieht man erleuchtete Großstädte wie auf einer Perlenschnur aufgereiht. In manchen Ländern Europas oder in westdeutschen Industriegebieten ist die Beleuchtung an manchen Stellen flächendeckend.

3.24.1 Die Überflutung mit künstlichem Licht macht die Nacht zum Tage

Das hat zur Folge, dass bei den Bewohnern dieser Städte die Melatoninregulation gestört wird, woraus unter anderem Schlafstörungen, Erhöhung des Risikos für Krebserkrankungen und Dauerstress resultieren. Die künstliche Helligkeit beim Dunkelwerden dämpft nämlich die Melatoninproduktion oder der Zeitpunkt der Hauptausschüttung wird erheblich verschoben. Infolgedessen treten Schlafstörungen auf. Das Melatonin ist auch ein Fänger von überschüssigen freien Radikalen. Diese sind aggressive Stoffe gegen die Zellmembran, gegen die Mitochondrien und sogar gegen die Erbsubstanz DNS (DNA = Diribonukleinsäure). Aufgrund dessen wird das Risiko an Krebs zu erkranken erhöht. Das Krebsrisiko wird auch noch zusätzlich durch die mangelnde Erholung infolge einer schlechten Schlafqualität gesteigert. Studien des israelischen Chronobiologen Itai Kloog [2008] zeigen einen Zusammenhang zwischen Lichtmenge in der Nacht, Hemmung der Melatoninproduktion und der Verursachung von Brust- und Prostatakrebs. **Die WHO (Weltgesundheitsorganisation) hat die Lichtverschmutzung der Umwelt in der Nacht als Krebsrisikofaktor anerkannt!**

Als wesentliche Symptome der Lichtüberflutung werden geistige und körperliche Leistungseinbußen, Gereiztheit und Aggressivität beschrieben. Das sind häufig die Folgen mangelhafter Schlafqualität und sich daraus ergebendem nichterholsamem Schlaf. In den Großstädten sollen nach Auffassung der Schlafmediziner bis zu 50 % der Bevölkerung an Schlafstörungen leiden, bei bis zu 20 % sind diese chronisch ausgebildet.

3.24.2 Die Glühbirne ein Störfaktor für natürliches Leben

Die Entdeckung der Glühbirne (1879) durch Thomas Edison (1847-1931) und die zunehmende Verbreitung des künstlichen Lichts hat zu störenden Eingriffen in die natürlichen biologischen rhythmischen Prozesse des Menschen geführt. Besonders wurde der den natürlichen Schlaf herbeiführende Melatoninstoffwechsel außer Rhythmus gebracht.

Das künstliche Licht weicht erheblich vom natürlichen Sonnenlicht ab. Die Sonne liefert uns ein ausgeglichenes Lichtspektrum am Tage, in dem die Farben ausgeglichen verteilt sind, so dass sie der Gesundheit dienlich sind. (Abbildung 32)

3.24.3 Energiesparlampen gesundheitsschädlich

Zum Schaden der Europäer wurde ihnen durch die EU die so genannte Energiesparlampe per Dekret (Verordnung zur 144/2009) undemokratisch aufgezwungen. Diese Kompaktleuchtstofflampe hat nicht die geringste Ähnlichkeit mit dem Sonnenlicht. Benutzer klagen über Störungen physiologischer und psychischer Funktionen: Kopfschmerzen, schnellere Ermüdung und

Leistungsverminderung werden angeführt, wenn sie sich mehrere Stunden dieser Beleuchtung aussetzen.

Ökotest hat im Jahresbericht 2010 (Bauen und Renovieren) auf mögliche Gesundheitsrisiken durch Nutzung der Energiesparlampen hingewiesen.

Eine weitere Gefahr der Energiesparlampen besteht durch eine mögliche Quecksilberverdunstung. Diese wird zwar durch die Hersteller bestritten. Keine Argumente haben aber die Hersteller dieser Lampe auf die Frage: Was geschieht, wenn eine solche Lampe zerbricht und Quecksilber auf den Wohnraumboden fällt und dort verdunstet? Und was geschieht bei der Entsorgung?

3.24.4 Lichtstress in den Großstädten

Wer logisch zu denken vermag, wird einen verheerenden Widerspruch entdecken: Auf der einen Seite eine nutzlose Überflutung der Städte mit Licht, Leuchtreklame, Skybeamern (Sonderbeleuchtungsaktionen von Gebäuden in Großstädten, z. B. im Sommer 2013 in Berlin und Paris) u. a., also eine sinnlose Lichtverschwendung und auf der anderen Seite Zwangseinführung einer gesundheitsschädigenden „Energiesparlampe“.

Dazu einige Fakten: Die Energieverschwendung durch das Nachtlicht beträgt in Deutschland pro Jahr 4 Milliarden kWh. Diese Energieverschwendung hat 2,5 Milliarden Tonnen nutzlosen CO_2-Ausstoß pro Jahr zur Folge. Berlin hat daran einen Anteil von 72,8 Millionen kWh pro Jahr [Pechler 2011]. Es wäre wohl zweckmäßiger, die Lichtverschwendung zu reduzieren, als gesundheitsgefährdende Energiesparlampen den Europäern aufzuzwingen.

Slowenien hat als erstes Land der Welt ein Lichtverschmutzungsgesetz erlassen. Fassadenbeleuchtungen sind stark eingeschränkt, Skybeamer sind verboten.

In Deutschland hat sich Augsburg als Modellstadt für umweltfreundliche Beleuchtung hervorgetan. Infolgedessen konnte der Stromverbrauch um 20 % gesenkt werden [Pichler 2011].

Zahlreiche wissenschaftliche Konferenzen haben in den letzten Jahren auf die Umweltverschmutzung durch künstliches Licht und die Folgen für die Gesundheit aufmerksam gemacht. So fand schon im Mai 2002 in Köln ein Internationales Symposium mit dem Titel: Licht, innersekretorisches Drüsensystem und Krebs statt. Auf diesem Symposium gelangten die anwesenden Wissenschaftler zu dem Ergebnis, dass neben den Gesundheitsgefahren infolge Einwirkung von künstlichen, elektromagnetischen und elektrischen Feldern nun auch die Senkung der Melatoninproduktion durch Nachtlicht in den Großstädten mitbeachtet werden muss.

3.24.5 Der Sternenhimmel gehört zur Natur des Menschen

Die Ausmaße sind schon alarmierend. Die Hälfte der Bevölkerung Europas soll durch Lichtverschmutzung betroffen sein. Die Verbindung zur Natur wird außerdem unterbunden. Das künstliche Licht überflutet nämlich auch den Sternenhimmel. Bei normalem Nachthimmel kann man in Deutschland ca. 4000 (viertausend) Sterne sehen. In Großstädten, die wie Berlin und München lichtüberflutet sind, sieht man kaum 100 Sterne. Ein Drittel der Deutschen soll noch niemals die Milchstraße gesehen haben.

3.24.6 Astronomie statt Astrologie

Für mich war und ist heute der Sternenhimmel ein großes Naturerlebnis. Noch heute erinnere ich mich an abendliche Spaziergänge mit Betrachtung des Sternenhimmels. Mein Vater und mein Onkel haben mir die einzelnen Sternbilder, die Milchstraße und damit die Unendlichkeit des Universums erklärt. Ich begriff was ein Lichtjahr an Entfernung darstellt: ein Lichtjahr = die Länge, die das Licht im Vakuum in einem Jahr zurücklegt = 9,5 Billionen km. Die Lichtgeschwindigkeit, mit der sich das Licht ausbreitet, ist gleich 299792458 m/s. Die Milchstraße ist von der Sonne 30.000 Lichtjahre entfernt. Die Milchstraße besteht aus bis zu 300 Milliarden Sternen und hat einen Durchmesser von 200.000 Lichtjahren. Die Milchstraße ist ein Sternensystem, welches als Galaxis bezeichnet wird. Heute erfahren die Kinder leider mehr über Astrologie als über Astronomie und kennen kaum den schönen Sternenhimmel. Das ist eine Reduzierung der Stimulierung positiver Emotionen und eine Erhöhung des Risikos an Depression zu erkranken. Im Interesse der Weltbevölkerung sollte, wie in Slowenien, in allen Ländern ein Lichtverschmutzungsgesetz erlassen werden. Unnütze Lichtvergeudung sollte unter Strafe gestellt und die sogenannten Energiesparlampen verboten werden. so könnten wir uns auch gegen das Risiko, an Krebs und Burnout zu erkranken, schützen.

3.24.7 Die sogenannten Energiesparlampen sind Krankmacher

Die Spitze im Blaulicht schädigt die Augen, stört den Schlaf und verursacht Stress.

Eine Fehlentscheidung der EU-Politiker gegen die Gesundheit der Bevölkerung

Weiterführende Literatur

Kloog, I.; A.. Halm; R. G.. Stevens; M. Barchana; B. A. Portnow (2008): Light at night co-distributes with incident breast but not lung cancer in the female population of Israel. *Chronobiology International* **25(1)**, S. 65-81

Pichler, Ö. H. (2011): Das große Leuchten. Die globale Lichtverschmutzung und ihre biologischen, ökonomischen und ökologischen Konsequenzen. *raum und zeit* **174**, S. 55-58

Posch, T.; A. Freyhoff; T. Uhlmann (Hrsg.) (2011): *Das Ende der Nacht*. Die globale Lichtverschmutzung und ihre Folgen. Wiley VHC Verlag, Weinheim

Worme, Th.; C. Kastedt (2011): Lügendes Licht. Hirzel Verlag

Abbildung 32: Lichtspektren verschiedener Lichtquellen [Warms und Karstedt 2011]

Oberes Bild: Das Tageslichtspektrum des Sonnenlichts

Mittleres Bild: Das Licht der Glühbirne weist bereits erhebliche Veränderungen gegenüber dem Sonnenlicht aus. Die Blaubereiche sind schwächer, die Rotbereiche dagegen stärker vorhanden

Unteres Bild: Leuchtstofflampen weisen intensive Abweichungen vom Sonnenlicht aus. Sie strahlen ein unregelmäßiges Lichtspektrum aus. Es hat Spitzen im Blaubereich. Der Rotbereich fehlt vollständig

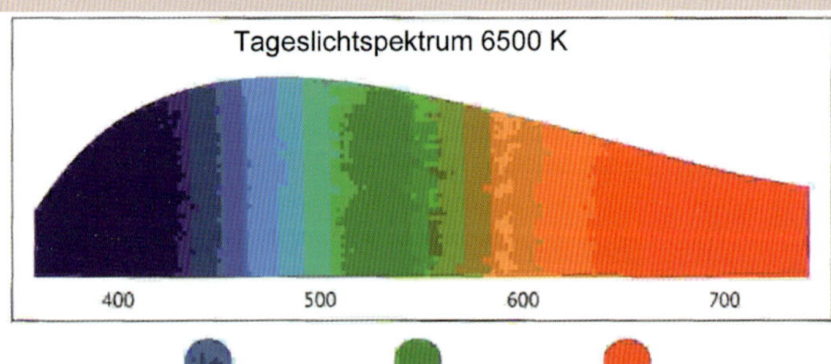

Das Licht der Sonne hat ein ausgeglichenes kontinuierliches Spektrum mit harmonischem Farbverhältnis

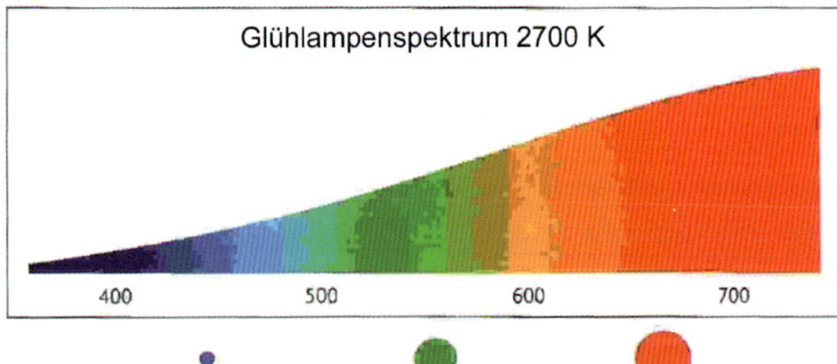

Glühlampenlicht zeigt wie das Sonnenlicht ein kontinuierliches Spektrum, allerdings ist der Blaubereich schwächer vertreten, der Rotbereich hingegen stärker

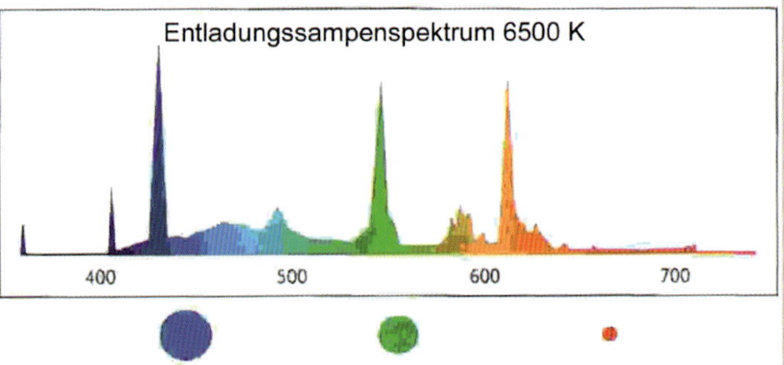

Leuchtstofflampen weisen ein unregelmäßiges Linienspektrum mit problematischen Energiespitzen im Blaubereich auf, der Rotbereich ist nur abgeschwächt vorhanden

3.25 Blaulicht zerstört das Sehorgan und stört den Schlaf

Das Auge ist das wichtigste Sinnesorgan des Menschen. Zirka 80 % aller Informationen nimmt er mit diesem Sehorgan auf. Über das Auge in Verbindung mit der Zirbeldrüse und dem Gehirn wird auch der Schlaf-Wach-Rhythmus durch den Hell-Dunkel-Wechsel, der durch die Rotation unseres Planeten bedingt ist, reguliert.

Die Natur für den Menschen ist die natürliche Helligkeit, wie wir sie tagsüber im Freien erleben.

In den letzten Jahrzehnten hat sich die Lebensweise vieler Menschen in der Art verändert, dass der Mensch nicht nur längere Zeit in Räumen mit künstlichem Licht verbringt, sondern dass er viele Stunden vor dem blauen Bildschirm des Computers, Laptops, Smartphones und Fernsehers sitzt und konzentriert in Nahdistanz darauf schaut.

Infolgedessen wird „**digitaler Sehstress**" und das „**Office-Augen-Syndrom**" verursacht, welches sich in trockenen Augen sowie Brennen und Jucken äußert und zur schnellen Ermüdung der Augen führt. Bei dem konzentrierten Sehen auf den Bildschirm vermindert sich die Lidschlagfrequenz. Dadurch wird der Tränenfilm nicht mehr gleichmäßig über das ganze Auge gestrichen. Das Auge wird trocken.

Aber es gibt noch einen weiteren Faktor, der dem Auge weh tut. Das ist der blaue Hintergrund der Bildschirme von Fernseher,

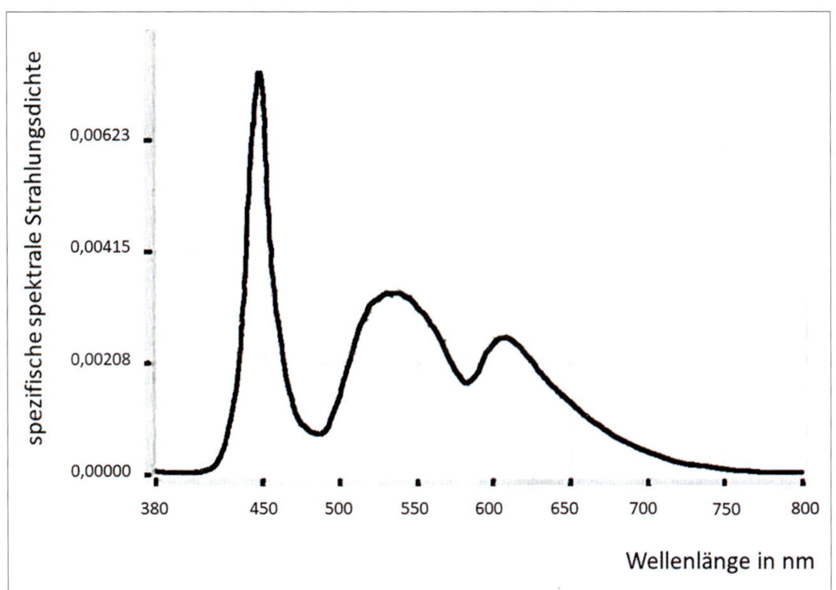

Abbildung 33: Die sichtbaren Lichtfrequenzen, wie sie vom Blaulichtschirm gesendet werden, mit dem Blaulichthöcker von 400-480 nm, der sehr gesundheitsstörend ist

Computer, Laptop und Smartphone. Dazu werden gewöhnlich Leuchtdioden (LED = light emitting diode) verwendet.

Das Licht der Sonne, das unsere Augen erreicht, ist für den Menschen das sichtbare Licht – zwischen einer Wellenlänge von 380 und 780 Nanometern – und die nicht sichtbare Strahlung im ultravioletten und Infrarotbereich. Dieses Spektrum des Sonnenlichts ist gleichmäßig über den gesamten Wellenlängenbereich verteilt. Das Spektrum von LEDs hingegen weist einen deutlichen Höcker im blauen Bereich von 400 bis 480 Nanometern auf. Dieses Licht ist energiereich und dringt – anders als UVB-Licht, das im vorderen Augenbereich absorbiert wird – fast ungefiltert durch das Auge auf die Netzhaut!

3.25.1 Foto-oxidativer Stress durch Blaulicht

Augenärzte haben festgestellt, dass Blaulichtstrahlungen der LED-Lampen zu „foto-oxidativem Stress" führen, der freie Sauerstoffradikale generiert. Dieser foto-oxidative Stress verursacht durch seine Aggressivität gegen die eigenen Zellen den Tod der Sehzellen in der Netzhaut. Diese Sehzellen können nicht mehr ersetzt werden. Die Folge davon ist Sehverlust bis zur Blindheit.

Forschungsergebnisse zeigen, dass das Blaulicht der digitalen Medien Makuladegenerationen auslöst, die heute schon bei vielen Menschen diagnostiziert werden, wenn sie das 50. Lebensjahr überschreiten.

Blaulicht ist auch ein starker Störfaktor für den Schlaf des Menschen. Die Sehzellen haben eine direkte Verbindung zur Zirbeldrüse und zum Gehirn. Sie signalisieren, wenn es dunkel wird, diesen Zustand zur Zirbeldrüse, welche dann das Schlafhormon Melatonin zur Verfügung stellt. Wenn die Menschen, besonders am Abend, unentwegt auf die Bildschirme der digitalen Geräte schauen, signalisieren die Sehzellen blaues Licht zum Gehirn. Das Gehirn erhält infolgedessen das Signal die Melatoninsekretion zu hemmen und Energiehormone wie Dopamin, Adrenalin und Kortisol zu aktivieren. Da diese Hormone nachhaltig wirken, ergeben sich erhebliche Einschlafstörungen.

3.25.2 Was kann man gegen das Blaulichtsyndrom tun?

1. Um gut zu schlafen, zwei Stunden vor dem Schlafengehen den Bildschirm abschalten und Spazieren gehen.
2. Am Tage, jede Stunde die Bildschirmarbeit unterbrechen und für 5-10 Minuten ins Freie gehen.
3. Während der Bildschirmarbeit bewusst mit den Augen blinzeln, um das Austrocknen des Auges zu verhindern.
4. Bei Kindern im Schulalter sollte das Verhältnis Bildschirmtätigkeit und Aufenthalt im Freien 1:4 bis 1:3 betragen. Im Vorschulalter sollte ein Kind weniger als 30 Minuten einen Bildschirm (z. B. Fernseher) betrachten.

Wenn Kinder zu wenig im Freien sind und lange vor dem Bildschirm sitzen, werden sie kurzsichtig. In Taiwan müssen die Kinder nach Vorschrift mindestens zwei Stunden ins Freie geschickt werden. Wissenschaftliche Untersuchungen ergaben, dass sich infolgedessen die Kurzsichtigkeit der Kinder in Taiwan erheblich verringerte.

Untersuchungen der Freiburger Universität zeigten, dass in Deutschland ein Drittel der Kinder und Jugendlichen kurzsichtig sind. Augenärzte machen dafür die Bildschirme der digitalen Systeme verantwortlich und schlagen Alarm.

3.26 Warum Wasser das lebenswichtigste Nahrungsmittel ist und Heilkraft besitzt

„Trinkwasser ist das wichtigste Lebensmittel; es kann nicht ersetzt werden.“ [Leitsatz der DIN 2000]

Die Güteanforderungen an Trinkwasser sind in Deutschland in der DIN 2000 und in den gesetzlichen Grundlagen, der Trinkwasserverordnung (TrinkwV) sowie in der „Allgemeinen Verordnung für die Versorgung mit Wasser“ (AVBWasserV) festgelegt.

Die Menschen verbrauchen viel Wasser, wissen aber nicht, was Wasser ist.

3.26.1 Der Umgang mit dem Wasser

Als das Wasser noch aus dem Dorfbrunnen geholt werden musste, wurde es hochgeschätzt. Das war noch vor 100 Jahren der Fall. Wasser hatte einen hohen Wert. Und heute? Keine Wertschätzung mehr! Jeder deutsche Bundesbürger soll täglich 150 l Wasser im Durchschnitt verbrauchen. Nur 3 % davon = 4,5 l werden zum Trinken und Zubereiten der Nahrung verwendet.

3.26.2 Zur Qualität des heutigen Wassers

Wenn es durch die Leitungsrohre fließt, wird es nicht verwirbelt, wie in einer Quelle oder einem Bach. Meist liegen die Wasserleitungen parallel zu elektrischen Leitungen und unterirdischen Kanälen. Da Wasser ein Informationsträger ist, wird es durch die Frequenz des E-Smogs negativ beeinflusst. Wir bekommen minderwertiges biophysikalisch „totes“ Trinkwasser.

Aber das ist noch nicht alles! Düngemittel und Pestizide dringen in das Grundwasser ein und belasten unser wichtigstes Lebensmittel. Wasser sollte daher heute wie früher immer eine hohe Wertschätzung erfahren.

„Lernt das Wasser und seine Anwendung und Wirkungen recht kennen und es wird Euch Hilfe bringen.“ [Sebastian Kneipp, 1821-1891]

3.26.3 Hydrotherapie

Als Hydrotherapie wird heute eine naturheilkundliche Behandlung mit warmem und kaltem Wasser verstanden. Diese Definition umfasst nicht alles. Denn sowohl Sebastian Kneipp als auch Vincens Prießnitz (1799-1851) haben viel mehr Formen der Hydrotherapie angewendet und diese waren effektiv. Heute sind als Hydrotherapie zu bezeichnen

- Wechselduschen
- Wickel verschiedener Art mit Wasser
- Sauna, Dampfbäder
- Wassertreten
- Wassergüsse
- Bäder verschiedenster Art
- Hydrocolontherapie zur Darmreinigung
- Anregung zur ausreichenden Wasserzufuhr im alltäglichen Leben

Besonders ältere Menschen müssen angehalten werden ausreichend natürlich reines Wasser zu trinken. Wassermangel kann viele Beschwerden hervorrufen, wie z. B. folgende:

3.26.4 Psychische Störungen bei Wassermangel des Menschen

- unmotivierte Müdigkeit und Gliederschmerzen
- unmotivierte Reizbarkeit und Erregbarkeit
- Hitzegefühl
- Ängste
- Mutlosigkeit
- Depressionen
- schwerer Kopf, Kopfschmerzen
- Schlafstörungen
- Wut und schnelles Aufbrausen
- grundlose Ungeduld
- Aufmerksamkeitsdefizite
- Kurzatmigkeit bei gesunden Menschen
- übermäßig großes Verlangen nach industriell hergestellten Getränken [nach Batmanghelidj 2005]

Die WHO gibt eine Trinkwasserbedarfsschätzung von etwa zwei Liter für einen Menschen mit 60 kg, für Kinder mit einem Körpergewicht mit 10 kg ein Liter pro Tag an. Der Bedarf von Wasser für den Menschen hängt von vielen Faktoren ab, z. B. Hitze, Körperbewegung.

Nach Batmanghelidj [2005] sollte ein erwachsener Mensch, vor allem ältere Menschen, bei normalen Außentemperaturen 2-3 Liter pro Tag zu sich nehmen.

Studien und praktische Erfahrungen zeigen, dass älter werdende Menschen zu wenig trinken. Das führt zur „Austrocknung" der Zellen, wodurch der Regulationsstarre und dem biologischen Alterungsprozess der extrazellulären Matrix Vorschub geleistet wird. Wichtig ist dabei aber noch zu wissen, dass nicht jede Flüssigkeit Gutes im menschlichen Körper bewirkt.

Cola und andere Limonaden sowie Kaffee sind nicht unbedingt empfehlenswert.

Auf jeden Fall ist reines Wasser unser wichtigstes Lebensmittel. Wasser gilt mindestens seit der Antike als ein effektives Heilmittel gegen viele Erkrankungen.

3.26.5 Weshalb Wasser so wichtig ist

- Ohne Wasser gibt es kein Leben
- Wasser erzeugt in jeder Körperzelle gemeinsam mit Salzen und Mineralien elektrische und magnetische Energie
- Wasser liefert die Kraft zum Leben
- Wasser ist Hauptlösungsmittel für Mineralien und Vitamine
- Wasser ist Transportmittel für alle Stoffe im Körper, einschließlich Sauerstoff
- Wasser liefert Kraft und elektrische Energie für alle Funktionen des Gehirns
- Wasser ist ein Informationsträger; ähnlich dem SiO_2 (z. B. Quarz)

3.26.6 Das Wassersystem des Menschen

70 % der Oberfläche unseres Planeten sind mit Wasser bedeckt und liegen größtenteils als Salzwasser, d. h. als Sole vor. Auch Süßwasser stellt ein Sol dar. Auch der Mensch besteht aus 70 % Wasser und alle Körperflüssigkeiten sind Sole, also Mineralsalzlösungen. Die ersten neun Monate befindet sich der heranwachsende Mensch im Mutterleib in einer soligen Flüssigkeit.

Kaum bekannt ist das flüssige Bindegewebe, das als Grundsubstanz der extrazellulären Matrix bezeichnet wird und alle Grundregulationen im menschlichen Körper gewährleistet. Diese Grundsubstanz der extrazellulären Matrix ist das Transitgebiet zwischen Blut-Lymphsystem und den spezifischen Zellverbänden. Dieses flüssige Bindegewebe, die Grundsubstanz der extrazellulären Matrix, in der sich Zellen und andere Regulationselemente befinden, sind solig und somit eine Kolloidalflüssigkeit.

Beim erwachsenen Menschen hat dieses solige flüssige Bindegewebe eine Ausdehnung unter der Haut von 3 m^2, im Atmungssystem von 80 m^2 und im Verdauungssystem bis 400 m^2.

Alle Körperflüssigkeiten befinden sich im kolloidalen Zustand.

Der Wasserhaushalt und seine Regulation sind lebenswichtig. Vor allem gibt es ein Zusammenspiel zwischen Körperflüssigkeit und Elektrolyten. Wasser ist für die Neurotransmitterproduktion erforderlich. Auch für die Säure-Basen-Balance und die Osmose ist Wasser enorm wichtig. Neurotransmitter sind Botenstoffe des Gehirns.

3.26.7 Wasser ist ständig in Bewegung

Wie das Wasser in der Natur, in Bächen, Flüssen und Ozeanen in ständiger Bewegung ist (Wellen, Wirbel, Strudel), ist auch das Wasser in den Flüssigkeitssystemen in unserem Körper ständig im Fluss.

3.26.8 Das Herz ist keine Pumpe, sondern eher eine Turbine

Das „Panta rhei" (alles fließt) von Heraklit gilt auch für den Lebenssaft der Menschen, das Blut. Das Herz ist keinesfalls eine Pumpe, sondern wie der Nobelpreisträger Dr. Alexis Carrel bereits postulierte, eher eine Turbine, die Wirbel erzeugt, wie sie Schauberger

[1991] bei fließenden Gewässern beobachtet hat. Wenn das nicht so wäre, würde das Blut nicht bis in die haardünnen Kapillaren gelangen und auch nicht von den Venen zum Herzen zurückfließen. Der Blutkreislauf folgt Gesetzen der Levitation, die den kolloidalen Charakter des Blutes voraussieht. Das Gleiche gilt auch für das Lymphsystem, welches parallel zum Blutgefäßsystem verläuft und keine „Pumpe" hat. **Aktuelle wissenschaftliche Ergebnisse belegen, dass Blutgefäß- und Lymphgefäßsysteme zum „Panta rhei" die Körperbewegung dringend benötigen**. Beim Dauersitzen kommt es zum Stau und zu den bekannten Herz-Kreislauf-Erkrankungen.

3.26.9 Was ist Wasser?

Chemisch wird Wasser als H_2O angegeben.

$H^{(+)}$ = Wasserstoff, ein Gas, elektrisch positiv geladen

$O^{(-)}$ = Sauerstoff, ein Gas, elektrisch negativ geladen

Reines Wasser besteht in seiner konstanten Zusammensetzung aus 11 Prozent Masseanteil Wasserstoff und zu 89 Prozent Masseanteil aus Sauerstoff. Die elektrische Verbindung der beiden gasförmigen Elemente ergibt einen völlig neuen Stoff mit einzigartigen Eigenschaften – Wasser.

3.26.10 Wasser unter physikalischen Aspekten

Unter physikalischem Aspekt besteht Wasser aus kleinen oder größeren zusammengeschlossenen Gebilden, die als Cluster bezeichnet werden. Zwischen den Clustern befinden sich Hohlräume, in denen z. B. Substanzen Platz finden, die sich im Wasser befinden, bzw. in das Wasser gegeben werden. Diese Hohlräume werden als Vakuumzonen bezeichnet. In dieser befinden sich aber Elektrolyte.

Je größer die Wassercluster sind, umso geringer ist die Anzahl von Vakuumzonen und desto geringer ist die innere Oberfläche und die Grenzflächenenergie. Ein Wasser mit geringerer Grenzflächenenergie ist reaktionsträge und als Trinkwasser minderwertig. Wasser mit kleineren Clustern besitzt eine große Grenzflächenenergie und kann daher sehr reaktionsaktiv wirken.

Wenn die Cluster kleiner als 100 nm (Nanometer) sind, haben wir ein kolloidales Wasser vorliegen, welches eine hohe physikalische Wasserqualität aufweist.

Tabelle 1: Vergleich der Eigenschaften von Wasser, Wasserstoff und Sauerstoff [In: Brown, Th. L. (1985): Chemistry. Central Science, 3rd Ed., Prentice-Hall Inc.]

	Wasser	Wasserstoff	Sauerstoff
Aggregatzustand*	flüssig	gasförmig	gasförmig
Siedepunkt	100°C	-253°C	-183°C
Dichte*	1,00 g/ml	0,090 g/l	1,43 g/l
brennbar	nein	ja	nein

* bei Raumtemperatur und normalem Luftdruck

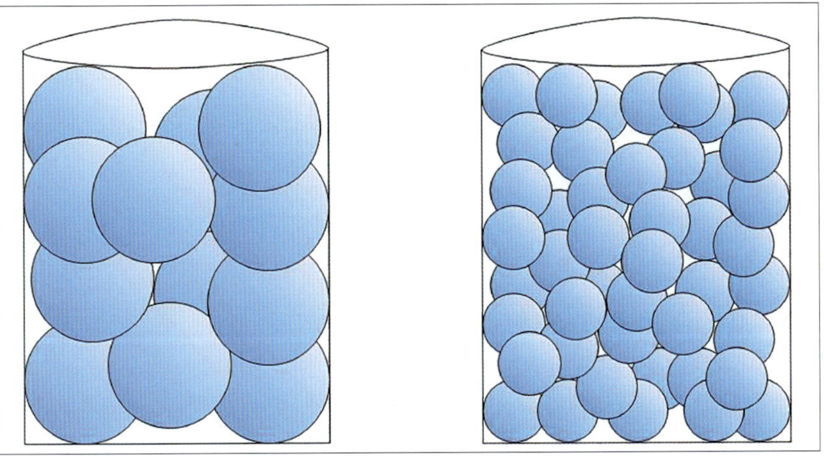

Abbildung 34:
Wasser mit Clustern [nach Zerluth, Gienger 2004]
links: große Cluster - kleine innere Oberfläche, z. B. Cluster 1 mm Durchmesser
rechts: kleine Cluster - große innere Oberfläche, z. B. Cluster 100 nm

3.26.11 Wasser gehorcht nicht den physikalischen Gesetzen. Die physikalischen Anomalien des Wassers

Infolge der Clusterbildung hat das Wasser, verglichen mit den Gesetzen der klassischen Physik und Chemie, „Anomalien“. Die „Anomalie“, die Abweichung ist es aber, die das Wasser so lebensnotwendig macht [Hacheney 1994].

In seinem Buch „Wasser und Sauerstoff-Energetisierung“ schreibt Prof. Dr. Ivan Engler: „Wasser benimmt sich anders, als es die Wissenschaftler aufgrund der atomaren Zusammensetzung des Wassers erwartet haben, es verhält sich abnormal, extrem anpassungsfähig, was als wichtigste Voraussetzung für Intelligenz gilt. Wasser ist ein ausgesprochener Individualist, eine Mischung aus einem Allroundkünstler, einem Naturwissenschaftler und einem Illusionisten. Die Schneeflocken sind ein treffendes Beispiel dafür.“

Kritischer Punkt Siedepunkt Gefrierpunkt	374°C 100°C 0°C	statt 50°C statt -100°C statt -120°C
Verdampfungswärme Schmelzwärme Spezifische Wärme Verdampf. Entropie	9,7 kcal/mol 1,4 kcal/mol 18 cal/grad mol 26 cal/grad mol	statt 4 kcal/mol statt 0,5 kcal/mol statt 9 cal/grad mol statt 19 cal/grad mol
Dichte Molvolumen Volumenveränderung beim Gefrieren	1 g/cm³ 18 cm³/mol Vergrößerung	statt 0,5 g/cm³ statt 40 cm³/mol statt Verkleinerung
Viskosität Oberflächenspannung	1,7 c-Poise 75 dyn/cm	statt 0,2 c-Poise statt 7 dyn/cm

Tabelle 2:
„Anomalien“ des Wassers [Engler 1996]

3.26.12 Wasser kommt in vier Aggregatzuständen vor

In der Schule haben wir gelernt, dass Wasser drei Aggregatzustände hat: fest (Eis), flüssig und gasförmig (Dampf). Gerald H. Pollack, Professor für Bioengineering in Seattle (USA, 2015) hat entdeckt, dass Wasser einen vierten Aggregatzustand hat, welcher zwischen fest (Eis) und flüssig liegt. Pollack [2015] nennt diesen Zustand, der nicht flüssig und auch nicht fest ist, „Ausschlusszone". Dieser Begriff ist i. S. d. Allgemeinverständlichkeit unklar. Es wurden auch Halbflüssigkeitszustand oder Flüssigkristallzustand als Begriff diskutiert. Da Kristallwasser im menschlichen Körper beschrieben wurde, z. B. in den Augen, ist es wohl angezeigt, diesen Zustand als kristallin zu bezeichnen.

Da Pollack diesen Zustand mit rohem Eiweiß vergleicht, ist mit Sicherheit der kolloidale Zustand gegeben.

Die Körperflüssigkeiten Blut, Serum, Lymphe, die alle kolloidal sind, fühlen sich auch wie rohes Eiweiß an. Es wäre sinnvoll und real, diesen vierten Aggregatzustand als kolloidal zu bezeichnen.

3.26.13 Wasser und Siliziumdioxid – ein untrennbares Zwillingspaar

Als erste materielle Erscheinung entstanden auf unserem Planeten Mineralien, die mit ihrer kristallinen Struktur Tetraederkonfiguration aufwiesen. Da die Erde zu einem großen Teil aus Silikaten, besonders aus dem Siliziumdioxid, bestand und noch besteht, hat das Wasser der heutigen Ozeane in seiner kristallinen Tetraederstruktur einen mineralisch „gleich strukturierten und gleichgesinnten Partner". Elektronentetraeder der Wassermoleküle und der Siliziumdioxidmoleküle haben große Ähnlichkeiten.

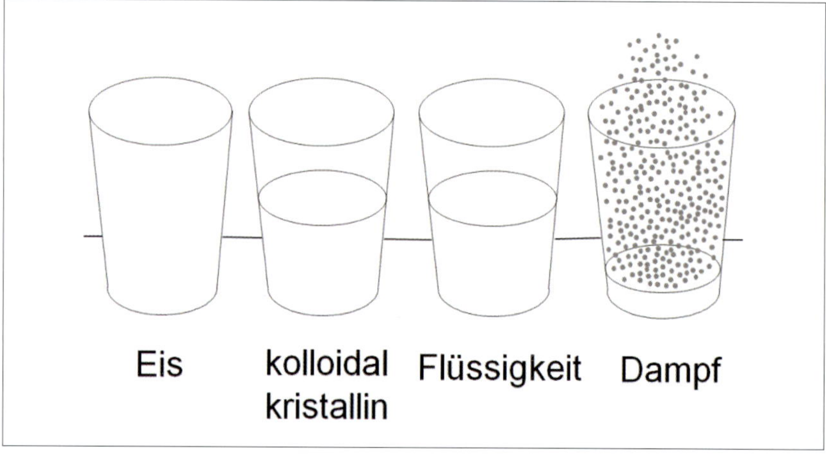

Abbildung 35: Die vier Aggregatzustände nach Gerald H. Pollack [2015]

Wassermolekül

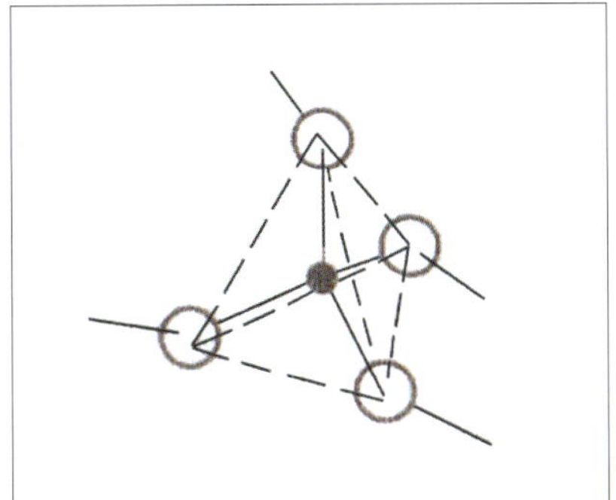

Siliziummolekül

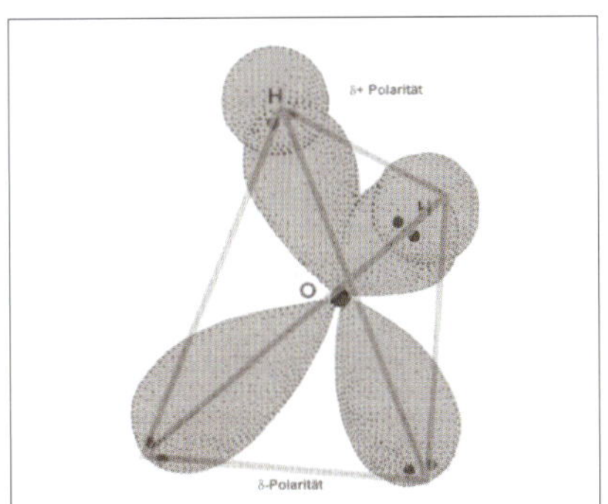

Da vom SiO_2 (Siliziumdioxid) bekannt ist, dass es Informationen speichern und weiterleiten kann, ist logischerweise anzunehmen, dass auch das Wasser diese Fähigkeit besitzt, was zwischenzeitlich bestätigt worden ist. [Pollack 2015]

Siliziumdioxid vermag Schwingungen (Frequenzen) auszustrahlen, Bioresonanz zu erzielen, sowie Informationen und Energie zu speichern und auch zu senden. Siliziumdioxid in Form von Quarz ist heute als Informationsträger aus der Computertechnik nicht wegzudenken.

3.26.14 Wasser ein Informationsträger

Dem Wasser ist es dank seiner kristallinen Tetraeder- und Clusterstruktur auch gegeben mit Schwingungen in Resonanz zu treten, so wie das von kristallinen Tetraederstrukturen des SiO_2 (Quarz) bekannt ist. Wasser kann daher mit elektromagnetischen Schwingungsmustern genauso wie mit Quarz, z. B. auch mit Funkwellen in Resonanz treten. So konnte die japanische Wasserforscherin Masaru Emoto mittels Fotoaufnahmen von Eiskristallen nachweisen, dass Gedanken, Emotionen und Gebete die Struktur des Wassers verändern und die Informationen gespeichert werden können.

Heute ist bekannt, dass Wirkmechanismen homöopathischer Mittel auf dieser Eigenschaft des Wassers beruhen, indem sie in Bioresonanz treten und Informationen vom Stoff in lebende Organismen einzuspeichern vermögen.

Empfehlung

Nutzen Sie das Wasser als wichtigstes Lebensmittel und schützen Sie es gegen Verschmutzungen, Missbrauch und Profitgier

Weiterführende Literatur

Ferreira, P.; K. Hecht (2017): *Wasser und seine Salze – magische Lebensenergie für unser Bewusstsein*. Michaels Verlag, 487 Seiten, ISBN 978-3-89539717-2

3.27 Die Heilkraft des Wassers

Der menschliche Körper besteht zu etwa 75 % aus Wasser und zu etwa 25 % aus festen Stoffen. Das Gehirn des Menschen ist ein Organ aus 86 % Wasser. Es ist sehr empfindlich gegen Wassermangel. Untersuchungen und praktische Erfahrungen zeigen, dass älter werdende Menschen zu wenig trinken. Das führt zur „Austrocknung" der Zellen, wodurch der Regulationsstarre und dem biologischen Alterungsprozess der extrazellulären Matrix Vorschub geleistet. Wichtig ist dabei aber noch zu wissen, dass nicht jede Flüssigkeit Gutes im menschlichen Körper bewirkt. Cola und andere Limonaden sowie Kaffee sind nicht unbedingt empfehlenswert. Auf jeden Fall ist Wasser das beste Getränk. Wasser gilt spätestens seit der Antike als ein effektives Heilmittel gegen viele Erkrankungen.

Hippokrates (~ 470 v. Chr.) verordnete im Rahmen von Asklepioskuren Wasser zur Senkung von Fieber.

- Heilbäder (kalt ↔ warm im Wechsel)
- Umschläge mit Wasser
- Trinken von Heilwasser

Was ist Wasser?

- Wasser ist eine Elektrolytflüssigkeit
- Wasser - **keine neutrale** Flüssigkeit
- Ionenzusammensetzung des Wassers sehr unterschiedlich
- Wasser – eine lebende Natursubstanz
- Wasser – ein heilender Wirkstoff ohne unerwünschte Nebenwirkungen

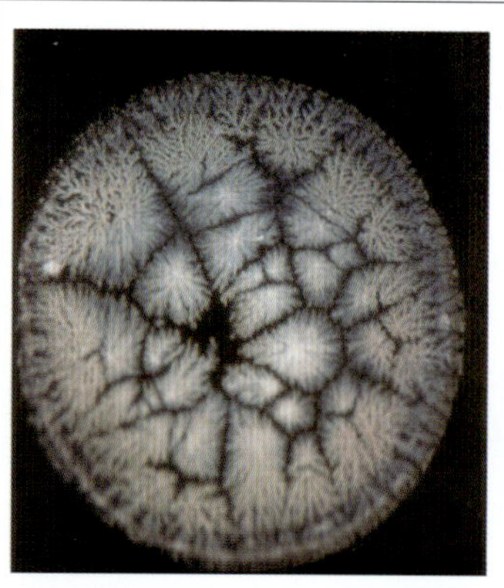
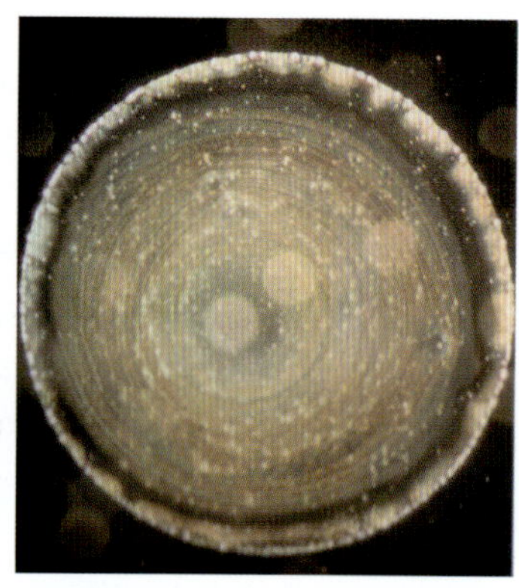
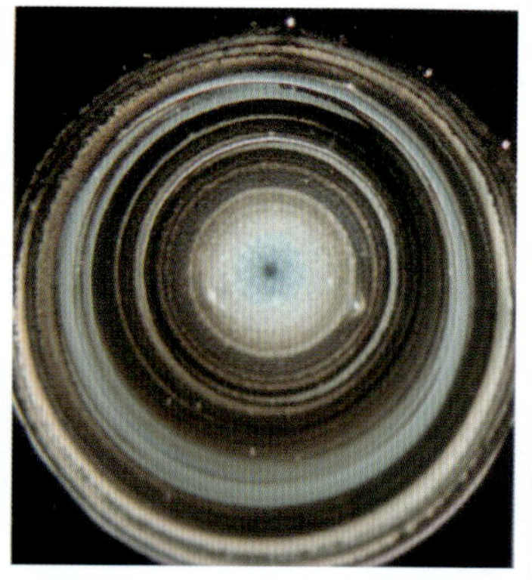

Abbildung 36:
Kristallisierte Wassertropfen aus verschiedenen Quellen mit charakteristischer Struktur für das jeweilige Gewässer [Kröplin 2001]]
links: Bodensee-Wasser; Mitte: Brunnen in Rothenburg; rechts: Brunnen im Elsass
Wasser ist keine neutrale Flüssigkeit

Der Wasserhaushalt und seine Regulation sind lebenswichtig. Vor allem gibt es ein Zusammenspiel zwischen Körperflüssigkeit und Elektrolyten. Wasser ist für die Transmitterproduktion erforderlich. Auch für die Säure-Basen-Balance und die Osmose ist Wasser ganz wichtig.

Im menschlichen Körper spielen zwei „funktionelle Arten“ von Wasser eine Rolle.

1. Das aktive Wasser, vor allem für die Regulierung der Osmose. Dabei ist intrazelluläres und extrazelluläres Wasser vorhanden. Die Wasserzufuhr in die Zelle spielt sich an der Zellmembran ab, die semipermeabel (halbdurchlässig) ist.
2. Freies Wasser als Reserve für neue biochemische Reaktionen innerhalb und außerhalb der Zelle. Dieses befindet sich vor allem in der extrazellulären Matrix.

Bei Wassermangel, also wenn zu wenig getrunken wird, werden

- 60 % des intrazellulären Wassers
- 20 % des extrazellulären und
- 8 % Wasser aus der Blutflüssigkeit

aufgebraucht. Infolgedessen verdursten die Zellen. Sie nehmen Trockenpflanzen-Struktur an. Daraus entwickeln sich Entzündungen und chronische Erkrankungen.

In diesem Zusammenhang sind noch zwei Begriffe wichtig.

1. Hydratation = Anreichern des Gewebes des menschlichen Körpers mit H_2O
2. Dehydratation = Austrocknen des menschlichen Körpers durch mangelnde Zufuhr von H_2O → Verdurstung

3.27.1 Sie sind nicht krank – Sie sind durstig

Nun haben die wissenschaftlichen Arbeiten des iranischen Arztes F. Batmanghelidj in den letzten Jahren großes Aufsehen erregt. Das erster seiner sechs Bücher, die auch in deutscher Sprache erschienen sind, trägt den Titel „Sie sind nicht krank, sie sind durstig“. Um diesen Titel und die Konzeption von Dr. Batmanghelidj zu verstehen, muss man seine Geschichte (Biografie) kennen.

3.27.2 Die Biografie eines berühmten Wasserforschers

Er ist 1931 in Teheran geboren, studierte an der Elite-Universität in Edinburgh (England) und verfasste seine Doktorarbeit unter Anleitung des Entdeckers des Penicillins, Nobelpreisträger Sir Alexander Fleming (1881-1955). 1979 gründete er in Teheran ein Medizinisches Zentrum für Familien. Im gleichen Jahr war die Revolution im Iran. Er sollte, weil er Mitglied einer wohlhabenden Familie war, zum Tode verurteilt werden und wurde in das Massengefängnis Evin (mehrere Tausend Häftlinge) gebracht.

Eines Nachts schrie und krümmte sich ein Häftling, weil er unerträgliche Magenschmerzen hatte. Dr. Batmanghelidj wurde als Arzt gerufen. Er war der einzige Arzt. Da er keine Medikamente hatte, gab er dem Häftling ein Glas Wasser. Ergebnis: Die Schmerzen ließen nach. Dann gab er nach einer halben Stunde ein zweites Glas Wasser und der Häftling war schmerzfrei. In den folgenden Tagen kamen viele Häftlinge mit Schmerzen, vor allem mit Magenschmerzen zu Batmanghelidj und er konnte ihr Leiden immer mit Wasser beseitigen. Da er bei Nobelpreisträger Sir Alexander Fleming promoviert und eine gute wissenschaftliche Schulung hatte, packte ihn der Forscherdrang. Er protokollierte jede seiner Wasser-Behandlungen. Nach einigen Monaten hatte er so viele Daten gewonnen, dass er sie zu einer wissenschaftlichen Arbeit zusammenfassen konnte. Er übergab dem Richter, der seine Todesstrafe bestätigen sollte, diese Arbeit mit den Worten „Ich habe hier eine einzigartige Entdeckung gemacht, die Behandlung von Magengeschwüren mit Wasser. Wenn Sie mich auch erschießen, dann soll aber die Welt von dieser Entdeckung erfahren und auch davon, welche wissenschaftlichen Entdeckungen im Iran möglich sind." Seine Todesstrafe wurde in eine Gefängnisstrafe umgewandelt. Der Artikel mit diesen Forschungsergebnissen wurde 1982 im „Iranian Medical Council Journal" veröffentlicht. Innerhalb von 31 Monaten seiner Gefangenschaft behandelte er durch Wasserapplikation über 3.000 Patienten mit Magenschmerzen, im „größten Stresslabor der Welt", wie er formulierte. Er sollte vorzeitig entlassen werden, arbeitete aber vier Monate weiter im Gefängnis, um seine wissenschaftlichen Untersuchungen abzuschließen.

Nach seiner Entlassung aus dem Gefängnis 1982 begab er sich in die USA und führte dort seine Untersuchungen weiter, die ihn weltberühmt machten. Er konnte nachweisen, dass viele Erkrankungen mit auf die Dehydratation der Zellen zurückzuführen sind, weil viele Menschen zu wenig trinken oder zu wenig Wasser und dafür unphysiologisch wirkende Getränke. Die Dehydratation der Zellen führt zu Entzündungen, zu Schmerzen und zur Degeneration der Gewebe. Batmanghelidj beobachtete, dass das Durstgefühl mit zunehmendem Alter nachlässt und wenn ein älterer Mensch Durst verspürt, die Dehydratation der Zellen bereits im vollen Gange ist. Regelmäßiges Wassertrinken (ich empfehle und praktiziere es auch selbst, jede Stunde tagsüber ein Glas Wasser) ist besonders im Alter sehr wichtig.

3.27.3 Knieschmerz kann Wassermangel sein

In Abbildung 37 ist die Dehydratation infolge Wassermangels im Kniegelenk dargestellt, wodurch es zu Degeneration des Knorpelgewebes und zu Schmerzen kommt.

Die Gelenkbewegung führt zu einem Vakuum im Gelenk. Wasser wird durch den Knochen und die Knorpelschicht in den Gelenkhohlraum gesogen – falls genügend vorhanden.

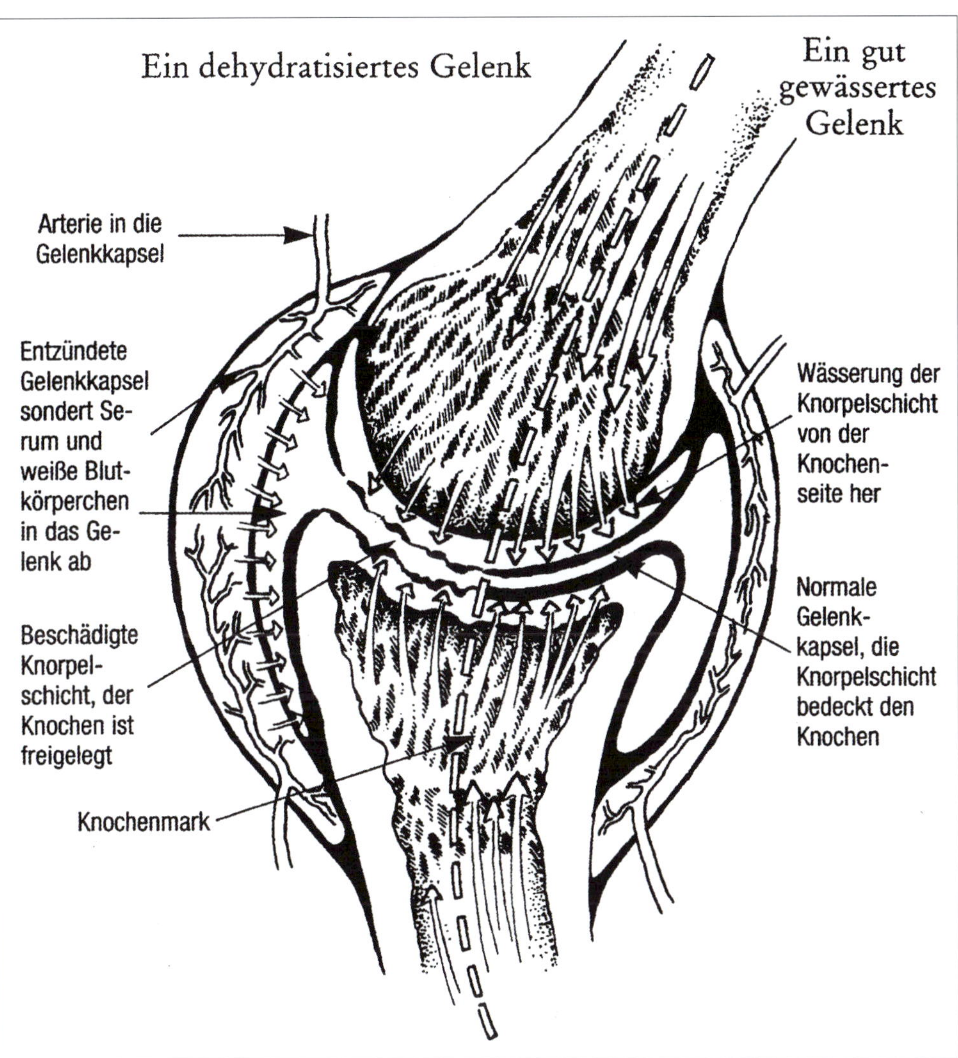

Abbildung 37: Ein gut gewässertes und ein dehydratisiertes Gelenk – ein Vergleich [Batmanghelidj 2004]

3.27.4 Magenschmerzen und Reflux = Wassermangel

In Abbildung 38 wird die Dehydratation in der Magenschleimhaut demonstriert. Infolge von Wassermangel wird die Salzsäurekonzentration im Magen erhöht. Das führt zu Entzündungen und zur Degeneration der Magenschleimhaut, also zu Magengeschwüren (Bakterien setzen sich in den Magen- und Darmgeschwüren erst später fest.)

Abbildung 38:
Dehydratation im Magen und Zwölffingerdarm
[Batmanghelidj 2004]

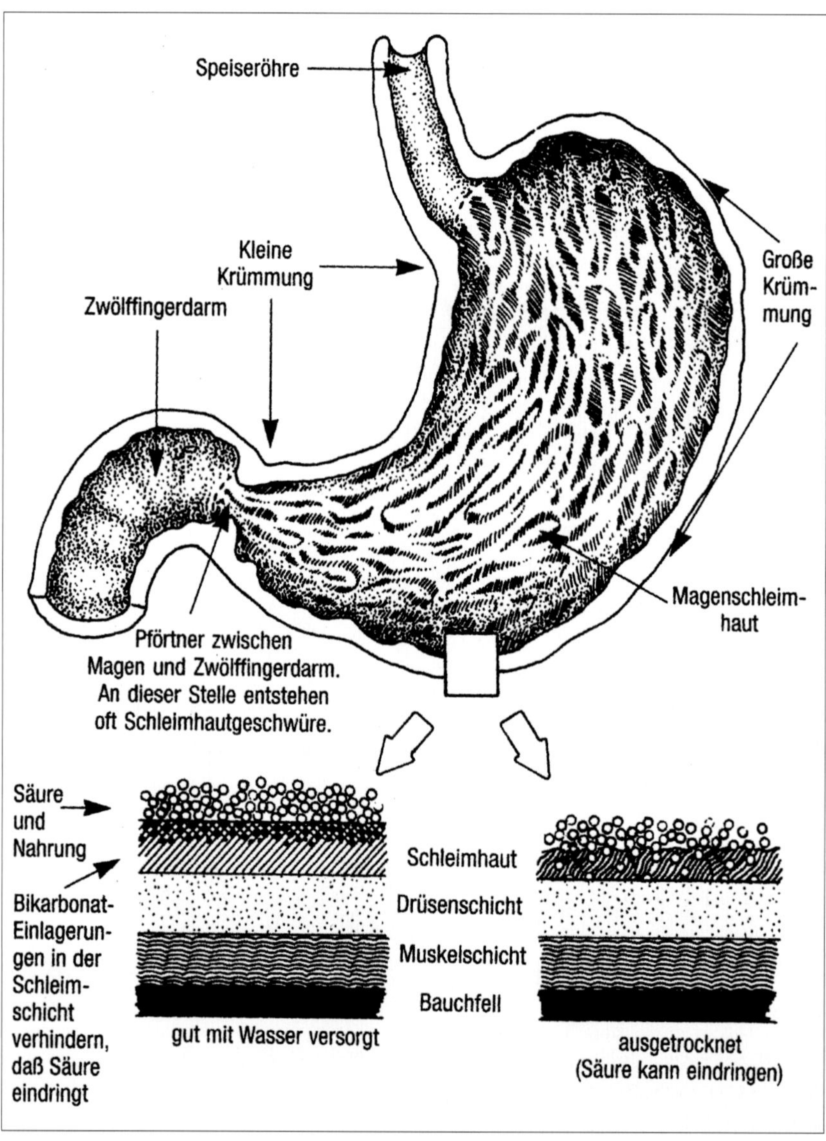

Ich selbst habe viele Patienten mit starkem Sodbrennen und starkem Reflux mit Wasser (jede Stunde ein Glas Wasser tagsüber) von ihrem Leiden befreien können. Sodbrennen ist ein entzündungsfördernder Faktor, der die Regulationsstarre verursachen kann.

3.27.5 Autoimmunerkrankungen = Wassermangel

Bei Autoimmunerkrankungen spielt nach Batmanghelidj [2004] der Wassermangel eine große Rolle, weil infolgedessen freie Radikale gebildet werden. So wie ich es auch pflege, empfiehlt er bei der Einnahme von Antioxidantien viel Wasser zu trinken, um die toxischen Abbauprodukte zu beseitigen.

Batmanghelidj hat sich auch intensiv mit der Wassertherapie bei Krebskranken beschäftigt. Er beschreibt u. a., dass das Histamin bei Wassermangel pathologische Prozesse auslöst und zwar wie folgt. „Wie Histamin bei dauerhaftem Wassermangel das Immunsystem blockiert, ist einfach zu verstehen. Alle weißen Blutkörperchen (Leukozyten) im Körper haben Histaminrezeptoren. Zwei Arten von Lymphozyten, die zu den Leukozyten gehören, sind am Kontrollsystem des Immunsystems beteiligt: die „Helferzellen" und „Suppressorzellen". Das Knochenmark enthält doppelt so viele Suppressorzellen wie Helferzellen. Die Suppressorzellen verhindern die Knochenmark bildenden Prozesse. So kommt es bei Wassermangel zur Hemmung der normalen Aktivität des Knochenmarks, was dazu führt, dass das Immunsystem den Bedürfnissen des Körpers nicht mehr gerecht werden kann."

Wasser hat auf jeden Fall keine unerwünschten Nebenwirkungen, aber dafür viele gesundheitsfördernden Wirkungen. Das wussten schon die Ärzte in der Antike. Wasser ist außerdem das wichtigste Lebensmittel des Menschen.

Empfehlung nach Sebastian Kneipp (1821-1891):

**„Wer nicht jeden Tag etwas Zeit für die Gesundheit aufbringt,
muss eines Tages mehr Zeit für die Krankheit opfern."**

Denken Sie daran:
Wasser ist das beste Lebensmittel!
Wasser ist ein gutes Heilmittel!

Weiterführende Literatur

Batmanghelidj, F. (2005): *Sie sind nicht krank, sie sind durstig*. VAK-Verlags GmbH, Kirchzarten

Ferreira, P.; K. Hecht (2017): *Wasser und seine Salze – magische Lebensenergie für unser Bewusstsein*. Michaels Verlag, 487 Seiten, ISBN 978-3-89539717-2

Kröplin, B. (Hrsg.) (2001): *Welt in Tropfen – Gedächtnis- und Gedankenformen in Wasser*. Stuttgart. Buch zur Ausstellung „Lernt das Wasser und seine Anwendung und Wirkung kennen und es wird Euch Hilfe bringen."

3.28 Die kolloidalen Flüssigkeiten sind der Lebenssaft aller Lebewesen, Menschen, Tiere, Pflanzen

Kolloide sind kleinste, energetisch-elektrisch negativ oder positiv geladene, im Wasser gelöste Partikel mit hohem Zeta-Potential, die von den Zellen verwertet werden können. Kolloide besitzen eine große Oberfläche und große Oberflächenenergie mit starker Wirkung von physikalischen, chemischen und biologischen Reaktionen. Kolloide können sehr langlebig sein, besonders die kleinsten (> 100 Jahre). Wasserkolloide könnte man hinsichtlich ihrer elektrischen Ladung und biologischen Wirksamkeit mit energetisierten, hydratisierten Sauerstoff-Ionen (negativ oder positiv geladene O_{2-} oder O_{2+}) vergleichen [Engler 1996].

Kolloide sind Stoffe in einem Verteilungszustand, bei denen die dispersen Teilchen nur ultramikroskopisch nachzuweisen sind. Der kolloidale Zustand, gewöhnlich als kolloidale Phase bezeichnet, ist eine besondere Verteilungs- oder Zustandsform der Materie. **Die Natur ist kolloidal**.

Die Dispersionsmittel in Kolloiden können fest, flüssig und gasförmig sein. Sol liegt vor, wenn die Teilchen der dispersen Phase relativ frei voneinander existieren. Gel liegt vor, wenn die Teilchen der dispersen Phase netzartig miteinander verbunden und schwer gegeneinander verschiebbar sind. Gasförmige Kolloide werden als Aerosole bezeichnet.

Das Wort Kolloid wird vom Altgriechischen Wort Kolla abgeleitet und bedeutet so viel wie Leim. Alle unsere Körperflüssigkeiten haben kolloidalen Charakter. Wenn man Schleim oder Blut zwischen zwei Finger nimmt, fühlen sich diese Flüssigkeiten leicht gleitend „klebrig“ an. Kolloidale Flüssigkeiten könnte man als Gleitwasser im Unterschied zu Lösungen (Salzwasser) und Zerstreuungen (Suspension) als Schmutzwasser bezeichnen.

Ein Kolloid besteht aus einem Dispersionsmittel, z. B. Flüssigkeiten in einer stabilen Verteilung von Teilchen, die zwischen 1 bis 100 Nanometer (nm) zu messen sind. Teilchen im Kolloid sind Atome, Elektrolyte, Moleküle oder kleine kristalline Aggregate (Zusammenballungen). Flüssige Kolloide werden als Sol bezeichnet, feste als Gel und gasförmige als Aerosol.

Nach der Form werden die Teilchen in einem Dispersionsmittel (Wasser) als kugelförmige Kolloide, z. B. Glykogen, und fadenförmige Kolloide, z. B. Eiweiße, beschrieben. Es wird ein kolloidosmotischer Druck beschrieben. Dieser Druck ist abhängig von der Konzentration der in einem Dispersionsmittel befindlichen Teilchen. Für das Blutplasma wird ein kolloidosmotischer Druck von 3,2 kP (= 1/20 des Atmosphärendrucks) angegeben.

Unter dem Aspekt der Dispersion (Verteilung) werden nach der Größe der in Flüssigkeiten verteilten Teilchen drei Formen von Dispersoiden unterschieden.

1. **Grobdisperse Phase** = Suspension, also eine grobe Aufschwemmung. Sie besteht aus Teilchen größer als 100 nm (z. B. Tierkohleteilchen nach Schütteln im Wasser).
2. **Kolloiddisperse Verteilung** = kolloidale Lösung (Klebwasser). Sie besteht aus **Teilchengrößen 1-100 nm**. Die Teilchen stehen untereinander in einem Spannungsverhältnis und entziehen sich daher der Gravitation. Beispiel: Kolloidales Siliziumdioxid. Dieses wird als Prototyp für Kolloide beschrieben.
3. **Molekulare oder ionendispersive Verteilung** (Salzwasser) mit Teilchengrößen unter 1 nm. Beispiel: Alle Lösungen von niedermolekularen Substanzen in molekularer oder ionisierter Form, z. B. Kochsalzlösung.

Die kolloidale Verteilung nimmt also eine Mittelstellung zwischen Suspensionen und echten Lösungen ein.

Die Verteilungsformen von Teilchen in Flüssigkeiten werden als Dispersoide bezeichnet [Ostwald 1909].

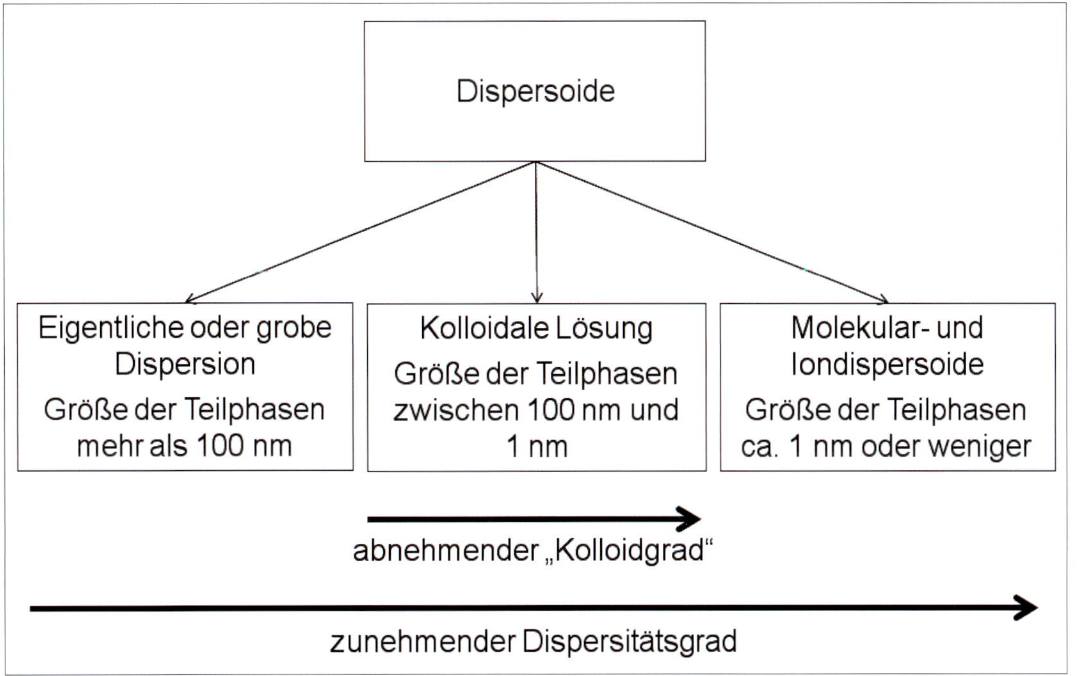

Abbildung 39: Dispersoide [nach Ostwald 1909]

3.28.1 Charakterisierung der kolloidalen Dispersion

(Auch wird der Begriff kolloidale Phase oder kolloidaler Zustand verwendet.)

1. Die Kolloidteilchen befinden sich ungelöst als Komplex, der bis zu Millionen von Atomen, Molekülen oder Molekülgruppen umfasst, in Dispersionsmittel (z. B. H_2O), als ein stabiles elektrobiologisches System.
2. Die Kolloidteilchen werden nicht von der Gravitation (Schwerkraft) beeinflusst. Sie schweben im Dispersionsmittel, auch wenn ihr Gewicht schwerer ist als das Dispersionsmittel. Von diesem Schweben (Levitation) der Teilchen in kolloidalen Phasen wird für kolloidales Wasser auch die Bezeichnung „levitiertes Wasser" abgeleitet.
3. Durch diese levitanten Eigenschaften kann aus einer kolloidalen Lösung keine Entmischung erfolgen.
4. Leichtere Teilchen einer kolloidalen Phase als das Dispersionsmittel steigen nicht an die Oberfläche.
5. Die Kolloidteilchen können nicht von Filtern zurückgehalten werden.
6. Der sichtbare Nachweis der Teilchen kann gewöhnlich nur mit dem Elektronenmikroskop erfolgen.
7. Kolloidteilchen können sich im festen, flüssigen oder gasförmigen Aggregatzustand sowie gelartig oder elastisch präsentieren.

Kolloide zeichnen sich durch ausgeprägtes Adsorptionsvermögen aus, welches durch die elektrischen Oberflächenspannungskräfte der Teilchen gewährleistet wird.

3.28.2 Kolloidales Wasser – ein Getränk für das Gesundsein

Wasser wird chemisch als H_2O bezeichnet. Deshalb wird Wasser häufig in seiner Wirkung unterschätzt und als eine stille, neutrale Flüssigkeit angesehen. Für die Beurteilung des Wassers sind aber die physikalischen Eigenschaften wichtig.

Wie hier nochmals erwähnt, besteht Wasser unter physikalischem Aspekt aus kleinen oder größeren zusammengeschlossenen Gebilden, die als Cluster bezeichnet werden. Zwischen den Clustern befinden sich Hohlräume, in denen z. B. Substanzen Platz finden, die in das Wasser gegeben werden, bzw. sich bereits im Wasser befinden.

Wenn die Cluster kleiner als 100 nm sind, haben wir ein kolloidales Wasser vorliegen, welches eine hohe physikalische Wasserqualität ausweist.

Kolloidales Wasser ist aus meiner Sicht aufgrund meiner Erfahrungen gesundheitsfördernd und das beste Lebensmittel Wasser.

Kolloidales SiO_2 **zählt als energiereichstes Kolloid.**

Kolloidales SiO_2 kommt in der Natur häufig vor. Dort, wo Silikate (Tonmineralien und Erden) mit Wasser zusammentreffen, finden wir kolloidales SiO_2. Wir finden daher kolloidales SiO_2 auf dem Meeresboden (Nahrung für Kieselschwämme), in Flüssen, in Teichen, in Tümpeln. Thermalwässer enthalten häufig kolloidales Wasser.

Auch in Pflanzen ist neben monomerem und polymerem SiO_2 kolloidales SiO_2 nachzuweisen.

3.28.3 Kolloidale Flüssigkeiten im menschlichen Körper

Der menschliche Körper besteht zu 70 % aus Wasser, d. h. aus Körperflüssigkeiten (Blutserum, Urin, Lymphe, Verdauungssäfte, Liquor, Galle, Tränenflüssigkeit). Alle diese Flüssigkeiten haben kolloidalen Charakter und alle Lebensvorgänge spielen sich in der **kolloidalen Phase** ab.

Die vielfältigen Eigenschaften der Kolloide, z. B. kolloidosmotischer Druck, Wechselwirkungen zu den Mineralien bzw. Elektrolyten und das Verhalten der Kolloide in kolloidelektrischen Feldern (das elektrische Potential der Kolloidoberfläche, ein negativ geladenes Potential, wird als „Zetapotential" bezeichnet), bedingen ihren oszillierenden Charakter. Es werden Frequenzen zwischen 1-30 Hz angegeben.

Das kolloidale Silizium, als das energiereichste Kolloid, bewirkt z. B. eine erhöhte Wasserverbindungsfähigkeit der Proteine, reguliert die Säure-Basen-Protein-Homöostase und verhindert die Dehydratisierung (Wasserverarmung) des alternden Gewebes [Hauser 1955]. Es kann aufgrund von Forschungsergebnissen der Siliziumspezialistin Edith Muriel Carliesle [1986] sogar das Gewebe verjüngen.

Flüssige Kolloide sind am meisten mit elektronegativen Ladungen ausgestattet, die als Zetapotential bezeichnet werden.

Zetapotentialwerte vom Blut eines gesunden erwachsenen Menschen betragen -12 bis -19 mV. Olivenöl weist bis -58 mV aus und SiO_2 -30 bis -60 mV.

Die Stabilität eines biologischen kolloidalen Systems ist von der elektrischen Ladung abhängig. Je höher die negativen Zetapotentiale, desto größer die Stabilität des kolloidalen Systems. [Engler 1996]

3.28.4 Biologisches Altern – eine zunehmende Destabilisierung des Kolloidsystems der Körperflüssigkeiten

Destabilisierung der Körperflüssigkeiten (z. B. des Bluts) führt zu Krankheiten. Die Destabilisierung des Bluts als kolloidales System geht mit dem Abfall des Zetapotentials und mit einem Übergang des Bluts von Sol- zu Gelzustand einher. Die Folgen der Destabilisierung des Blutkolloidsystems können sein:

- Blutverdickung, Thrombosebildung
- hoher Blutdruck
- Durchblutungsstörungen der Beine, Stauungen, Schmerzen, offene Beine, Varzien
- Durchblutungsstörungen des Gehirns, Kopfschmerzen, Schwindel, Tinnitus, Konzentrationsstörungen, Hörsturz, Sehstörungen
- Endstadium Schlaganfall, Herzinfarkt, Arterienverkalkung (Arteriosklerose)

Psychischer Stress (Stresshormonüberschuss) und oxidativer Stress (Überschuss an freien Radikalen) in den Körperflüssigkeiten sind heute die ärgsten Feinde der kolloidalen Stabilisierung des Menschen. Sie können sogar rasant die Destabilisierung des gesamten kolloidalen Körperflüssigkeitensystems herbeiführen.

Die Dauerangst kann dabei eine große Rolle spielen. Beim „Erstarren" vor lauter Angst kommt es bei Todesangst sogar förmlich auch zur Bewegungslosigkeit der Körperflüssigkeiten. Dazu ein Beispiel. In den 50er Jahren des vergangenen Jahrhunderts erschütterte eine Pressemeldung die Welt [zitiert bei Engler 1996]: „Bei der Obduktion der im Koreakrieg (1953) gefallenen 20-jährigen Soldaten zeigten 75 % eine Früharteriosklerose". Der Kriegsstress und die Angst sind dafür die Ursache.

Wie kann eine Destabilisierung des blutkolloidalen Systems verhindert werden?

1. Viel natürliches schadstofffreies Wasser trinken.
2. Energiereiches kolloidales Siliziumdioxid täglich und regelmäßig verzehren. Mit zunehmendem Alter Dosis erhöhen > 100 mg/Tag.
3. Regelmäßig Körperbewegung (Wandern, Nordic Walking), täglich 1 Stunde
4. Stressbewältigung durch mentalgesteuertes Atmen (täglich 1 bis 2 Mal 10 Minuten).
5. Entgiftung mit siliziumreichen Silikatsalzen (z. B. Naturzeolith, Montmorillonit etc.).
6. Trinken von kolloidalem Wasser

Empfehlungen

Destabilisierung der Körperflüssigkeiten und das biologische Altern können verhindert werden, wenn man viel Wasser trinkt und dazu Siliziumdioxid (Kieselsäure) und andere Silikate verzehrt. Die Firma LevigataTechnica bietet ultrakolloidales Siliziumdioxid an, welches sehr effektiv für das Gesundsein ist.

3.29 Gesunde Ernährung des Menschen heute nur ein Mythos?

In Deutschland überwiegt der Verzehr von Nutztierprodukten: Fleisch, Milchprodukte, Eier. Das geht jedenfalls aus Berichten der letzten Jahre hervor. Es besteht daher aus meiner Sicht ein Interessenkonflikt zwischen der Forderung der WHO nach einer gesunden Ernährung und der unmöglichen Machbarkeit im menschlichen Alltag, wegen der industriellen, der Natur widersprechenden Massentierhaltung.

Verbraucherverbände und z. B. die weltweit größte Tierschutzorganisation PETA berichten fast täglich über Lebensmittelskandale und auch darüber: **„Antibiotikaresistente Keime und Antibiotikareste im Fleisch“.** Der Verzehr dieses Fleisches kann Krankheiten verursachen.

Am 10.09.2012 veröffentlichte das Bundesamt für Verbraucherschutz und Lebensmittelsicherheit (BVL) erstmals Zahlen über die Verwendung von Antibiotika in der Tierhaltung. Demnach sollen 1.734 Tonnen Antibiotika im Jahr 2011 von Pharmaunternehmen und Großhändlern an Nutztierhaltungsunternehmen abgegeben worden sein. Das sollen 90 % aller produzierten Antibiotika sein. **Die gleiche Menge Naturzeolith hätte gesunde Tiere und keine Krankheitserregerresistenz, aber eine hohe Qualität an Tierprodukten hervorgebracht und damit für die Menschen keine Gesundheitsgefahr und eine gesündere Ernährung.**

In den USA sollen etwa 80 % der Antibiotikaproduktion in die Tierhaltung fließen.

Am 29.04.2011 gab die WHO erstmals einen umfassenden Bericht zur weltweiten Antibiotikaresistenz von Krankheitserregern heraus. Demnach hat die Antibiotikaresistenz von Krankheitserregern solche Ausmaße angenommen, dass gegenwärtig, wie vor der Antibiotika-Ära, simple Infektionen tödlich ausgehen können. In Europa sollen jährlich 25.000 Patienten wegen Antibiotikaresistenz sterben.

3.29.1 Warnung der WHO vor Antibiotikamissbrauch

Der Generaldirektor für Gesundheitssicherheit der WHO, Keiji Fukuda, gab zu dem WHO-Bericht folgende Stellungnahme an die Medien. Er hob zunächst die Wichtigkeit dieser Medikamentengruppe als Arzneimittel hervor. „Wirksame Antibiotika sind einer der Grundpfeiler, die es ermöglichen, dass wir länger und gesünder leben und von denen die moderne Medizin profitiert.“ Dann warnte er aber eindringlich: „**Wenn jetzt nicht schnell und koordiniert gehandelt wird, bewegt sich die Welt in eine postantibiotische Ära, in der gewöhnliche Infektionen und kleine Verletzungen, die für Jahrzehnte behandelbar waren, wieder tödlich sein können**.“ Das gilt für Mensch und Tier gleichermaßen.

Es gibt zahlreiche Aktionen gegen den Antibiotikamissbrauch und der sich daraus ergebenden Resistenz gegenüber gefährlichen Krankheitskeimen, z B. seitens der Tierschutzorganisation PETA. Einzelne Tierärzte in führender Stellung haben ihren Rücktritt aus Protest erklärt. Die G7-Gruppe und auch die G-20 haben Stellung dazu genommen, aber nichts ist passiert!!!

Die Mächtigen auf dieser „Strecke“: Massentierhalter, Pharmaindustrie und eine Gruppe von Tierärzten lassen sich wenig von Protesten und der Möglichkeit, Zeolith anstelle von Antibiotika einzusetzen, beeinflussen. Die Regierungen scheuen sich vor einem Verbot der Anwendung von Antibiotika in der Nutztierhaltung.

3.29.2 Investoren der wichtigsten Restaurantketten warnen vor Antibiotikaeinsatz in der Landwirtschaft

Am 12.04.2016 kam aber ein harter Warnschuss aus einer Richtung, aus der man das vielleicht nicht erwartet hätte. Im „Global Look Press" wurde ein Appell von 54 Investoren-Experten der wichtigsten Restaurantketten unseres Planeten, die gemeinsam eine Trillionen Pfund Sterling verwalten, mit der Forderung, die Antibiotikaverabreichung in der Tierhaltung einzustellen, weil die antibiotikaresistenten Keime immer gefährlicher für den Menschen werden. Ein Vertreter dieser Gruppe prognostizierte, dass, wenn der Antibiotikamissbrauch ungehindert weitergehe, bis zum Jahr 2050 360 Millionen Menschen weltweit an den tödlich wirkenden antibiotikaresistenten Keimen sterben werden. Dies würde einen ökonomischen Verlust von 100 Trillionen Dollar bedeuten, der der Weltwirtschaft großen Schaden zufügen würde.

Dieser aufrüttelnde Appell einer großen Finanzgruppe müsste eigentlich Politiker, Massentierhalter, Tierärzte und Pharmaproduzenten zur Vernunft bringen. Profitgier gegen Volksgesundheit!!!

Empfehlung

Schützen Sie sich und protestieren Sie gegen diese irrsinnige, quälerische und gesundheitsschädigende industrielle Tierhaltung.

Die Fütterung von Naturzeolith an alle Tiere würde, wie Studien beweisen, die Antibiotikafütterung überflüssig machen. Sie können sich schützen, indem Sie täglich Naturzeolith einnehmen.

3.30 Wissen Sie das? Medikamente und Nahrungsmittel vertragen sich häufig nicht

Nutropharmakologie beweist den Einfluss von Nahrungsmitteln auf Medikamente: Vorsicht. Lesen Sie die Beipackzettel der Medikamente.

Bekannt ist, dass Medikamente sich untereinander in ihrer Wirkung verstärken und sogar gesundheitsschädigend wirken können. Man nennt diese Erscheinung „unerwünschte Interaktionen". Diese können manchmal sogar erst nach längerer Einnahmezeit zweier oder mehrerer Medikamente auftreten.

Seit einigen Jahrzehnten weiß man, dass auch für die Gesundheit des Menschen gefährliche Interaktionen zwischen Nahrungsmitteln und Medikamenten auftreten. Es hat sich infolgedessen ein neuer medizinischer Wissenschaftszweig, die Nutropharmakologie (Nutrition = Ernährung), also die Wissenschaft, die die Interaktionen von Ernährung und Arzneimittel untersucht, entwickelt. Der Einfluss von Nahrungsmitteln auf die Wirkung von Medikamenten wird leider noch immer von Ärzten und Patienten unterschätzt.

3.30.1 Zirka 300 Arzneimittelsubstanzen vertragen sich nicht mit Nahrungsmitteln

Es wird immer wieder festgestellt, dass nicht wenige Patienten nicht auf ihr Glas Wein oder Bier verzichten, wenn sie Schlafmittel oder Beruhigungsmittel einnehmen. Beide Stoffe erhöhen durch Interaktion das gefährliche Suchtpotential. Aber auch Fruchtsäfte und manche Nahrungsmittel vertragen sich nicht mit Arzneimitteln und können statt zu heilen gesundheitsschädigend und sogar tödlich wirken.

Der Bundesverband der deutschen Apotheker teilte mit, dass es inzwischen mehr als 300 Arzneisubstanzen gibt, die von Nahrungsmitteln beeinflusst werden. Diese 300 Arzneisubstanzen befinden sich in zirka 5.000 Arzneimitteln, die sich auf dem Markt befinden.

Nachfolgend werden einige Beispiele gegeben. Tetrazykline, eine Antibiotikagruppe, gehen mit Milchprodukten Verbindungen ein, die die Aufnahme des Kalziums in den Zellen verhindern. Wer diese Medikamente einnimmt, darf keine Milch, keinen Joghurt, Quark und Käse verzehren. Ansonsten verlieren diese Medikamente ihre Wirkung.

Depressionslindernde Mittel vom Typ der MAO-Hemmer vertragen sich nicht mit eiweißreichen Nahrungsmitteln wie Fleisch, Fisch, Käse. Die MAO-Hemmer verhindern, dass das Eiweißprodukt Tyramin ausreichend abgebaut wird. Die Anreicherung von Tyramin im Körper führt zum Bluthochdruck.

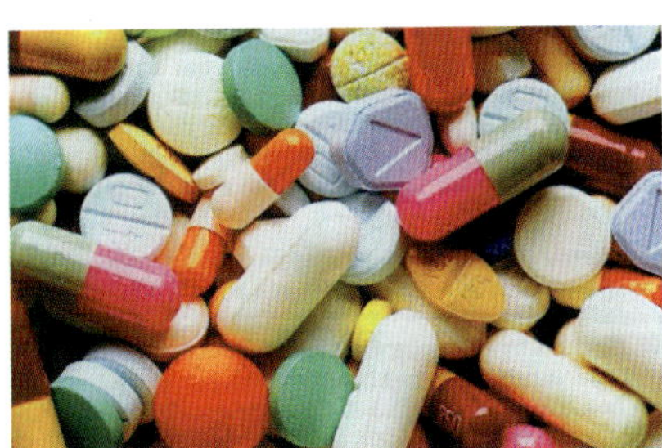

Blutgerinnungshemmer, sogenannte Blutverdünner, dürfen nicht mit Blumenkohl, Rosenkohl, Brokkoli, Hülsenfrüchten, Sauerkraut und Leber eingenommen werden, weil das in ihnen enthaltene Vitamin K die Blutgerinnung fördert und somit die angestrebte Blutverdünnung verhindert.

Die Wirkung von Eisenpräparaten wird von Fleisch und Fisch verhindert. Patienten, die Eisenpräparate gegen Anämie einnehmen, dürfen kein Fleisch und keinen Fisch essen.

3.30.2 Vorsicht! Grapefruit und Medikamente – eine gefährliche Mischung

Bei nicht wenigen Menschen ist es zur Gewohnheit geworden, die vom Arzt verschriebenen Tabletten mit Fruchtsaft einzunehmen. Das kann für Gesundheit und Leben gefährlich werden, besonders wenn Grapefruitsaft verwendet wird.

Grapefruit hat die Eigenschaft, die normale Wirkung von Medikamenten in eine tödliche Überdosis zu überführen. Bei anderen Medikamenten kann sie die Wirkung abschwächen.

Zu diesen Erkenntnissen kam die „Nutropharmakologie“. Die Deutsche Herzstiftung berichtete über den Tod eines Manns im Alter von 29 Jahren, der täglich Grapefruitsaft trank und ein Antiallergikum einnahm. In seinem Blut fand man die 30-fache Menge der eingenommenen Tagesdosis. Man bezeichnet diesen Effekt als Kumulation (Anhäufung) einer Medikamentenwirkung. Das bedeutet, dass das Medikament nur geringfügig verstoffwechselt wurde und der Rest sich im Körper angehäuft hat und mit größerer Intensität weiter wirkt.

Bei folgenden Arzneimitteln wurde eine Verstärkung durch Grapefruit festgestellt: Angstlösende und antidepressiv wirkende Stoffe, Medikamente gegen Schmerzen, gegen hohen Blutdruck, gegen Herzrhythmusstörungen, gegen Krebs und HIV (Aids), gegen Angina pectoris (Herzanfälle) und gegen Reflux. Verstärkt durch Grapefruit wird auch die Wirkung der Antibabypille, der Antibiotika, der Neuroleptika und anderer Antipsychotika, der Immunsuppressiva und Cholesterinsenker. Auch Orangen sowie alle Zitrusfrüchte und sogar Äpfel können wie die Grapefruit wirken. Der Urheber dieser Wirkung ist das **Naringenin**, welches den Früchten den bitteren Geschmack verleiht und bestimmte Enzyme hemmt.

Grapefruit kann z. B. bei Anwendung der Calciumantagonisten Felodipin und Nifedipin den senkenden Effekt des Blutdrucks durch diese Medikamente so sehr verstärken, dass Schwindel, Ohnmacht und Herzrasen entstehen. Auch andere Nahrungsmittel können Medikamente in ihrer Wirkung verändern oder verstärken. Dazu gehören auch Ginseng und Johanniskraut.

3.30.3 Irrtum: Rotwein macht nicht gesund und Getränke aus Plastikflaschen machen krank

Der **angeblich so „gesunde“ Rotwein verstärkt die Wirkung von zahlreichen Medikamenten. Das ist unbedingt zu beachten.**

Auch Mineralwasser kann unter bestimmten Umständen Interaktionen mit Medikamenten eingehen. Dabei ist noch zu beachten, dass das Mineralwasser in Plastikflaschen gefährlich sein kann. Diese geben Kunststoffmoleküle, das BPA = Bisphenol A in bedenklichen Mengen ab. BPA ist ein hormonell wirksamer Stoff, der z. B. die Wirkung von Östrogen (weibliches Geschlechtshormon) verstärken soll. Prostatavergrößerung und Reduktion der Spermien werden auch beobachtet. Wissenschaftler der USA haben bei 2.500 Personen Urin untersucht und fanden bei 92 % messbare Mengen von BPA.

Mineralwasser sollte deshalb nur in Glasflaschen verkauft werden. Auch Babyflaschen aus Plastik können gefährlich sein. Sie sind zwischenzeitlich verboten worden.

3.30.4 Risikogruppen für Nährstoff-Arzneimittel-Fehlinteraktionen

- Schwangere und stillende Mütter
- ältere Menschen mit Multimorbidität (vielen Krankheiten)
- chronisch Kranke mit Polypharmakotherapie (viele Medikamente gleichzeitig)
- Depressive, Angstgestörte
- Unternährte (z. B. bei Krebskrankheit)
- Menschen mit Darminfektionen und anderen Infekten
- Alkoholismus und Drogenkonsum
- besondere Verzehrgewohnheiten wie z. B. Zitrussäfte bzw. Früchte

Vor allem wird vor der so genannten Polypharmakotherapie gewarnt. Das ist die gleichzeitige Einnahme von mehreren Medikamenten. Wer viele Medikamente gleichzeitig einnimmt, begibt sich in die Gefahr der Arzneimittel-Nährstoff-Fehlinteraktion. **Viel hilft den Kranken keinesfalls viel**. Eigentlich sollte ein Kranker im Idealfall nur ein Medikament und im allerhöchsten Fall drei Medikamente einnehmen. Alles andere ist zu viel und birgt viel Gefahr in sich.

Im Alter gilt der Grundsatz bei der Einnahme von Medikamenten: Weniger ist mehr!

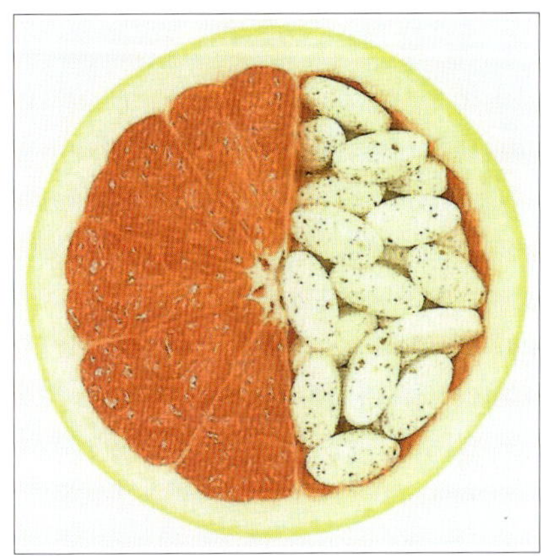

Vorsicht! Grapefruit und Medikamente – eine gefährliche Mischung

3.31 Unser Verdauungssystem bedarf Schutz, aber vor Medikamenten – durch Änderung des Lebensstils

Wie gezeigt wurde, kann die Kombination von Nahrung und Arzneimittel das Verdauungssystem überlasten und ganzheitliches Gesundsein stören. Mit der Überlastung des Verdauungssystems hatte die Menschheit schon immer Probleme, wie aus historischen Schriften hervorgeht.

„Die meisten Menschen essen zu viel. Von einem Viertel dessen, was sie verdienen, leben sie, von den restlichen Dreivierteln leben ihre Ärzte". [Altägyptisches Papyrus].

3.31.1 Der „moderne Mensch" belastet sein Verdauungssystem mit Arzneimitteln

Und das noch schlimmer als bisher bekannt. Neue schädliche Nebenwirkungen bei jedem vierten Medikament entdeckt: Zerstörung der Darmflora [Heilpraxisnet 24.03.2019, Volker Blasek]:

„Ein Europäisches Forschungsteam des „European Molecular Biology Laboratory" fand bei mehr als einem Viertel der über 1.000 untersuchten Medikamente eine bislang unbekannte Nebenwirkung. Der Studie zufolge hat rund jedes vierte Medikament eine schädliche Wirkung auf bis zu 40 verschiedene Bakterienarten, die für unsere Darmflora (Mikrobiom) von entscheidender Bedeutung sind. Die genauen Auswirkungen dieser Beeinflussung sind bislang nicht abzusehen. Die Forschenden halten einen langfristigen negativen Effekt auf die Gesundheit für wahrscheinlich. Die Studienergebnisse wurden kürzlich in dem renommierten Fachjournal „Nature" präsentiert."

„In der aktuellen Nature-Studie wird zum ersten Mal beschrieben, wie rund jedes vierte nicht-antibiotische Medikament das Wachstum verschiedener Darmbakterien hemmt. Diese unbekannte Nebenwirkung zeigte sich bei Arzneien aus allen therapeutischen Klassen. „Wie viele verschiedene Arten von Medikamenten die Darm-Mikroben in Mitleidenschaft ziehen, war wirklich überraschend", betont Gruppenleiter Peer Bork in einer Pressemitteilung zu den Studienergebnissen. Bork hält diese Entdeckung nur für die Spitze des Eisbergs. **Die Daten aus der Untersuchung legen nahe, dass die tatsächliche Zahl der Medikamente mit dieser Nebenwirkung noch größer ist."**

3.31.2 Die Schädigung der Darmflora durch Antibiotika ist seit Jahrzehnten bekannt

Das sollte nach diesen neuen Ergebnissen von Nichtantibiotika noch einmal in Erinnerung gebracht werden.

Ich habe fettleibige Patienten kennen gelernt, die bis zu 20 verschiedene Medikamente täglich eingenommen haben und sehr krank waren: Keine Wunder, denn so etwas kann das beste Verdauungssystem nicht vertragen. Dieses muss nämlich sehr viel leisten.

3.31.3 Leistung des Verdauungssystems mit dem Bauchgehirn

In 75 Lebensjahren bei nicht üppiger Nahrungsaufnahme müssen 30 Tonnen Nahrung und 50.000 Liter Flüssigkeit vom Verdauungssystem bewältigt werden. Bei Völlerei mehr. Dazu ist eine intelligente Leistung des Verdauungssystems erforderlich: Millionen verschiedener chemischer Substanzen müssen in nützliche und schädliche bzw. giftige Stoffe differenziert werden. Giftige Stoffe lösen z. B. Erbrechen aus, wie beim Alkohol. Deshalb hat unser Darm ein eigenes Nervensystem, das so genannte Bauchgehirn. Es umfasst

100 Millionen Nervenzellen. Im Vergleich: das Kopfgehirn hat 100 Milliarden Nervenzellen. Kopf- und Darmgehirn stehen in ständigem Dialog. Deshalb ist es uns auch möglich, aus dem Bauch heraus zu entscheiden. Wir nennen das Intuition. Wenn wir den „Bauch“ mit Völlerei überfordern, dann stören wir auch die Funktionen des Kopfgehirns. Wenn der Bauch voll ist, wird der Kopf (Gehirn) müde. Nachts kann man mit vollem Bauch nur schlecht schlafen.

3.31.4 Energieverlust durch vieles Essen

Alles, was wir zu viel essen, belastet den Körper, muss von ihm „entsorgt“ werden und das kostet ein Übermaß an Energieaufwand (nach dem Essen verspüren wir Verdauungsmüdigkeit, die nicht normal ist). Infolgedessen reduziert der Mensch seine „normale Lebensdauer“ von 150 Jahren häufig um die Hälfte.

Diese Konzeption von Dr. Schatalova [2002] wird in ihrem Buch „Wir fressen uns zu Tode“ wie folgt vorgestellt: „Inspiriert von der hippokratischen Feststellung, dass unsere Lebensmittel unsere Heilmittel und unsere Heilmittel unsere Lebensmittel sein sollen, hat die russische Ärztin Galina Schatalova ein Konzept der natürlichen Gesundung entwickelt. Sie ist überzeugt, dass der Mensch bei artgerechter Ernährung ein Lebensalter von 150 Jahren erreichen kann. Ihrer Darlegung zufolge ist der menschliche Organismus ausschließlich auf pflanzliche Nahrungsmittel festgelegt und benötigt zur Erhaltung des Grundstoffwechsels nicht mehr als 250 bis 400 Kalorien täglicher Nahrungszufuhr.’

Empfehlung

Mit wenig Nahrung, mit wenigen Komponenten an Lebensmitteln pro Mahlzeit und mit noch weniger oder gar keinen Arzneimitteln lebt der Mensch „gesünder“.

Messen Sie bitte den Sauerstoffgehalt des Bluts nach einer üppigen Mahlzeit. Sie werden über den niedrigen Wert erstaunt sein!

Weiterführende Literatur

Schatalova, G. (2002): *Wir fressen uns zu Tode. Ganzheitliches Heilen*. Goldmann, München

3.32 Der gestresste und stressende Bauch

„Es ist der Bauch, für dessen Befriedigung ein großer Teil der Menschen arbeitet und der die meisten Leiden für die Menschheit bringt.“ [Gaius Plinus, Römischer Schriftsteller, 23-79 n. Chr.] Vertreter verschiedener Religionen bezeichnen die Völlerei und Dickleibigkeit als eine Todsünde.

Wenn man gegenwärtige Statistiken betrachtet, dann sind viele Menschen dieser Todsünde verfallen: 57 % der Deutschen haben Übergewicht. 17 % davon mit krankheitsrelevanter Fettsucht. Übergewicht ist ein Risiko für Diabetes mellitus Typ 2, der als Zivilisations- oder Wohlstandskrankheit bezeichnet wird und auch ein Risiko für die Krebserkrankung ist. Neueste wissenschaftliche Erkenntnisse zeigen uns, dass der Mensch über ein Bauchgehirn mit 100 Millionen Nervenzellen verfügt, das ständig unserem Gehirn (100 Milliarden Nervenzellen) seinen Zustand signalisiert.

Verdauung ist eine intelligente Leistung.

Die Verdauung der aufgenommenen Nahrung erfordert nämlich vom Verdauungssystem (Magen, Darm, Leber, Bauchspeicheldrüse usw.) eine intelligente Leistung. Diese ist notwendig, um Millionen von chemischen Substanzen (die Nahrung) in die Billionen von Zellen, differenziert nach Art der Zelle (z. B. Muskel, Nerven, Haut, Bindegewebe) zu steuern. Giftige Stoffe müssen erkannt werden, die z. B. durch Erbrechen wieder aus dem Magen oder Darm entfernt werden. (Wer mal zu viel Alkohol getrunken hat, kennt das!) Deshalb wird das Bauchgehirn mit großen Mahlzeiten mit vielen Nahrungsmittelkomponenten (heute modern) zur Belastung des Kopf- und Bauchgehirns.

3.32.1 Der volle Bauch stresst

Der volle Bauch löst Stress aus und dieser Stress belastet unsere Gehirnfunktion (Ein voller Bauch lässt schlecht denken) Ein voller Bauch lässt auch schlecht schlafen, weil er die Schlafqualität mindert! Umgekehrt können bei Stress im Kopfgehirn die intelligenten Leistungen des Bauchgehirns stören und Chaos anrichten. Es gibt die Redewendungen:

3.32.2 „Angst schlägt auf den Magen“ und „Vor Ärger läuft die Galle über“

Wir kennen auch die Intuition, das Entscheiden aus dem Bauchgefühl. Intuition ist nicht bewusstwerdendes Denken und Entscheiden. Sie beruht auf im Bauch- und gleichzeitig im Kopfgehirn gespeicherten Erinnerungen, Erfahrungen, Erlebnissen u. a., die in Situationen augenblicklich zu treffenden Entscheidungen führen.

Zur Vermeidung von Stress im Kopf- und Bauchgehirn sind auch die Kenntnisse der inneren Uhr des Menschen wichtig. Nicht nur die Menge des Essens allgemein ist bedeutungsvoll, sondern auch der Zeitpunkt, wann wir dieses aufnehmen. Prof. Franz Halberg, USA, stellte fest, dass eine Reduktionskost am Morgen eingenommen das Körpergewicht reduziert, am Abend eingenommen aber steigert. Die meisten Deutschen essen und trinken am Abend sehr viel. Ein chinesisches

Sprichwort besagt: „Deine Morgenmahlzeit iss allein, dein Mittagessen teile mit deinem Freund und deine Abendmahlzeit verschenke an deinen Feind“.

Bei gestressten Menschen vollzieht sich folgendes: Psychosozialer Stress -> Essenslust -> Reizdarm -> Belastung des Bauchgehirns -> chronische Stoffwechsel- und Verdauungserkrankungen, z. B. das metabolische Syndrom, Gastritis, Verdauungsstörungen.

3.32.3 Medikamente verursachen Durchfall

Als gravierende Stressoren des Bauchgehirns haben sich Medikamente herausgestellt. Mit sieben Prozent ist der Durchfall Spitzenreiter in der Nebenwirkungsstatistik von Arzneimitteln. „Inzwischen sind mehr als 700 Wirkstoffe bekannt, die Durchfall auslösen können“, sagt Professor Ralf Stahlmann vom Institut für Klinische Pharmakologie und Toxikologie der Charité in Berlin.

Dazu zählen sehr häufig verordnete Medikamente wie Antibiotika, ASS (Aspirin), Magensäureblocker, Blutdrucksenker und Mittel gegen Diabetes. Aber auch bei einigen rezeptfreien Arzneien kann die unangenehme Nebenwirkung auftreten, zum Beispiel bei Mitteln gegen Sodbrennen. [Quelle: Apothekenumschau vom 22.03.2018]

Nicht nur Antibiotika töten Darmbakterien ab. Ein Laborscreening in Nature [2018, doi: 10.1038/nature25979] ergab, dass von mehr als 1.000 zugelassenen Wirkstoffen jeder 4. die Zusammensetzung der Darmflora verändert.

Da sich 70 % des Immunsystems im Bereich des Verdauungssystems befinden, sind diese Medikamente eine Gefahr für die Gesundheit des ganzen Menschen.

Empfehlungen

- kleine Mahlzeiten mit 2-3 Komponenten
- Mäßigkeit – keine Völlerei
- Regelmäßigkeit der Nahrungsaufnahme
- Regelmäßigkeit des Stuhlgangs (täglich mindestens einmal)
- gemüsereiche und obstreiche Kost
- Vermeiden der Abendmahlzeit oder nur geringe Portionen
- Dauerstress vermeiden
- regelmäßige Körperbewegung an frischer Luft (Wandern, Spazieren, Laufen, Tanzen)
- Vermeiden von Alkohol, Kaffee und Nikotin
- Vorsicht mit Medikamenten! Weniger ist gewöhnlich mehr!

3.32.4 Beim gesunden Menschen: Zwiegespräch (Wechselbeziehung) zwischen Kopf- und Darmgehirn

Stress wirkt auf Kopf- und Bauchgehirn und führt bei Dauereinwirkung zu Darmkrankheiten.

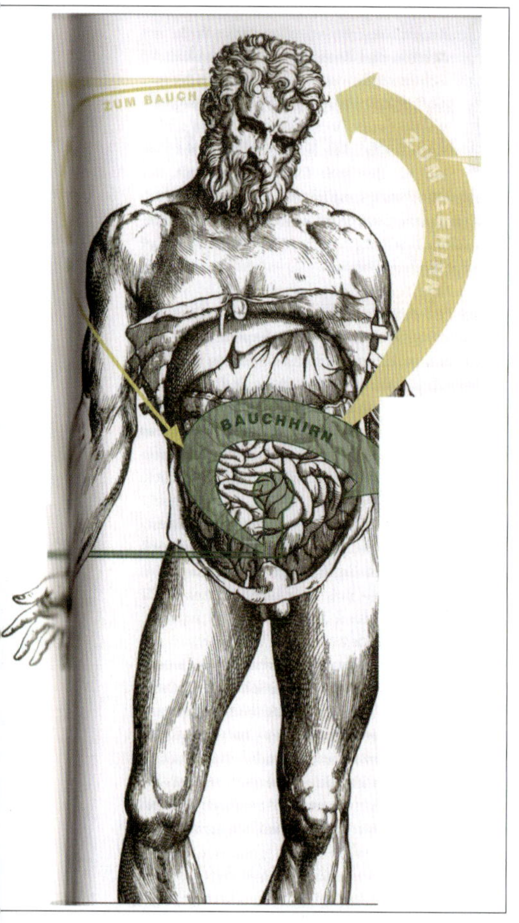

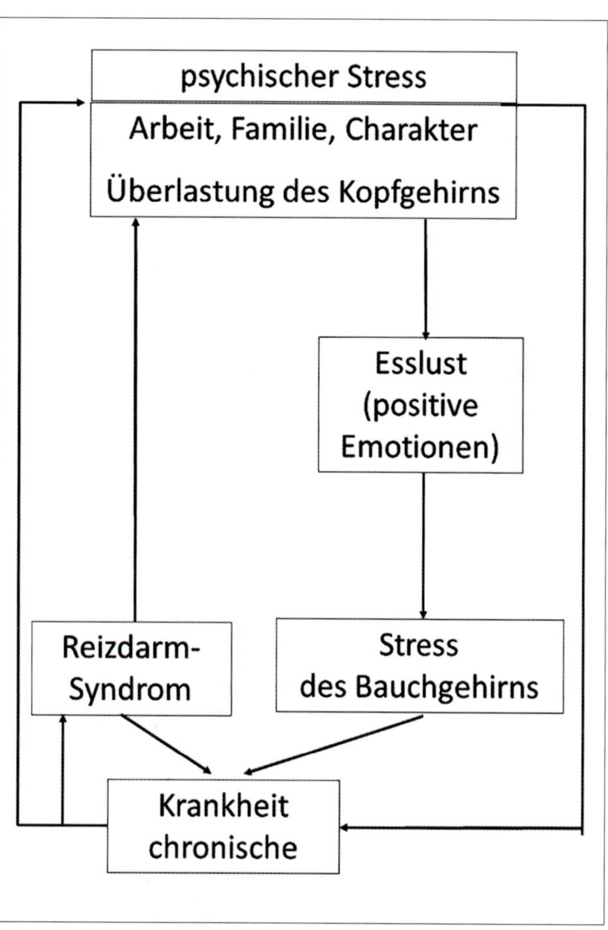

Abbildung 40: Zwiegespräch zwischen Kopf- und Bauchgehirn beim Gesunden. Psychischer Stress und Esslust machen krank. [Bild: Geo Themenlexikon]

3.32.5 Bauchhaltung Zeichen für Darmerkrankungen

Der Mediziner Franz-Xaver Mayer hält die Abweichungen von der Normhaltung nicht für Schönheitsfehler, sondern für Notmaßnahmen des Körpers zum Schutz geschädigter Verdauungsorgane. Das drückt sich in verschiedenen Körperhaltungen aus, die Mayer wie folgt beschrieb:

Die Bauchhaltung ist ein Ausdruck des Gesundseins bzw. des Krankseins des Verdauungssystems.

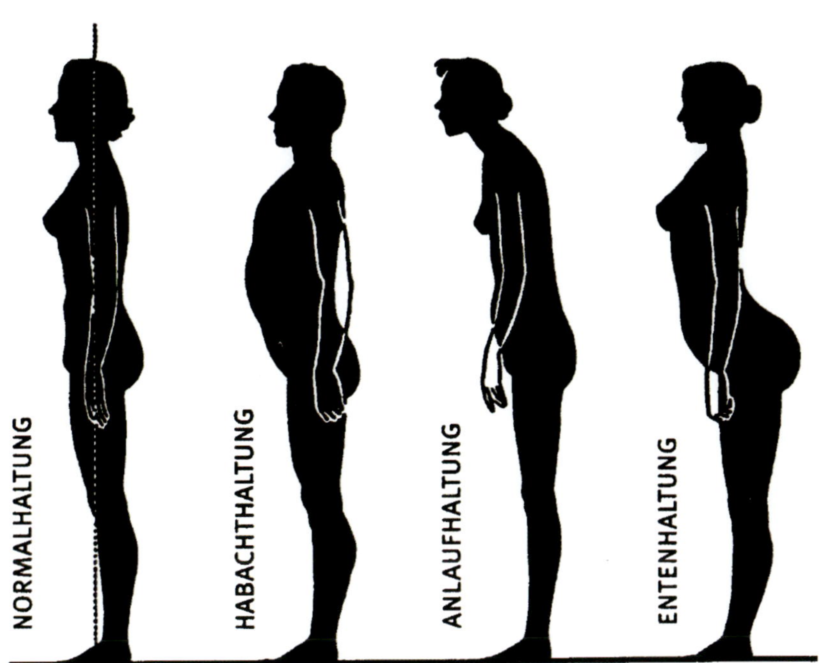

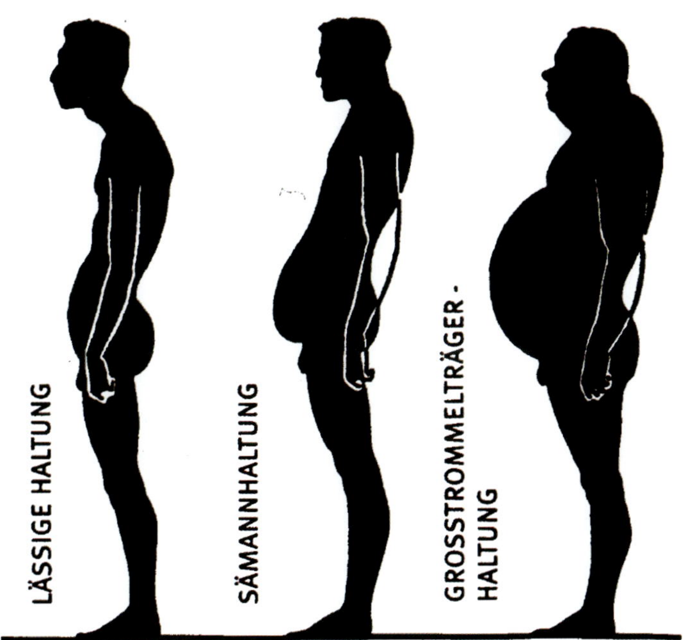

Abbildung 41: Verschiedene Formen der Bauchhaltung (nach Franz-Xaver Mayer)

3.33 Übergewicht (Fettsucht) entsteht durch eine Fehlsteuerung im Gehirn – Das Hunger-Gehirn-Syndrom ist die Ursache für Fettsucht

Das Übergewicht mit Fettpolstern von Frauen, Männern und leider schon von Kindern ist ein Gesundheitsproblem in den USA, Europa und Australien.

Übergewicht hat zur Folge:

- Stoffwechselstörungen (z. B. Diabetes)
- Herz-Kreislauf-Erkrankungen (Arteriosklerose, Herzinfarkt, Hypertonie)
- Lymphstauungen (Schwächung des Immunsystems)
- Schmerzen im Rücken, Gelenken und Muskeln
- schlechter Schlaf, Schlafapnoe
- erhöhtes Risiko an Krebs zu erkranken

Obgleich Übergewichtige Diät- und Fastenkuren durchführen, fällt es den meisten sehr schwer, ihr Fett loszuwerden. Häufig folgt nach der Gewichtsreduktion wieder ein Gewichtsanstieg. Wiederholt sich das öfter, spricht man vom Jo-Jo-Effekt. Ärzte warnen vor dieser Unsitte.

In den letzten Jahren haben neurophysiologische Forschergruppen wiederholt nachgewiesen, dass das Übergewicht eine Funktionsstörung im Gehirn ist, die meistens erworben wird.

Diese Störung besteht in einem Energieverlust der Hirnfunktion. Mit Gehirn-Scan-Methoden wurde nachgewiesen, dass bei Übergewichtigen im Gehirn die gleichen Veränderungen gefunden wurden, wie sie bei Depressiven und Süchtigen festgestellt wurden. Infolgedessen entsteht ein Ungleichgewicht in der Hunger-Sättigungsfunktion. Das Gehirn signalisiert ständig Hunger. Der Energiemangel verhindert, dass die Hunger-Erregung im Gehirn gebremst wird. Fachleute nennen diese krankhafte Erscheinung „Hunger-Gehirn-Syndrom" (Hungry Brain Syndrom).

Als Ursachen werden angegeben:

Dauerstress, Angst, Ärger

Dickmachermedikamente (Kortison, Antidepressiva, Antibiotika, Schilddrüsenhormone) bei längerer Einnahme

Dickmacherleckereien (Pommes frites, Erdnüsse, Süßigkeiten, Cola, Fanta, Supermarktjoghurts)

Giftstoffe (Geschmacksverstärker, Pestizide, Plastikverpackungen, Plastikflaschen (Bisphenole))

3.33.1 Schlafdefizit und mangelnde Schlafqualität stimulieren Heißhunger auf Süßigkeiten

Wissenschaftler der Universität Chicago stellten fest, dass Schlafmangel im Gehirn ein Signal auslöst, das einen körpereigenen Stoff vermehrt freisetzt, der das Hungerzentrum stimuliert. Dieser Stoff nennt sich Endocannabinoid 2-Arachidonoylglycerol. Ihre

Schlussfolgerung: Schlafmangel erhöht den Spiegel dieses körpereigenen Cannabinoids, das die gleichen Rezeptoren im Gehirn stimuliert wie Haschisch. Von Haschisch ist bekannt, dass es Heißhunger, besonders auf Süßigkeit, auslöst. Die Entdeckung ist von großer Bedeutung für die Schlafmedizin und für die Beurteilung des Hunger-Gehirn-Syndroms.

3.33.2 Was ist zu tun? Vermeidung aller angeführten Dickmacherfaktoren und noch mehr

Der römische Dichter Seneca formulierte: „Gesundheit beginnt im Kopf“.

Psychotherapie, Willensstärke entwickeln, Visualisierung. Aber auch dauerhafte Entgiftung, z. B. mit Naturzeolith. Täglich 1-2 Stunden Wandern (möglichst im Wald), Nordic Walking.

Das menschliche Bewusstsein voll einsetzen. Mit dem menschlichen Geist die körperlichen Prozesse steuern. So wie das bei Autogenem Training möglich ist, kann man auch das Hunger-Sättigungssystem wieder ins Gleichgewicht bringen. Es ist aber sehr langes, intensives Training mit psychotherapeutischen Methoden erforderlich.

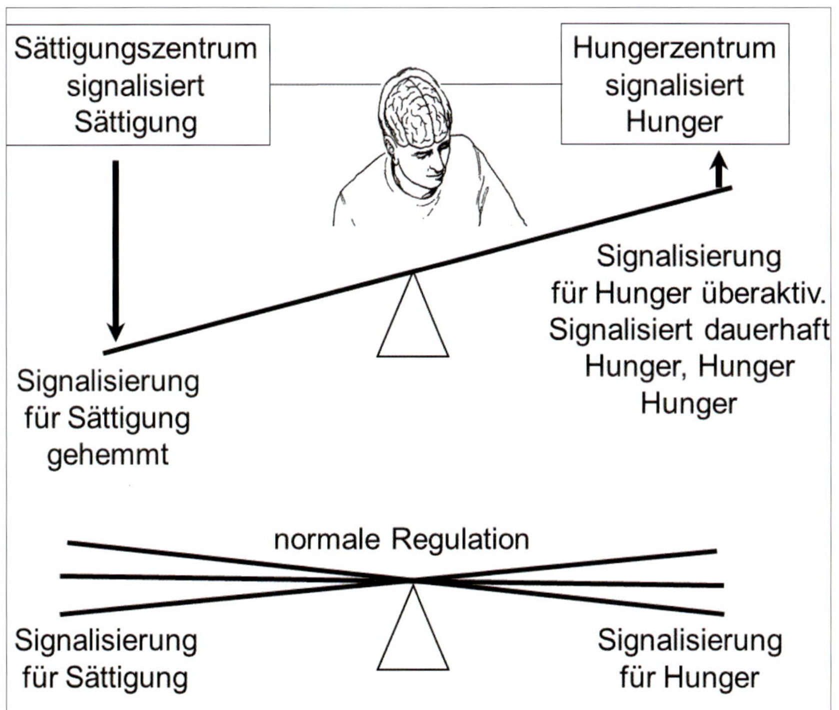

Abbildung 42: Hunger-Gehirn-Syndrom. Störung der Balance zwischen Sättigung und Hungerfunktion

3.34 Wohlstandserkrankung Diabetes mellitus Typ 2 – unbedingt durch gesunde Lebensführung vermeiden

Der Diabetes mellitus (Zuckerkrankheit) ist eine häufig vorkommende Stoffwechselkrankheit. 1960 waren in Deutschland 0,6 % an Diabetes mellitus erkrankt. 2011 7,2 % = 4,6 Millionen. Die Tendenz steigend. Es werden zwei Typen des Diabetes mellitus unterschieden.

Typ 1: Tritt größtenteils im Kindheits- und Jugendalter auf. Das ist eine Autoimmunerkrankung, die zur Zerstörung der insulinproduzierenden Zellen der Bauchspeicheldrüse führt. Daher insulinpflichtig (10 %).

Typ 2: Tritt meistens nach dem 40. Lebensjahr auf und wird unkorrekt als Altersdiabetes bezeichnet. Die Ursache ist eine Erschöpfung der insulinproduzierenden Zellen der Bauchspeicheldrüse infolge eines nicht artgerechten Lebensstils. Zum Beispiel üppige Mahlzeiten mit hohem Kaloriengehalt, falsche Nahrungsmittel, Fettsucht, Bewegungsmangel, psychosozialer Stress, oxidativer Stress, unregelmäßige Lebensweise, Schlafstörungen, zu wenig Trinken (Wasser), Nikotin und Alkohol sowie Medikamente, z. B. Dauereinnahme von Kortison, Schilddrüsenhormonen, Neuroleptika, blutdrucksenkende Mittel.

Bei Diabetikern ist der Blutzuckerspiegel erhöht und eine vermehrte Zuckerausscheidung im Urin. Des Weiteren Durstgefühl durch Wasserentzug im Gewebe, allgemein Leistungsschwäche, Schlafstörungen, Gewichtsabnahme.

Die Therapie des Diabetikers ist mit Insulin und auch mit Tabletten risikobehaftet. Schnell kann bei Überdosierung Unterzuckerung (hypoglykämischer Schock) und bei Unterdosierung diabetisches Koma auftreten. Deshalb spielt in der Diabetikertherapie der gesunde Lebensstil eine sehr wichtige Rolle.

Nach neuen Erkenntnissen wird der Diabetes mellitus immer auch von oxidativem Stress begleitet. Antioxidantientherapie, z. B. mit Naturzeolith, wird empfohlen. Diese Krankheit wird auch von Hauterscheinungen begleitet, z. B. Fußpilz, Candida-Pilzen im Verdauungssystem, staphylokokkenbedingte Furunkel. Juckreiz ohne Veränderungen der Haut. Der Diabeteskranke muss mit Folgeerkrankungen rechnen, wenn die Behandlung nicht optimal ist. Im Jahr 2001 wurden in Deutschland als Folgeerkrankungen registriert:

Erblindungen	6.000
Nierenversagen	8.000
Amputationen von Zehen, Füßen und Unterschenkeln	28.000
Herzinfarkte	27.000
Schlaganfälle	44.000

Kosten pro Jahr in Deutschland:
3,4 Milliarden Euro

Expertenmeinung als Empfehlung
90 % der Diabetes Typ 2-Erkrankungen können durch einen gesunden Lebensstil verhindert werden, z. B. regelmäßige Körperbewegung (täglich 1-2 Stunden), regelmäßige Nahrungsaufnahme und regelmäßiger Schlaf-Wach-Rhythmus, mäßige Mahlzeiten, regelmäßiger Stuhlgang, kein Alkohol, kein Nikotin, Vorsicht mit Kaffee. Tagsüber jede Stunde 1 Glas Wasser trinken, Selbstbeherrschung üben, Stressregulation, Mineralienzufuhr, z. B. Magnesiumsalze und siliziumdioxidreicher Naturzeolith.

3.35 Das natürliche Entgiftungssystem des Menschen gewährleistet gesunde jugendliche Langlebigkeit, aber es darf nicht überlastet werden

Nur giftfrei ist gesunde Langlebigkeit möglich. Wer gesund bleiben möchte und eine gesunde Langlebigkeit wünscht, muss immer frei von Giften sein. Ein Experiment des französischen Nobelpreisträgers Prof. Dr. Alexis Carrel (1873-1944, Nobelpreis 1912) zeigt uns, dass gesunde Langlebigkeit nur dann möglich ist, wenn sich keine „Gifte" oder, wie er feststellte, keine giftigen Stoffwechselendprodukte in unserem Körper befinden.

Carrel hatte embryonale Hühnerzellen in einer Lösung bewahrt, in der die entsprechenden Naturstoffe enthalten waren. Um die Stoffwechselabbauprodukte zu beseitigen, wechselte er täglich die Lösung. Während Hühner normalerweise ca. 7 Jahre leben, lebten diese Hühnerzellen 29 Jahre. Sie hätten sicherlich noch länger gelebt, wenn nicht ein Assistent von Alexis Carrel vergessen hätte, die Lösung täglich zu erneuern. **Das war das Grundlagenexperiment für die Detoxhygiene**.

Dr. Carrel zog aus seinen Beobachtungen die Schlussfolgerung, dass bei Beseitigung der Abbauprodukte (im Sinne einer Entgiftung) der Alterungsprozess verhindert werden kann. Carrel vertrat die Auffassung, dass die Auslösung des Alterns durch die Ansammlung von Schadstoffen im Organismus bewirkt wird. Die Erkenntnisse von Dr. A. Carrel wurden später von Ärzten wiederholt bestätigt. Leider werden deren wissenschaftliche Ergebnisse nicht ernst genommen und sogar verlacht.

3.35.1 Entgiftungssysteme des Menschen bitte schonen und pflegen

Das menschliche ganzheitliche Funktionssystem ist so angelegt, dass es den unter natürlichen Bedingungen lebenden Menschen optimal entgiften kann. Seit der Industrialisierung und Chemisierung der Wirtschaft wird das menschliche Entgiftungssystem überfordert und die Grenzen der

Adaptationsfähigkeit werden überschritten. Dieses vollzieht sich in den letzten 65 Jahren permanent ansteigend.

Das Entgiftungssystem besteht aus verschiedenen Einzelteilen, die sich aber funktionell zusammenfügen und zeitweise (wenn ein Teilsystem stark überforder ist) auch ergänzen können. Nachfolgend werden die Teilsysteme kurz beschrieben. Dabei möchten wir darauf hinweisen, dass auch hier das Gesetz gilt: „Die Gesamtheit ist mehr als die Summe der Einzelteile".

3.35.2 Die Leberfunktion

Die Leber ist das größte Entgiftungssystem des Menschen. Sie analysiert in Sekundenschnelle die Bestandteile der zerlegten Nahrung und entscheidet, was gut ist und was dem Körper nicht dienlich ist. Es gibt keine chemische Fabrik auf unserem Erdball, die auch nur annähernd in so kurzer Zeit wie die Leber eine derartige Menge an chemischen Prozessen gut koordiniert bewerkstelligen könnte.

Die größten Feinde der Leber:

- Alkohol
- die Menge an Arzneimitteln (lesen Sie bitte immer die Beipackzettel der Arznei)
- die Menge an Umweltgiften
- Fleischnahrung (Vielfleischesser)
- Funkwellenstrahlungen (Handy)

Freunde der Leber:

- Silikate, vor allem Klinoptilolith-Zeolith. Dieser entgiftet unter Umgehung der Leber, also selbständig und vermag die Leber erheblich zu entlasten. Außerdem beseitigt er den Ammoniak, der im Stoffwechsel der Leber als Endprodukt, besonders bei Fleischessern, im Übermaß entstehen kann.

3.35.3 Die Darmfunktion

Der Verdauungskanal erstreckt sich vom Mund bis zum After und umfasst Speiseröhre, 12-Finger-Darm, Dünndarm und Dickdarm. Im Darm wird eine beträchtliche Entgiftungsleistung erbracht und zwar als eine Vorleistung für die Leberentgiftung (z. B. wenn ein Mensch zu viel Alkohol getrunken hat, veranlassen ihn der Magen und Darm zum Erbrechen, damit der leberschädigende Stoff (Alkohol) nicht zur Leber gelangt).

Die Leistungen des Verdauungssystems sind hoch einzuschätzen. Beurteilen Sie das selbst an folgenden Daten: Innerhalb von 75 Lebensjahren nimmt ein Mensch bei mäßiger Ernährung zirka 30 Tonnen Nahrungsmittel auf. Das sind pro Jahr 400 kg und pro Tag 1,2 kg. Außerdem fließen 75.000 l Flüssigkeit durch das Verdauungssystem. Das sind zirka 1.000 l/Jahr und etwa 2,8 l/Tag.

Die Verdauung erfordert folgende intelligente Leistungen:

- Analyse der vielfältigen Komponenten der Nahrung. Je mehr Komponenten die Nahrung zum Inhalt hat, desto mehr Analyseprozesse müssen ablaufen

- Steuerung der Millionen Stoffwechsel- und Transportprozesse, um die Billionen von Körperzellen richtig zu versorgen
- Differenzierung von nützlichen und giftigen Stoffen

Diese Prozesse werden durch das „Bauchgehirn" gesteuert, welches mit 100 Millionen Nervenzellen das Verdauungssystem umringt. Das Bauchgehirn steht mit dem Kopfgehirn im Dialog. Das Kopfgehirn hat 100 Milliarden Nervenzellen.

Die größten Feinde des Verdauungssystems:

- Übermaß an Nahrungsaufnahme
- Übermaß an Nahrungskomponenten einer Mahlzeit
- Alkohol
- Medikamente (besonders Antibiotika)
- schadstoffbelastete Nahrung
- Softgetränke (Limonaden)
- Funkwellenstrahlen (Handy)

Freunde des Magens und des Darms:

- mäßige Nahrungsaufnahme aus der „Bionatur" mit wenigen Komponenten
- Monokost bei einer Mahlzeit oder nicht mehr als 2-3 verschiedene Nahrungsmittel
- Klinoptilolith-Zeolith
- gutes Trinkwasser
- Colonhydrotherapie (Reinigung des Dickdarms (Colon) mit einer speziellen Darmspülung). Diese Spülflüssigkeit soll Silikate enthalten

3.35.4 Die Nierenfunktion

Vom Blut werden die Gifte der Niere zugeführt, in der sie analysiert und ausgeschieden werden. Wenn die Stoffwechselprozesse im Körper nicht mehr ordentlich ablaufen, können Nierensteine gebildet werden. Jeder 10. Erwachsene soll Nierensteine haben.

Die größten Feinde der Nierenfunktion:

- Wassermangel (zu wenig trinken)
- Umwelt- und andere Gifte
- manche Arzneimittel
- Abbauprodukte von Stoffwechselstörungen
- chemisch hergestellte und mit chemischen Substanzen versehene Arzneimittel
- Funkwellenstrahlen (Handy)

Freunde der Nierenfunktion:

- Wasser (viel Wasser trinken)
- kolloidales Siliziumdioxid, welches im Klinoptilolith-Zeolith enthalten ist oder siliziumhaltiger Schachtelhalmtee, der auch als Nierenreinigungstee in der Apotheke angeboten wird
- Meiden einer Multimedikation

3.35.5 Die Lungenfunktion

Die Lunge entgiftet im Rahmen des Gasaustausches $O_2 \leftrightarrow CO_2$. Mit der Luft werden aber auch viele schädliche Umweltstoffe, z. B. Ruß- und Staubpartikel mit eingeatmet. Die Lunge versucht, diese Stoffe schon in den Bronchien abzufangen. Wenn Sie z. B. Schleim abhusten, können Sie manchmal eine schwarze Färbung erkennen. Das sind

z. B. Rußpartikel, die aus der Lunge entfernt werden. Die Lunge hilft in der Nachtatmung den Darm zu entgiften.

Die großen Feinde der Lungenfunktion:

- abiotische (unnatürliche) Luft in den Großstädten
- Tabakrauch
- Luftverschmutzung aller Art
- unnatürliches Atmen
- Funkwellenstrahlen (Handy)

Freunde der Lungen:

- Meeres- und Wasserfallluft mit negativen Sauerstoffionen
- Waldluft am Morgen
- mental gesteuertes Atmen, mental gesteuertes rhythmisches Atmen
- Klinoptilolith-Zeolith zur Beseitigung von Mundgeruch und Säuberung der Atemluft

Abbildung 43: Das Entgiftungssystem des Menschen. Körperbewegung ist notwendig, damit die Lymphe fließt

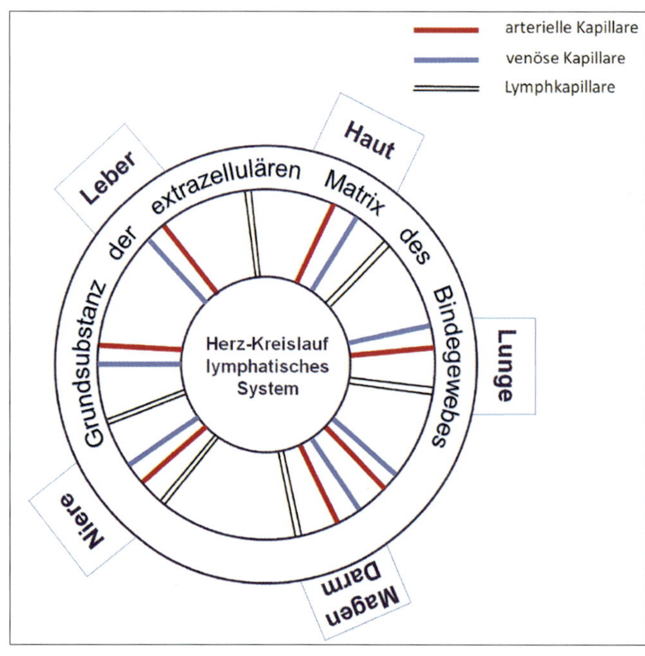

3.35.6 Die Haut

Die Haut ist auch ein großes Entgiftungssystem. Durch Schwitzen werden Giftstoffe ausgeschieden, z B. auch beim Saunabaden. Körpergeruch beim Schwitzen zeigt, dass Sie viel Gift aus dem Körper über die Haut ausführen.

Die größten Feinde der Haut:

- Kosmetika aller Art
- „Germanengrill" (langes Liegen in der Mittagssonne), Sonne und Sonnenbrand
- Sonnenbrandschutzsalben und -öle
- Schwitzen, besonders nachts

Freunde der Haut:

- kurzes Sonnenbaden am Morgen (20 Minuten)
- Klinoptilolith-Zeolith, kolloidales SiO_2 innerlich und äußerlich (Tonmineralien, Zeolith)
- Dampfbäder
- Duschen nur mit Wasser, besonders wenn man schwitzt
- Wechselduschen, Wechselbäder (warm/kalt)

3.35.7 Herz-Kreislauf- und Lungen-Kreislaufsysteme

Die angeführten fünf Entgiftungssysteme des Menschen werden durch das Blutkreislauf- und lymphatische Gefäßsystem miteinander verbunden. In diesem „Transportsystem" werden die „Gifte" zu den Entgiftungszentren gebracht, um unschädlich gemacht zu werden. Zum lymphatischen System gehören als Entgiftungszentren die Milz, die Thymusdrüse, das Knochenmark und über den ganzen Körper verteilt Lymphknoten und Lymphknotenansammlungen, wozu auch die Halsmandeln (Tonsillen) gehören. Lymphknotenansammlungen finden wir z. B. in den Leistenbeugen. Das lymphatische System ist Hauptbestandteil des menschlichen Immunsystems. Die Verbindungen zwischen dem Blutkreislauf und Lymphsystem einerseits und den Zellen der Entgiftungszentren andererseits bildet die Grundsubstanz der extrazellulären Matrix des Bindegewebes. Die Grundsubstanz der extrazellulären Matrix wird auch als das flüssige Bindegewebe bezeichnet.

Diese Grundsubstanz führt die Grundregulation aller unspezifischen Funktionsprozesse im menschlichen Körper durch. Es ist das größte „Organ" des Menschen. Das Bindegewebe wird von der Embryonalentwicklung an von Siliziumdioxid gesteuert [Carlisle 1986a-c]. Das flüssige Bindegewebe ist kolloidal.

Damit diese natürliche Entgiftungsfunktion ungestört realisiert wird, ist es auch erforderlich, sich täglich mindestens eine Stunde körperlich zu bewegen. Bei mangelner Bewegung entstehen Lymphstauungen, die das Tor zum Kranksein sind.

Empfehlungen

Feinde des Entgiftungssystems vermeiden. Freunde des Entgiftungssystems stimulieren und fördern, durch eine gesunde Lebensführung.

In der heutigen Umweltgiftbelastung wird das natürliche Detoxsystem des Menschen täglich überfordert. Deshalb muss Detoxhygiene Bestandteil der gesunden Lebensführung sein.

Weiterführende Literatur

Hecht, K. (2015): *Zeolith. Lebenskraft durch das Urgestein*. Prävention, Detoxhygiene, Ökologie. Spurbuchverlag, Baunach
ISBN 978-3-88778433-1

3.36 Warum sind Entgiftung und Detoxhygiene dringend notwendig?

Wir unterliegen einer schleichenden Vergiftung [Prof. David Servan-Schreiber 2008]. Das ist seit Jahrzehnten bekannt. Fast täglich erreichen den deutschen Bundesbürger über Massenmedien, Greenpeace, Stiftung Warentest, Verbraucherschutzzentrale usw. Meldungen über Gifte und krankmachende Keime in Lebensmitteln. Immer wieder gibt es auch den Hinweis, dass Lebensmittelverpackungen und Getränkeflaschen aus Plastik die Giftstoffe Bisphenol A und Phthalate enthalten.

In etwas größeren Zeitabständen gelangen Meldungen über Lebensmittelskandale zu den bundesdeutschen Verbrauchern.

Des Weiteren erfahren die deutschen Bundesbürger in zeitlichen Abständen von der CO_2-Emission, von Städten mit erhöhten Abgaswerten usw. So war im Spiegel Nr. 39 vom 27.09.2010 zu lesen: „Giftalarm im Mutterleib!“. In diesem Artikel wird über die US-amerikanische Ärztin Frederica Perera berichtet, die nachwies, dass Umweltchemikalien in die Gebärmutter von Schwangeren eindringen und Schädigungen der Föten verursachen. Kranke Kinder sind die Folge.

In diesem besagten Spiegel-Artikel aus dem Jahr 2010 werden auch Ergebnisse einer von der US-Regierung beauftragten Expertengruppe angeführt. Es wurden Blut und Urin von Erwachsenen entnommen, um das Vorhandensein von Umweltchemikalien zu prüfen. Dem Spiegel-Bericht zufolge wurden bis zu 212 Chemikalien bei einzelnen Menschen festgestellt.

In dem bekannten Antikrebsbuch des französischen, in den USA forschenden Arztes David Servan-Schreiber wird ein großes Kapitel „Krebs und Umwelt“ der Bedeutung der Umweltchemikalien bei der Entstehung der Krebserkrankung gewidmet. Eine seiner wichtigsten Therapieempfehlungen lautet: **Entgiftung des Körpers des Krebskranken**. Er hatte selbst eigene Erfahrungen mit dieser bösartigen Erkrankung und starb daran.

In diesem Buch zitiert er auch wissenschaftliche Ergebnisse einer Detoxikationskampagne der Europäischen Sektion des WWF (Campagne Detox des WWF; World Wildlife Fund, 2005, ww.panda.org/detox). In dieser Kampagne wurden in großem Stil Blut und Urin von freiwilligen Erwachsenen nach 109 Umweltchemikalien untersucht. David Servan-Schreiber führt eine Person an, bei der 42 derartige Stoffe von den 109 gefunden wurden. Einen weiteren Bericht von David Servan-Schreiber (den ich persönlich hoch geschätzt habe, leider ist er 2012 verstorben) möchte ich in einem Zitat darlegen.

„Bei der Studie wurden auch 39 Mitglieder des Europaparlaments und 14 Minister für Gesundheit und Umwelt aus verschiedenen europäischen Ländern untersucht. Sie alle wiesen beträchtliche Mengen an Schadstoffen auf, deren Giftigkeit für Menschen nachgewiesen ist. 13 chemische Rückstandsprodukte (Phthalate und Perfluorverbindungen) wurden bei allen Parlamentsabgeordneten nachgewiesen, bei den Ministern fand man Spuren von 25 chemischen Substanzen, darunter Flammschutzmittel, zwei Pestizide und 22

PCB (polychlorierte Biphenyle). Diese Form der schleichenden Vergiftung ist weder auf Abgeordnete noch auf Europäer beschränkt: In den USA fanden Wissenschaftler der Centers for Disease Control in Blut und Urin von Amerikanern aller Altersgruppen 148 giftige Chemikalien."

Als Literaturquelle führt er dazu folgende an: Campagne Detox du WWF. World Wildlife Fund, 2005 (zugänglich unter www.panda.org/detox)

Centers for Disease Control [2005], Third National Report on Human Exposure to Environmental Chemicals. Atlanta: Centers for Disease Control and Prevention.

3.36.1 Gifte – Entzündungen – Krebs

Servan-Schreiber beschreibt in seinem Krebsbuch ausführlich, wie durch Giftstoffe Entzündungen ausgelöst werden und diese damit die Grundlagen für die Entstehung der Krebserkrankung bilden.

Die schleichende Vergiftung, wie David Servan-Schreiber die nachweisbaren Gifte im menschlichen Körper bezeichnet, betrifft heute die meisten Menschen auf unserem Planeten. Sie verursachen aber nicht nur Entzündungen als Basis für Krebserkrankungen, sondern sie verursachen des Weiteren den oxidativen Stress, d. h. einen Überschuss von freien O_2-Radikalen, die in dieser Form sehr aggressiv gegen die Zellen des menschlichen Körpers sein können.

Was bewirken freie Radikale im menschlichen Körper beim ständigen Vorhandensein? Beschleunigtes Altern, degenerative Erkrankungen des Nervensystems, Hemmung der Spermatogenese, Arteriosklerose, Mitochondrienpathien, erhöhte Virusinfektanfälligkeit, Zellschädigungen vielfältiger Art, Autoimmunerkrankungen, Hauterkrankungen, Ekzeme, Melanome, Erkrankung der Atemwege, Fehlfunktionen des Immunsystems.

Neben dem oxidativen und auch nitrosativen Stress wird durch die Umweltvergiftung noch eine Dysmineralose verursacht. Dysmineralose ist eine Störung des Mineralhaushalts, die chronische Krankheiten verschiedener Art auszulösen vermag. Dysmineralose entsteht dadurch, weil die Gifte die für den menschlichen Körper wichtigen Mineralien aus dem Körper verdrängen. Wenn man Mineralien, zum Beispiel Magnesium, einnimmt, werden diese bei der Dysmineralose größtenteils wieder ausgeschieden [Ziskoven 1997].

Das Erkennen der Gefahr einer schleichenden Vergiftung der Menschen auf unserem Planeten hat einschlägige medizinische Wissenschaftszweige oder Einzelwissenschaftler stimuliert, Detoxhygienika zu suchen, zu entwickeln und zu erproben.

Unkas Gemmeker hat 2019 einen Online-Entgiftungskongress mit 28 Wissenschaftlern organisiert. Teilnehmerzahl: fast 20.000. Daraufhin wurde dieser Kongress mehrmals wiederholt.

Bekannt und wissenschaftlich belegt ist z. B. die Entgiftung von Schwermetallen im menschlichen Körper mit der Alge Chlorella.

Immer größer wird die Zahl der Antioxidantien, die auch als freie Radikalempfänger bezeichnet werden und gegen oxidativen Stress wirksam eingesetzt werden. Als Beispiel möchte ich die Vitamine A, C und E und das Mineral Selen nennen. Diese Detoxhygienika haben aber nur Wirkeigenschaften für bestimmte spezifische Funktionen. Sie gewährleisten nicht die Detoxikation des gesamten Körpers.

3.36.2 Entgiftung mit Naturzeolith

In den letzten Jahrzehnten hat sich der Natur-Klinoptilolith-Zeolith als ein sehr gutes, vielfältig wirkendes Detoxikationsmittel erwiesen.

Natur-Klinoptilolith Zeolith vermag nicht nur zu entgiften, sondern hat auch starke Antioxidantien-Wirkungen und bewirkt die Zufuhr lebenswichtiger Mineralien.

Klinoptilolith ist ein mikroporöses Tuffgestein mit einem hohen Anteil von Siliziumdioxid, welches nach der Einnahme in den menschlichen Körper in die kolloidale Phase (Suspension) überführt wird. Außerdem erhält der Klinoptilolith-Zeolith durch ein spezielles Mikronisierungsverfahren ein breites Spektrum von Detoxikations-Wirkprinzipien mit einer optimalen Bioverfügbarkeit.

Mit diesen einzigartigen Eigenschaften des Zeoliths ist es möglich, unter Umgehung der Leber, ganzheitliche körperliche Detoxikation vorzunehmen. Auf diese Weise wird die Leber von ihrer überforderten Entgiftungsfunktion entlastet und in ihr normales Funktionsniveau eingepegelt.

1. Selektiver Ionenaustausch, wodurch dem menschlichen Körper nur die und so viel Mineralien zugeführt werden, wie er sie für die systemische Regulation benötigt. Andererseits werden Schadstoffe aus der extrazellulären Matrix entfernt.
2. Adsorption, d. h. Bindung von Stoffen, z. B. Toxinen (Giften), die damit unschädlich gemacht werden. Beide Funktionen wirken untrennbar zusammen.
3. Zufuhr von kolloidalem Siliziumdioxid.
4. Detoxikation: Entgiftungsfunktion, die noch über die der Adsorptions- und Ionenaustauschfunktion hinausgeht.
5. Antioxidantienfunktion, d. h. Beseitigung überschüssiger freier Radikale.
6. Radioprotektive Wirkungen, d. h. Ausleitung und Bindung von Radionucliden und somit Verhinderung oder Beseitigung der Strahlenkrankheit.
7. Molekularsiebfunktion und somit Unterstützung der Molekularsiebfunktion der Grundsubstanz der extrazellulären Matrix.
8. Unterstützung des Immunsystems

3.36.3 Detoxhygiene gehört zur gesunden Lebensführung

Detoxhygiene, die durch die schleichende Vergiftung notwendig geworden ist, spezifiziert die allgemeinen hygienischen Prinzipien auf den allseitigen Schutz gegen alle toxisch wirkenden Faktoren, die den Menschen unserer Gegenwart beeinflussen können.

Detoxhygiene bedeutet:

1. Vermeiden von Faktoren der Autotoxikationen, z. B. Rauchen, alkoholische und Softgetränke
2. Aufklärung über die schleichende Vergiftung
3. Vermeiden und Abwehren von exogenen toxisch wirkenden Faktoren, die durch Lebensstil zu beeinflussen sind, z. B. Intoxikation durch Dysstress infolge von psychosozialen, Lärm- und Elektrosmogstressoren.
4. Vermeiden von medikamentösen Massenverordnungen. 1-3 Medikamente sind das Höchste, was ein Mensch, vor allem älterer Mensch, vertragen kann.
5. Einsatz von Naturstoffen (zur Einnahme), die der Natur des Menschen entsprechen und die Fähigkeit besitzen ganzheitlich Gewebe und Zellen zu entgiften und gleichzeitig gut dosiert die notwendigen Mineralien zuzuführen. Diese Eigenschaft besitzt zur Zeit nur der Natur-Klinoptilolith-Zeolith und Montmorillonit.

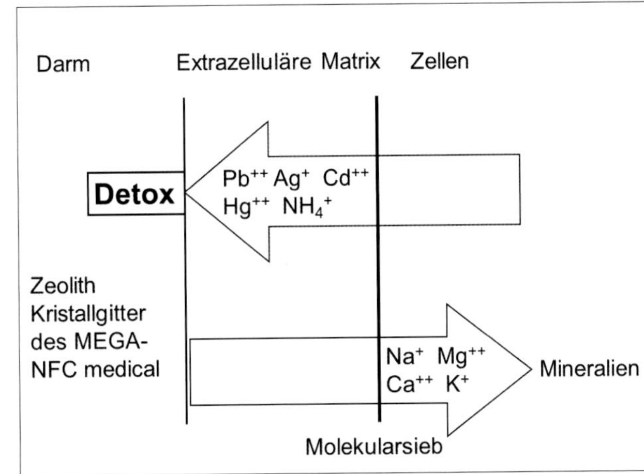

Abbildung 44: Mittels selektivem Ionenaustausch und Adsorption des Natur-Klinoptilolith-Zeoliths erfolgt Detoxikation und Mineralienzufuhr

Die Dauereinnahme von Natur-Klinoptilolith-Zeolith bietet einen guten Schutz gegen die schleichende Vergiftung und Dymineralose.

Literatur

Hecht, K.; E. N. Hecht-Savoley (2005, 2007): *Naturmineralien, Regulation, Gesundheit*. Schibri-Verlag, Berlin, Milow, 1. und 2. Auflage
ISBN 3-937895-05-1

Hecht, K.; E. Hecht-Savoley (2008): *Klinoptilolith-Zeolith - Siliziummineralien und Gesundheit*. Spurbuchverlag, Baunach; 2. Auflage 2010, 3. Auflage 2011
ISBN 987-3-88778-322-8

Hecht, K. (2015): *Zeolith. Lebenskraft durch das Urgestein*. Prävention, Detoxhygiene, Ökologie. Spurbuchverlag, Baunach,
ISBN 978-3-88778433-1

Abbildung 45: Verrühren des Zeolithpulvers zu einer Suspension mit einem Keramiklöffel [Hecht 2015]

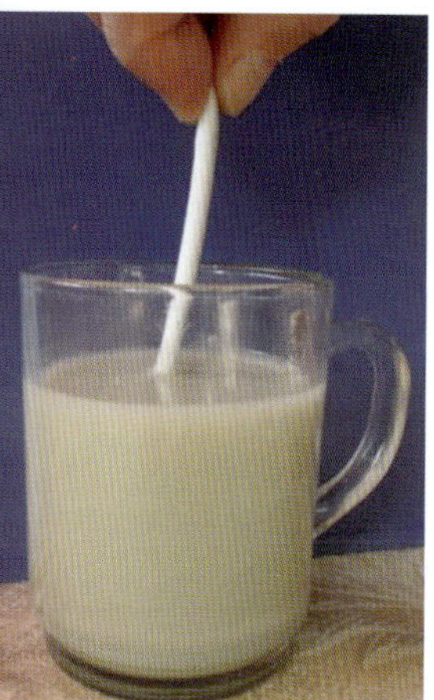

3.36.4 Wie soll Naturzeolith eingenommen werden?

Für die optimale Wirkung ist folgendes Einnahmeritual unbedingt zu gewährleisten:

- Ein Glas Wasser bereitstellen (trinkwarm).
- Die Pulvermenge in das Wasser einbringen.
- Danach mit einem Keramik- oder Plastiklöffel das Pulver zu einer Aufschwemmung (Suspension) gut verrühren.
- Eine kleine Menge von der Flüssigkeit (Suspension) (ca. 20-25 ml) in den Mund bringen. Dort für kurze Zeit festhalten und danach langsam herunterschlucken.
- Danach erneut die Suspension umrühren und wieder eine kleine Menge Flüssigkeit in den Mund nehmen, für kurze Zeit festhalten und dann langsam schlucken.

Diese Prozedur ist so lange zu wiederholen, bis das Glas leer ist.

Gewöhnlich werden aus einem Wasserglas 10-15 Portionen Suspension schluckweise eingenommen.

Außerdem sind tagsüber 2-3 Liter Wasser zu trinken.

3.36.5 Welche Tagesdosis kann verwendet werden?

Die Tagesdosis für einen Erwachsenen kann 3 g betragen.

Für Menschen über 50 Jahre sind 6 g/Tag empfehlenswert.

Erfahrungsgemäß ist es günstig, die Tagesdosis von 3 g unmittelbar nach dem Aufstehen, mindestens 1/2 Stunde vor dem Frühstück oder vor der Einnahme anderer Wirkstoffe oder Genussmittel (Kaffee, Tee, Alkohol, Rauchen) einzunehmen. Bei Verwendung einer Tagesdosis von 6 g kann diese zur Hälfte auf den Morgen und zur anderen Hälfte auf den Abend verteilt werden. Der Abstand zu anderen Stoffen (Nahrung usw.) soll auch hier 1/2 Stunde betragen.

3.37 Fasten – Frühjahrsputz für Körper, Geist, Seele

Als die Menschen noch mit der Natur verbunden waren, erlebten sie jahreszeitlich unterschiedliche Angebote an Nahrung.

Im frühen Frühjahr wurde es knapp mit der Nahrung, wenn alle Vorräte aufgebraucht waren. (Es gab damals keine Kühlschränke.) Der Winter gab infolge der herabgesetzten schweren körperlichen Arbeit den Menschen auch „Fettansätze“. Um den Mangel an Nahrungsangebot zu dieser Jahreszeit zu überstehen und mögliche Fettansätze zu beseitigen, wurden die körpereigenen Reserven ins Spiel gebracht: das Fasten. Deshalb wurde in vielen Religionen eine Frühjahrsfastenzeit „eingelegt“, die, wie aus alten Schriften hervorgeht, Körper, Seele und Geist reinigen sollte.

In allen christlichen Religionen ist das 40-tägige vorösterliche Fasten weit verbreitet. In dieser Zeit soll die körperliche Reinigung und Mäßigung erfolgen und die geistige Verbundenheit zu Gott besonders betrieben werden. Das geschieht zum Beispiel durch Gebete, Gesang, Gottesdienste.

Im Allgemeinen ist das religiöse Fasten gekennzeichnet durch Reduzierung der Nahrung und völlige Fleischlosigkeit sowie der Säuberung von Geist und Seele. Gewöhnlich sind nur eine Hauptmahlzeit und zwei kleine Imbisse am Tage gestattet. Fisch kann mäßig eingenommen werden. Milchprodukte und Eier werden in den einzelnen religiösen Gruppen unterschiedlich gehandhabt. Des weiteren soll in der Fastenzeit auf Genussmittel verzichtet werden.

Mit dem religiösen Fasten ist, wie schon erwähnt, auch der Gedanke der Geist- und Körperreinigung verbunden.

3.37.1 Heilfasten nach Dr. Otto Buchinger

Das Heilfasten ist der freiwillige Verzicht auf feste Nahrung und Genussmittel. Es werden nur Flüssigkeiten eingenommen. Wenn das Heilfasten richtig durchgeführt wird, besteht eine gute Leistungsfähigkeit ohne Hungergefühle und mit einer zunehmend besser werdenden Schlafqualität. Das Heilfasten fördert nach dem heutigen Erkenntnisstand die Funktionen der Einheit von Körper, Geist und Seele (Emotionen) und stärkt das Immunsystem.

In Deutschland hat sich das Heilfasten nach Dr. med. Otto Buchinger (1878-1966) verbreitet. Die Konzeption dazu veröffentlichte er 1935.

Für das stationäre (klinische) Heilfasten entwickelte er eine interdisziplinäre Konzeption, in die Ernährung, Bewegung (Wandern), Physiotherapie (Sauna, Schwimmen), Schlafen, Psychotherapie und geistig kulturelle Betätigung eingeschlossen waren. Dabei geht es nicht nur um die Beseitigung von bestimmten Erkrankungen wie Adipositas (Fettsucht, Übergewicht), metabolische Erkrankungen (z. B. Diabetes mellitus), Herz-Kreislauferkrankungen, chronische entzündliche Erkrankungen, chronische Schmerzsyndrome, Hauterkrankungen und psychosomatische Störungen, sondern auch um die Steigerung des Wohlbefindens.

Oft wird die Frage gestellt: Kann man während des Fastens überhaupt körperliche Leistungen vollbringen? Ja! Im Buchinger-Fastenprogramm sind täglich längere Berg- und Waldwanderungen enthalten, welche die Fastenden glänzend überstehen.

Es wird berichtet, dass Dr. Otto Buchinger die Übergewichtigen nach der Gewichtskontrolle bei einer Wanderung die Kilo der Gewichtsreduzierung in Form von Mauersteinen in einem Rucksack tragen ließ. Damit wurde den Betroffenen das Gefühl vermittelt, wie sie bisher die Kilos körperlich belastet haben.

3.37.2 Fasten verbessert die Schlafqualität

Kann man beim Fasten Schlafen? Stört der Hunger nicht? Das Hungergefühl geht nach wenigen Fastentagen verloren. Wir haben bei Längerfastenden (bis vier Wochen) den Schlaf mit einem ambulanten automatischen elektrophysiologischen Schlafanalysator (Schlaflabor im eigenen Zimmer) gemessen. Dabei zeigte sich, dass es höchstens in den ersten Nächten leichte Schlafprobleme gab. Danach wurde die Schlafqualität zunehmend besser. Besonders der REM-(Traum)Schlaf, der für die geistige Erholung sorgt, wurde von Nacht zu Nacht intensiver. Das spricht für die „Reinigung“ von Geist und Seele.

Die Ärztegesellschaft für Heilfasten und Ernährung e. V. hat unter Leitung von Frau Dr. F. Wilhelmi de Toledo Leitlinien zur Fastentherapie [2002] herausgegeben. Die nachfolgenden Zitate sollen weitere Kenntnisse über das Heilfasten vermitteln.

„Verschiedene Formen des Heilfastens

Nach Gesundheitszustand

- therapeutisches Fasten (auch Fastentherapie genannt)
- präventives Fasten
- Fasten für Gesunde (ohne primäre medizinische Intention)

Nach Art der Betreuung

- stationär ärztlich geleitet: Kliniken
- ambulant ärztlich geleitet: niedergelassene Ärzte
- nicht-ärztlich geleitet: Fastenleiter

Das stationär ärztlich geleitete Fasten hat u. a. folgende Schwerpunkte:

Bewegung

Das Bewegungsprogramm und seine Intensität sind auf die individuellen Gegebenheiten und Kontraindikationen abzustimmen. Zusätzliche Gymnastik-Einheiten fördern die Beweglichkeit und Koordination, können aber das Ausdauertraining nicht ersetzen. Jede PatientIn sollte über die gesundheitlichen Aspekte der körperlichen Aktivität aufgeklärt werden.“

Verhaltensmodifikation nach dem Fasten:

Diese ist sehr wichtig, um das gesundheitsschädigende Jo-Jo-Prinzip zu vermeiden (Jo-Jo = Fasten - wieder viel essen - Fasten - wieder viel essen usw.).

„Die Verhaltensmodifikation hat eine Verbesserung des Essverhaltens, vermehrte körperliche Bewegung und Verbesserung des Stressmanagements zum Ziel. Sie ist unabdingbar für eine praktische Umsetzbarkeit und beinhaltet kognitive (geistig), emotionale und praktische Aspekte. Die Vermittlung erfolgt interaktiv in Gruppenarbeit unter Einsatz verhaltenstherapeutischer Techniken, ggf. auch individuell psychotherapeutisch orientiert.

Die Verhaltensmodifikation beinhaltet:

- die kritische Auseinandersetzung mit dem eigenen Verhalten und den Krankheitsursachen
- Motivationsstärkung
- flexible Kontrolle
- Rückfallprophylaxe.“

„Entspannungstherapie:

In der Regel werden Autogenes Training sowie Progressive Muskelentspannung nach Jacobson durchgeführt. Je nach Einrichtung können auch Yoga- und/oder Meditations-Einheiten angeboten werden."

Manchmal wird auch das Ayurveda-Fasten angeboten. Es verläuft aber ähnlich wie das Buchinger-Fasten, jedoch mehr dem östlichen Menschentyp angepasst. Außerdem wird beim Fasten der Ayurvedatyp berücksichtigt.

3.37.3 Fasten für Gesunde

„Definition des Begriffs ‚Fasten für Gesunde'

Gesund ist, wer sich wohl fühlt, voll funktionstüchtig ist und keine Medikamente braucht. Er/sie muss seelisch-geistig stabil und entscheidungsfähig sein. Essstörungen und Abhängigkeiten (z. B. Alkohol, Drogen) sind Kontraindikationen. Der Begriff ‚Fasten für Gesunde' beschreibt:

- ein Kurzzeitfasten
- in Eigenverantwortung
- zur Gesundheitsförderung
- als Form der Erwachsenenbildung"

Ziele eines „Fastens für Gesunde"

- „neue Erfahrungen der körperlichen und seelisch-geistigen Wahrnehmung und der Möglichkeit, diese zu vertiefen
- Fähigkeit entdecken, ohne Nahrung gut zu leben
- positives Verzichterlebnis in einer Konsumgesellschaft
- Fasten als starker Impuls zur Veränderung der Ernährung und des Essverhaltens
- Erlernen von Selbsthilfemöglichkeiten für den Alltag (z. B. Kurzfasten bei leichten Infekten)"

3.37.4 Wann ist Fasten nützlich?

Bei folgenden Krankheitsbildern sowie Beschwerden soll Heilfasten nach Ansicht seiner Befürworter hilfreich sein: Adipositas, Burn out, Diabetes mellitus II, Hyperlipidämien (zu viel Fett im Blut), chronische Hepatopathien (Lebererkrankungen), Hypertonie, arterielle und venöse Durchblutungsstörungen, degenerative Gelenkerkrankungen, diverse Hauterkrankungen wie Akne, Psoriasis und Neurodermitis, Asthma, Pollinosis, chronische Obstipation (Verstopfung), Morbus Crohn, Reizdarmsyndrom. In allen Krankheitsfällen kann Natur-Klinoptilolith-Zeolith nicht nur das Heilfasten unterstützen, sondern auch zur Heilung der Erkrankung beitragen.

3.37.5 Wer soll nicht fasten?

Bestimmte Gruppen von Menschen sollen nicht fasten:

- Schwangere und stillende Frauen
- Menschen mit Blutungsneigung
- Kinder
- Menschen mit Schilddrüsenüberfunktion
- Menschen mit Durchblutungsstörungen des Gehirns
- Typ-1-Diabetiker

- Krebskranke
- Menschen mit Essstörungen in der Vorgeschichte
- Untergewichtige

Menschen mit psychischen Krankheiten sollten ihren Arzt befragen, bevor sie fasten.

Weiterführende Literatur

de Toledo, F. W. F. et al. (2002): Leitlinien zur Fastentherapie. *Forsch. Komplementärmed. klassische Naturheilkunde* **9**, S. 182-198

de Toledo, F. W. F. (2003): *Buchinger Heilfasten*. Ein Erlebnis für Körper und Geist. Trias Verlag, Stuttgart

3.38 Alles Leben ist Rhythmus und Rhythmen reflektieren die Zeitstruktur alles Lebendigen

Der Satz „Alles im Leben ist Rhythmus" soll von Albert Einstein stammen.

„Nicht zu wissen, dass man keine Zeitstruktur hat, ist so, als wüsste man nicht, dass man ein Herz oder eine Lunge hat."

„In jedem Aspekt unserer Physiologie und unseres Lebens erkennen wir, dass wir der Ordnung unterworfen sind, die wir Zeit nennen."

(Gay Gear Luce, 1970, Report of U. S. Department of Health „Education" and Welfare)

Das wusste Georg Christoph Lichtenberg eigentlich schon vor 200 Jahren recht gut. Im Göttinger Taschenkalender schrieb er einen Artikel: *„Hupazoli und Cornaro oder: Thue es ihnen gleich, wer kann."* Darin berichtet er von Menschen, die ein sehr hohes Alter erreicht haben, weil sie eine regelmäßige Lebensweise führten. Aus seiner Analyse mit dieser Menschengruppe zieht er die Schlussfolgerung: *„Die sogenannten Leute nach der Uhr werden gewöhnlich alt. Das Handeln nach der Uhr aber setzt innere uhrmäßige Anlagen voraus."* Lichtenbergs Beobachtungen lassen sich auch in unserer Gegenwart bestätigen. Andererseits wissen wir, dass der Verstoß gegen die innere Uhr Krankheiten und Kurzlebigkeit zur Folge hat.

3.38.1 Wir sind am Abend andere Menschen als am Morgen

In seinem Buch „Makrobiotik oder die Kunst das Leben zu verlängern" [Hufeland 1817] beschrieb Christoph Wilhelm Hufeland (1762-1838) die 24-Stundenrhythmik von Körperfunktionen und die medizinische Bedeutung der jeweiligen Phasenlage dieses Zyklus wie folgt: „Die 24-stündige Periode, welche durch die regelmäßige Umdrehung unseres Erdkörpers auch allen seinen Bewohnern mitgeteilt wird, zeichnet sich besonders in der physischen Ökonomie des Menschen aus. ... und alle anderen so wunderbar pünktlichen Termine in unserer physischen Geschichte werden im Grunde durch die einzelne 24-stündige Periode bestimmt. ... Nun bemerken wir, je mehr sich diese Periode mit dem Schluss des Tages ihrem Ende nähert, desto mehr beschleunigt sich der Pulsschlag und es entsteht ein wirklich fieberhafter Zustand, das so genannte Abendfieber, welches jeder Mensch hat."

Mit dieser genialen Beobachtung erkannte Hufeland bereits den Phasengang der verschiedensten Körperfunktionen, die morgens andere Funktionsabläufe präsentieren als abends. Er nimmt die Morgentemperatur nach dem erholsamen Schlaf am Morgen als Referenzwert und stellt ihr folglich eine Erhöhung der Körpertemperatur am Abend als Abendfieber gegenüber. Diese Erkenntnis war auch Anlass, das Pulsen und das Temperaturmessen morgens und abends in den Kliniken einzuführen, um die Morgen-Abend-Funktions- und Zustandsänderungen in die medizinische Diagnostik einzubeziehen.

Diese Abend- und Morgenfunktionen äußern sich nicht nur in körperlichen Prozessen, sondern auch in Emotionen. Morgens ist die Stimmung beim Gesunden aufgehellt und abends kann sie gedrückt oder sogar depressiv sein.

3.38.2 Elektromagnetische Strahlen der Sonne und der Geomagnetosphäre regulieren den Rhythmus im menschlichen Körper

Der Tagesrhythmus wird durch den Nucleus suprachiasmaticus, einen paarig angelegten kleinen Kern (Nucleus) im Hypothalamus, reguliert. Er stellt eine wichtige Schaltstelle im Gehirn dar, die vor allem durch das visuelle System stimuliert wird. Hierbei bestehen außerdem Verbindungen zur Epiphyse (Zirbeldrüse), die mittels des Melatonins den Schlaf-Wach-Rhythmus reguliert. Beide, der Nucleus suprachiasmaticus (SCN) und die Zirbeldrüse, empfangen Signale vom Sonnenlicht und vom geomagnetischen Feld. Ohne diesen wäre der Mensch nicht lebensfähig.

3.38.3 Wir leben heute im Widerspruch zur Zeit und zum Rhythmus

„*Man hat keine Zeit, doch nie zuvor hatte die Masse so viel Zeit wie heute. Man wusste noch nie so viel über biologische Rhythmen und doch wurde nie zuvor in der Geschichte so rücksichtslos dagegen verstoßen*". Mit diesem Zitat von Scheppach ist die heutige Situation kurz und bündig charakterisiert. Der „**Rhythmus-Infarkt**" als eine neue Krankheit zeichnet sich deutlich ab. Ohne dass man das wahrhaben will, entfernen wir uns von einer natürlichen Umwelt, die wir zwar nicht greifen konnten, manchmal auch nicht erfassen wollen. Die Zeit gehört aber zu unserem Leben.

Leider orientiert sich die heutige Medizin, wie es Hildebrandt et al. [1998] zum Ausdruck brachten, noch zu stark auf die räumliche Dimension, in der versucht wird, jede physiologische oder psychologische Lebenserscheinung eines Menschen in der Zelle, dem Gewebe oder im Organ zu lokalisieren. Dieses entspricht nicht der Natur der Menschen und der Umwelt. Experten warnen vor Störungen der funktionellen Zeithierarchie des Menschen in der Natur.

3.38.4 Entschleunigung statt Beschleunigung

Es liegen zahlreiche Untersuchungsergebnisse vor [Moore-Ede 1983] die besagen, dass sich das Lebenstempo vieler Menschen beschleunigt, dass ein hartnäckiges Bestreben besteht, in immer kürzeren Zeiteinheiten mehr zu leisten, mehr zu erleben, mehr Ansehen und mehr Geld zu erhalten. Das wird sich in Krankheiten rächen.

Die neuen Kommunikationsmittel (Computer, Handy usw.) sind dazu angetan, rund um die Uhr erreichbar zu sein. Das sind Faktoren, die chronobiologischen Stress verursachen, denn jeder Verstoß gegen die „innere Uhr“ die jeder Mensch besitzt, setzt sich in Stress um und lässt Adrenalin- und Kortisolspiegel ansteigen. Sogar die Medien berichten heute, dass die Menschen, die zu jeder Zeit durch moderne Kommunikationsmittel von ihrem Chef oder Unternehmen erreichbar sind, gefährdet sind, wodurch sogar die Nachtruhe gestört wird und das Burn-Out-Syndrom entsteht.

Nicht zuletzt wird durch die heutige Funkwellenbestrahlung auch der Schlaf-Wach-Rhythmus gestört und somit die entsprechende Erholung. Es ist daher erforderlich, dass man seine innere Uhr wieder richtig reguliert.

In einer Asklepioskur in NaturMed Davutlar (Westtürkei) haben wir ein Programm entwickelt, durch welches jeder Kurgast seine verstellte innere Uhr wieder richtigstellen kann, wenn er sich diszipliniert in die natürlichen Rhythmen einordnet.

Ein Umdenken von der Struktur zu den rhythmischen Aufgaben der Körperfunktionen für das Gesundsein ist für Ärzte und alle Menschen unbedingt erforderlich!!!

Weiterführende Literatur

Hecht, K.; E. Hecht-Savoley (2005/2008): *Naturmineralien, Regulation und Gesundheit*. Schibri Verlag, Berlin, Milow. 2. Auflage, 424 Seiten ISBN 3-937895-05-1

Hildebrandt, G.; M. Moser; M. Lehofer (1998): *Chronobiologie und Chronomedizin*. Hippokrates, Stuttgart

3.39 Die innere Uhr muss richtig ticken

„Alles im Leben ist Schwingung" [A. Einstein]. Die Körperfunktionen schwingen wie ein Uhrenpendel.

In der Tat, alle unsere Lebensprozesse verlaufen periodisch (Synonyme: Zyklen, Rhythmen, Schwingungen, Wellen). Der Frequenzbereich der Rhythmen unserer Körperfunktionen erstreckt sich von Wellenlängen im Nanosekunden-, Sekunden-, Minuten-, Stunden-, Tages-, Wochen-, Monats-, Jahres- bis zu Mehrjahresbereichen. Wir sind gesund, wenn diese rhythmischen Körperfunktionen wie ein Orchester miteinander harmonieren. Diese Rhythmusharmonie wird als innere Uhr (auch biologische Uhr) bezeichnet. Ein für den Menschen wichtiger Frequenzbereich ist der Tagesrhythmus.

3.39.1 Alle unsere Funktionen unterliegen einem periodischen 24h-Verlauf

Der Rhythmus der Aktivierung z. B. beginnt ~ 06:00 Uhr mit einem Anstieg der an diesem Vorgang beteiligten Nerven-, Hormon-, psychischen, Stoffwechsel- und Herz-Kreislauf-Prozesse. Das Spitzenniveau wird zwischen 09:00 und 12:30 Uhr erreicht. Dann kommt eine Phase von natürlicher Schläf-

Abbildung 46: Unser Rhythmus - die innere Uhr - gesteuert von Licht und dem Magnetfeld der Erde

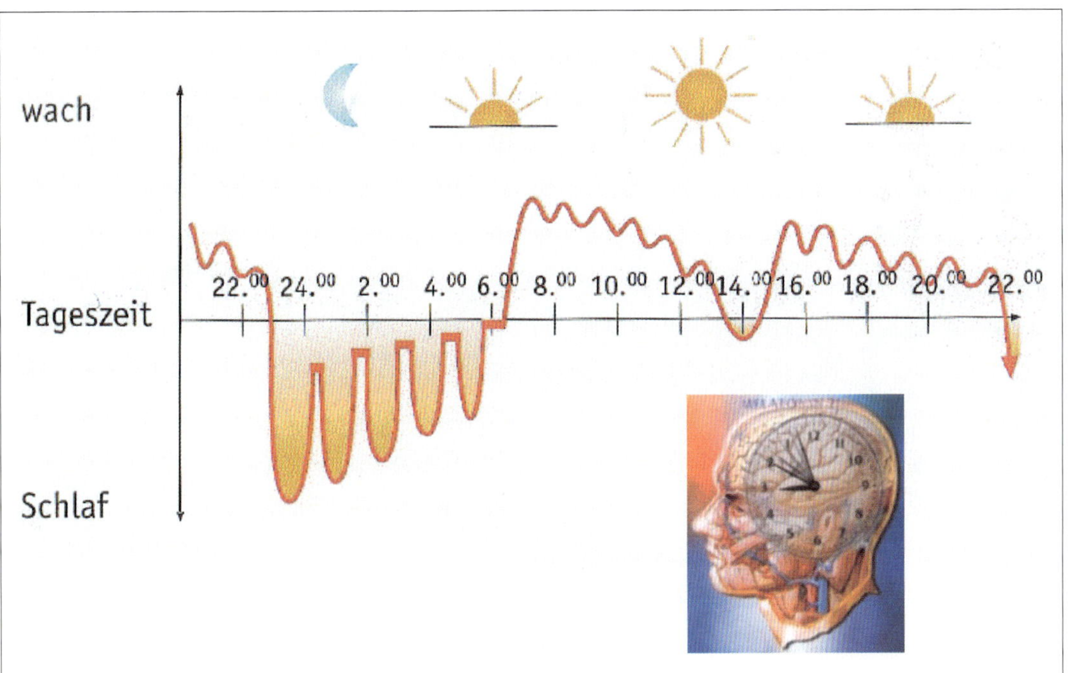

rigkeit (Siestazeit oder Minischlafzeit). Dieser folgt ein etwas herabgesetztes Leistungsniveau und schließlich folgt der Abfall, bis es in den Schlaf geht. Ein derartiger täglich sich wiederholender Ablauf sichert unsere Gesundheit. Zu unterschiedlichen Tageszeiten laufen immer verschiedene Funktionen in unterschiedlicher Intensität ab, z. B. zeigt die Körpertemperatur den niedrigsten Wert am Morgen und am Abend den höchsten. Die Differenz kann zwischen 0,5 und 1,5°C betragen. Alkohol am Morgen eingenommen führt schnell zur Trunkenheit. Am späten Abend muss man länger und mehr trinken, bis diese erreicht wird. Die geringste Zahnschmerzempfindlichkeit ist gegen 15:00 Uhr erreicht. Auch die Betäubungsmittel wirken zu dieser Zeit am stärksten. Zwischen 15 und 16 Uhr sollte man daher zum Zahnarzt gehen. Störungen des Tagesrhythmus führen zunächst zu Befindenseinschränkungen.

3.39.2 Das Jetlag-Syndrom beim Reisen

Wir kennen das als Jetlag-Syndrom, wenn wir per Flugzeug Zeitzonen überspringen: Kopfschmerzen, Müdigkeit, Schlafstörungen u. a. sind die Folge. Längere Störungen der inneren Uhr, z. B. durch Schichtarbeit, ziehen bei vielen Arbeitern Krankheiten nach sich. Die heutige Lebensweise ist leider beschleunigt und stimmt, ähnlich wie bei der Schichtarbeit, nicht mehr mit der inneren Uhr (also unserer natürlichen Tagesrhythmik) überein.

3.39.3 Non-Stop-Gesellschaft produziert Kranksein

Es wird von der Non-Stop-Gesellschaft gesprochen, die sich in rapider Entwicklung befindet. Diese Lebensweise gegen die innere Uhr führt zum nicht erholsamen Schlaf, zur Tagesmüdigkeit und zu Fehlleistungen. Nach Prof. Moore Ede (USA) kostet dieses Verstellen der inneren Uhr durch die Non-Stop-Gesellschaft weltweit pro Jahr 270-300 Milliarden US-Dollar sowie unzählige Unfalltote und -verletzte.

Jede Störung von Körperrhythmen bedeutet Krankheit (z. B. kennen wir die Herz-Rhythmus-Störungen) und Fehlleistungen. Das Leben gegen die innere Uhr gilt in Fachkreisen als ein sehr starker gesundheitsschädigender Stressor, dem leider wenig Aufmerksamkeit geschenkt wird.

Empfehlung

Lassen Sie sich nicht von der Non-Stop-Gesellschaft infizieren, sonst geht es Ihnen, wie Wilhelm Busch in Versen warnte: „Eins, zwei, drei! Im Sauseschritt läuft die Zeit: wir laufen mit.“

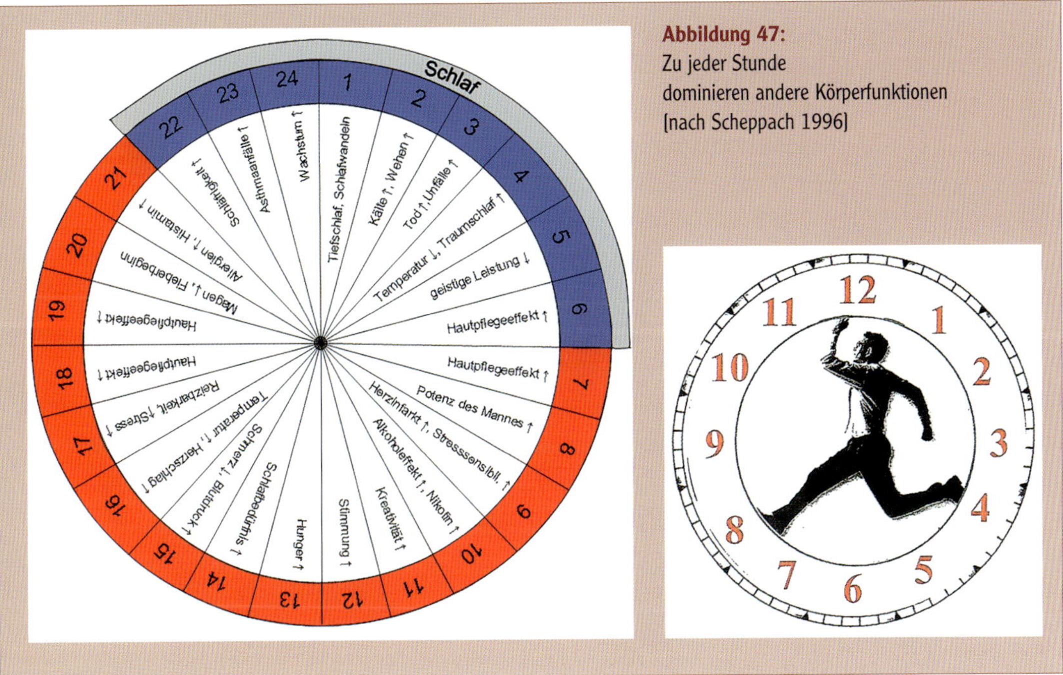

Abbildung 47:
Zu jeder Stunde dominieren andere Körperfunktionen [nach Scheppach 1996]

3.40 Der richtige Umgang mit der richtigen Zeit

Obgleich die Zeit, die ein Mensch für den realen Arbeitsprozess nutzt, viel kürzer ist als vor 100 oder 150 Jahren, klagen viele Menschen darüber, keine Zeit zu haben.

Geschichtliche Daten zeigen, dass die Menschheit beim Umgang mit der Zeit immer Probleme hatte. Die Medizin achtet ebenfalls kaum auf zeitliche Prozesse. Jede Beschwerde wird versucht irgend wo im Körper zu lokalisieren. Der Zeitverlauf wird auch in der Stichprobe-Diagnostik nicht berücksichtigt. Der Mensch ist aber abends ein ganz anderer als am Morgen. Das weisen alle Parameter, wie z. B. Temperatur, Puls und Blutdruck aus.

„Die Welt existiert nicht, sie ereignet sich." [Cramer 1998]

Jedes Ding hat seine Zeit [William Shakespeare]

Die Zeit ist immer ein rhythmischer Prozess. Der Mensch verfügt über eine „innere Uhr".

Die Natur ist nach rhythmischen Gesetzen organisiert. Wir kennen die Jahreszeiten mit ihren spezifischen Charakteristika, wie z. B. das pünktliche Eintreffen der Zugvögel im Frühling und ihren Abflug im Herbst, oder die heiße Sommersonne und klirrenden Frost im Winter, alles wiederholt sich rhythmisch. Diese Naturerscheinungen zeigen an, dass wieder ein Jahr vergangen ist.

Die Erdumkreisung um die Sonne hat diesen Jahresrhythmus geprägt. Die Erdumdrehung beschert uns den Tagesrhythmus mit seinen drei Kardinalzuständen: Wachsein, Schlaf und Traumschlaf.

Das Leben von Mensch, Tier und Pflanze auf unserem Planeten ist daher so eingerichtet, dass alle Prozesse im Wechsel von Aktivierung und Deaktivierung rhythmisch verlaufen.

Aktivierung	◄──►	Deaktivierung
Arbeit	◄──►	Ruhe
Wachsein	◄──►	Schlaf
Anspannung	◄──►	Entspannung
Hunger	◄──►	Sättigung u. a.

Abbildung 48: Die innere Uhr des Menschen tickt mit vielen Frequenzen. Vereinfachtes Schema der biologischen Zeitorganisation mittels eines breiten Frequenzspektrums eines lebenden Organismus [Hecht 1993]

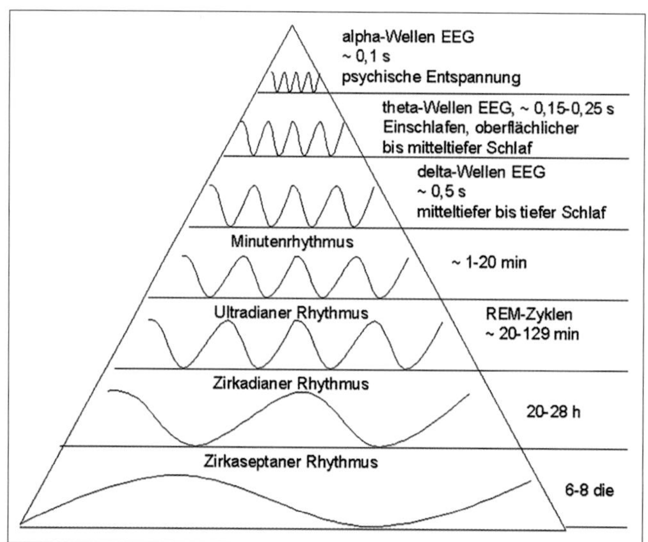

Alle diese Wechselvorgänge sind gesetzmäßige, rhythmische Prozesse, durch die unser Leben auf der zeitlichen Grundlage von Informations- und Stoffwechselaustausch gewährleistet wird.

3.40.1 Konflikte mit der Zeit verursachen Stress

In seinem Buch „Die Nonstopgesellschaft" legt Moore-Ede [1993], Direktor der Physiologie an der Medizinischen Fakultät der Harvard-Universität und Direktor des Institutes für zirkadiane Physiologie, die Risikofaktoren und Grenzen menschlicher Leistungsfähigkeit in der 24-Stunden-Welt offen. Er kritisiert, dass der Mensch durch das Tempo der technischen Neuerungen überfordert wird, dass sich der Mensch bezüglich des Umganges mit der Zeit und seiner natürlichen biologischen Rhythmen eine Welt geschaffen hat, die für ihn nicht geschaffen ist.

Die Folge davon sind sogenannte Konflikte mit der Zeit, welche Zeitkrankheiten, wie das Schichtfehlanpassungssyndrom, hervorrufen. Die Symptomatik des Schichtfehlanpassungssyndroms beschreibt Moore-Ede [1993] wie folgt:

Chronische Form

- chronische Schlafstörungen
- Erkrankung der Herzkranzgefäße
- Störung der Herz-Kreislauf-Regulation
- Erkrankung des Verdauungssystems
- Erhöhte Ausfallzeiten am Arbeitsplatz
- Fehlverhalten und Fehlentscheidungen

- Neurotizismus
- soziale Probleme: Erschöpfungssyndrom, Frühinvalidität

Häufig wird zwischen der mit naturwissenschaftlichen Verfahren gemessenen „objektiven Zeit“ und der subjektiven Zeit (das Zeiterleben) unterschieden.

Die Zeitwahrnehmung (subjektive Zeit) ist nach Hecht [1984] als abhängige Variable vom inneren und äußeren Milieu eines Lebewesens anzusehen, woraus Plus- bzw. Minusabweichungen von der objektiven Zeit auftreten können. Hierbei spielen die Emotionen eine bedeutende Rolle. Positive Emotionen lassen die Zeit schnell vergehen, negative Emotionen dagegen lassen eine Zeitdehnung, eine Verlangsamung erleben.

Albert Einstein glossiert den Zusammenhang zwischen Emotionen und Zeitwahrnehmung wie folgt: „Sitzt man mit einem hübschen Mädchen zwei Stunden lang da, denkt man es ist nur eine Minute. Sitzt man jedoch auf einem heißen Ofen eine Minute lang, denkt man es sind zwei Stunden. Das ist Relativität.“

3.40.2 Lebenstempo und Zeitstress

Es liegen zahlreiche Untersuchungsergebnisse vor [Moore-Ede 1993, Levine 1998 u. a.], die besagen, dass sich das Lebenstempo vieler Menschen beschleunigt, dass ein hartnäckiges Bestreben besteht, in immer kürzeren Zeiteinheiten mehr zu leisten, mehr zu erleben, mehr Ansehen und mehr Geld zu erhalten.

Die neuen Kommunikationsmittel (Computer, Handy usw.) sind dazu angetan, rund um die Uhr erreichbar zu sein. Das sind Faktoren, die Zeitstress verursachen, denn jeder Verstoß gegen die „innere Uhr“ setzt sich in Stress um und lässt Adrenalin- und Kortisolspiegel ansteigen [Waterhouse et al. 1990].

3.40.3 Wer beschleunigt unser Lebenstempo?

Levine [1998] führt folgende Faktoren für die Beschleunigung des Lebenstempos an:

1. „*Wohlstand*: Je reicher ein Land, desto schneller das Tempo
2. Grad der Industrialisierung: Je industriell entwickelter ein Land, desto weniger Zeit haben seine Bewohner
3. Einwohnerzahl: Je größer eine Stadt, desto schneller gehen und arbeiten die Menschen.
4. Klima: Je höher die Temperatur, desto langsamer das Lebenstempo.
5. Individualismus: Länder mit individualistischen Werten sind stärker leistungs- und erlebensorientiert als Länder mit noch intakten Gemeinschaften. Individualismus erhöht daher das Lebenstempo.“

3.40.4 Wer sind die Zeiträuber?

Als Zeiträuber und Tempomacher werden u. a. folgende Fakten angegeben [Moore-Ede 1993, Levine 1998]:

Zeiträuber: Staat mit Bürokratie + Destruktivität, Gesellschaftliche destruktive Tätigkeiten (z. B. Stau, Warteschlangen), Öffentliche Unsicherheit – Gewalt,

Arbeitslosigkeit, Krankheit, Chaos in der Lebensweise, Unentschlossenheit.

Tempomacher: Medien, Radio, Fernsehen, (z. B. Schnellsprechen in den elektronischen Medien), Moderne Musik ist ein starker Stressor (nicht nur die Lautstärke), Autofahren, Großstadtleben.

3.40.5 Richtiger Umgang mit der Zeit in einem Kurprogramm

Um mit der Zeit richtig umzugehen, benötigt man ein straffes Tagesregime. Wir haben ein solches straffes Tagesregime mit großem Erfolg seit über 10 Jahren im Kurzentrum NaturMed, Davutlar (Westtürkei) vermittelt und trainiert.

So sah der zeitliche Ablauf des Tagesprogramms der Asklepioskur aus:

06:00	Aufstehen
06:15	Morgengymnastik
07:30 – 08:00	Geführte Morgenwanderung in die Berge oder Strandwanderung am Ägäischen Meer
08:00 – 08:45	Entspannen im Thermalpool und Kaltmineralwasserpool
08:45 – 09:00	Rhythmische Atemübungen in frischer Luft
09:00 – 10:00	Frühstück
10:00 – 13:00	individuelle Diagnostik (Blutdruck-Entspannungs-Test) und Anwendungen (z. B. Ganz- bzw. Teilkörpermassagen, Matrix-Rhythmustherapie, manuelle Therapie, Akupunktur, Ozon- und Infrarottherapie, Kolonhydrotherapie, Türkisches Hamam, Blutdruckentspannungstest
13:00 – 14:00	Mittagessen im Freien auf der Laubenterrasse (April – Oktober)
14:00 – 14:20	gemeinsamer Minischlaf – Erlernen des Minischlafs
14:30 – 18:00	individuelle Freizeit oder individuelle Therapien (auch Belastungsgymnastik)
15:00 – 16:00	nach Bedarf gemeinsame Auswertung der erreichten Ergebnisse (Schlafgüte, Blutdruck, Relaxation)
16:00 – 16:45	Wassergymnastik im Thermalpool
17:30 – 19:00	Seminare und Gesundheitsschulung, Vorträge von und mit Prof. Dr. Karl Hecht (außer Sonntags)
19:00 – 20:00	Abendessen auf der Laubenterrasse
20:00 – 22:00	Freie Zeit zur persönlichen Verfügung oder von den Kurteilnehmern selbstorganisierte Veranstaltungen mit Folklorecharakter
22:00	Nachtruhe

Dieser Tagesrhythmus wirkte sich hoch effektiv als Therapieeffekt auf die Gesundung der Kurgäste aus.

Empfehlung

Schaffen Sie sich einen straffen Tagesrhythmus.

Weiterführende Literatur

Hecht, K.; A. Pietzko (2001): Zeitregulation - Zeitkonflikte - Zeitkrankheiten. In: K. Hecht; H.-P. Scherf; O. König (Hrsg.): *Emotioneller Stress durch Überforderung und Unterforderung*. Schibri Verlag, Berlin, Milow

Hecht, K.; H.-P. Scherf (2012): *Richtiger Umgang mit niedrigem und hohem Blutdruck*. Spurbuchverlag, Baunach, 134 Seiten ISBN 978-3-88778-364-8

Moore-Ede, M. (1993): *Die Nonstopgesellschaft. Risikofaktoren und Grenzen menschlicher Leistungsfähigkeit in der 24-Stunden-Welt*. W. Heyne, München

3.41 Mach mal 'ne Pause! Hör auf die Signale der ultradianen Rhythmen!

Ein sehr wichtiger, aber weniger bekannter Rhythmus des Menschen ist der Basis-Ruhe-Aktivitäts-Zyklus, kurz BRAC genannt. Er wird auch als Rhythmus „mach mal 'ne Pause" bezeichnet.

Sicherlich haben Sie diesen Rhythmus bei sich selbst schon beobachtet. Sie haben zirka 90 Minuten in Hochstimmung gearbeitet, plötzlich haben Sie ein Gefühl, als ob „aus dem Schlauch die Luft heraus" ist. Sie sind müde, schlapp. Häufig glauben viele Menschen, dass sie schlecht geschlafen haben oder überfordert sind. Gewöhnlich wird eine Tasse starker Kaffee getrunken und dann geht es wieder besser. Aber genau das ist falsch, denn das plötzliche Schlappwerden ist das Signal „mach mal 'ne Pause". Dieses Prinzip wird an manchen Universitäten realisiert. 90 Minuten Vorlesung, 30 Minuten Pause.

3.41.1 Nun sollen Sie den BRAC kennenlernen

Der BRAC ist ein Zirka-Zwei-Stundenrhythmus, der im Mittel ca. 80-100 Minuten Aktivierung (Aktivität) und ca. 10-30 Minuten Deaktivierung (Trance, Träumen, Müdigkeit) zum Inhalt hat. Der BRAC verfügt über eine flexible Zeitstruktur und ist nicht absolut an dieses angeführte Zeitschema gebunden. Grundlage des BRAC soll der Zyklus der Zellteilung sein. Während der Aktivierungsphase sollen die Funktionen der linken Hirnhemisphäre, während der Deaktivierung die der rechten Hemisphäre dominant sein. Eine noch durch weitere Untersuchungen zu untermauernde Auffassung zur Dekativierungsphase des BRAC besteht darin, dass in diesem Zeitabschnitt des Alltagstrances über Transmitter, Neuropeptide, Botenstoffe ein Informationsaustausch zwischen körperlichen und seelischen Prozessen erfolgen soll. Erickson [1980] bezeichnete diesen Rhythmus als „natürliche Ebbe- und Flutbewegung des Bewusstseins". Die Deaktivierungsphase charakterisierte er als Alltagstrance, die schon 1850 von Charot (Professor für Neurologie und Psychiatrie) erkannt wurde. Die beiden Phasen des BRAC lassen sich wie folgt charakterisieren:

Aktivierungsphase: Gute Stimmung, Leistungsfähigkeit, Kraft und Stärkegefühl, Entscheidungsfreudigkeit, Kreativität, Energiegeladensein, Selbstbewusstsein, Kommunikationsfreudigkeit, Mut, Risikofreudigkeit, hohe Konzentration und Aufmerksamkeit, hohe Gedächtnisleistungen.

Deaktivierungsphase: Diese Phase wird durch den Alltragtrance geprägt, der sich in vielfältiger Weise äußert: Müdigkeit, Zwangsgähnen, Zunahme von Fehlleistungen, Tagesträume, depressive Stimmung, Lustlosigkeit, geistige Abwesenheit (Abschalten), Schlappheit, Nervosität, Feigheit, abwesender, leerer Blick, entspannter, ruhiger oder leerer Gesichtsausdruck, Schwerfälligkeit, Bedürfnis sich zu recken, aufzustehen oder sich zu bewegen, plötzlicher Hunger, Magenknurren, abwesendes Spielen mit den Fingern oder mit Gegenständen, abwesendes Kritzeln (z. B. bei Vorträgen), veränderte Stimmlage, Einschränkung der Gehörfunktion, Schlafbedürfnis.

Der Übergang von beiden Phasen vollzieht sich manchmal langsam, ein anderes Mal abrupt durch plötzliches „Abklappen" vom hellen Bewusstsein in starke Müdigkeit oder Trancezustände. Dabei können zu unterschiedlichen Tageszeiten verschiedenste Muster aus den angeführten Charakteristika auftreten. Der von diesen Erscheinungen „Befallene" glaubt nicht selten einen schlechten Nachtschlaf gehabt zu haben oder müde und erschöpft zu sein. Häufig wird mit Stimulanzen dagegen gewirkt, anstatt den Alltagstrance dieser BRAC-Phase auszuagieren. Das „Dagegenwirken" oder das „Nichtbeachten" dieser Deaktivierungsphase kann zu ultradianem Stress führen.

3.41.2 Ultradianer Stress, was ist das?

Die Nichtbeachtung der Natürlichkeit und überhaupt Störungen der gesamten funktionellen Zeitstruktur können psychische Störungen, somatoforme Syndromsymptome und psychosomatische Krankheitsbilder nach sich ziehen. Die Störungen dieses BRAC werden als ultradianer Stress bezeichnet [Rossi 1993]. Unter anderem wurden folgende Symptome beobachtet: Kopfschmerzen, Rückenschmerzen, Bluthochdruck Magengeschwüre, Essstörungen, Depressionen, Angstzustände, innere Unruhe, Schlaflosigkeit, Immunschwäche (erhöhte Anfälligkeit gegenüber Infektionserregern), chronische Müdigkeit u. a.

3.41.3 Ultradiane Heilrhythmen – Basis für Hochleistungen

Rossi [1993] hat auf der Grundlage dieser chronobiologischen Gesetzmäßigkeit eine psychotherapeutische Methode entwickelt und langjährig erprobt. Diese hat das Ziel, das Wiederfinden der verlorenen Deaktivierungsphase der Alltagstrance und die Wiederherstellung des natürlichen Basis-Ruhe-Aktivitäts-Zyklus (BRAC) zu erreichen. Des weiteren kann das Erkennen des BRAC und seine Beachtung im täglichen Leben eine vorzügliche Disstressprävention sein.

3.41.4 Goldmedaillen durch ultradiane Heilrhythmen

Mit dem Prinzip der ultradianen Heilrhythmen hat Dr. Friederike Janofske (die ich zur Promotion mit diesem Thema geführt habe) die bekannte Schwimmerin Britta Steffen psychisch betreut und zum Erfolg geführt.

Ergebnis: Bei Olympischen Spielen, Weltmeisterschaften und Europameisterschaften gewann Britta Steffen im Laufe ihrer Karriere 10 Gold-, 9 Silber- und 8 Bronzemedaillen. Sie erzielte auch in Staffelwettbewerben mehrere Weltrekorde und hielt viele Jahre den Langbahn-Weltrekord über 50 Meter Freistil. 2012 beendete sie ihre Karriere.

3.41.5 Was ist Alltagstrance?

Die Alltagstrance ist ein scheinbar spontan realer, aber gesetzmäßig rhythmisch auftretender Bewusstseinszustand, der zwischen Wachsein und Schlaf liegt, ähnlich wie jener Bewusstseinszustand, der durch Meditation hervorgerufen werden kann. Die Alltagstrance wurde 1850 von dem französischen Neurologen Jean Martin Charcot erstmals beschrieben. Sein Schüler Pierre Janet stellte bereits das periodische Auftreten „der geistigen Energie" fest und nannte diese Fluktuationen „abaissement du niveau mental" (Absinken der geistigen Energie). Janet ging davon aus, dass man über den Tag verteilte Pausen genauso benötigt, wie man im Laufe des Monats Ruhetage einlegt und einen Jahresurlaub verbringt. Auch Freud kannte diese Absencen und Jung beschrieb, dass die Intensitäts- oder Aktivitätskurve einen wellenförmigen Charakter mit Wellenlängen von Stunden, Tagen und Wochen hat [zitiert bei Rossi 1993]. Der Zweck der periodisch auftretenden Alltagstrance soll also eine psychophysiologische Erholung und Regeneration der verbrauchten Energie sein.

Abbildung 49: Dr. Friederike Janofske und Britta Steffen

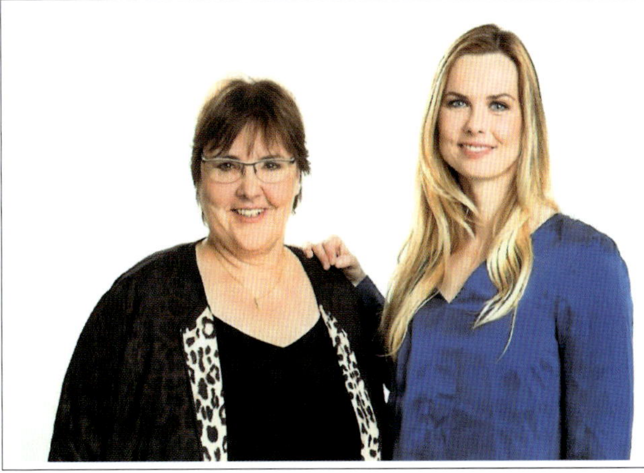

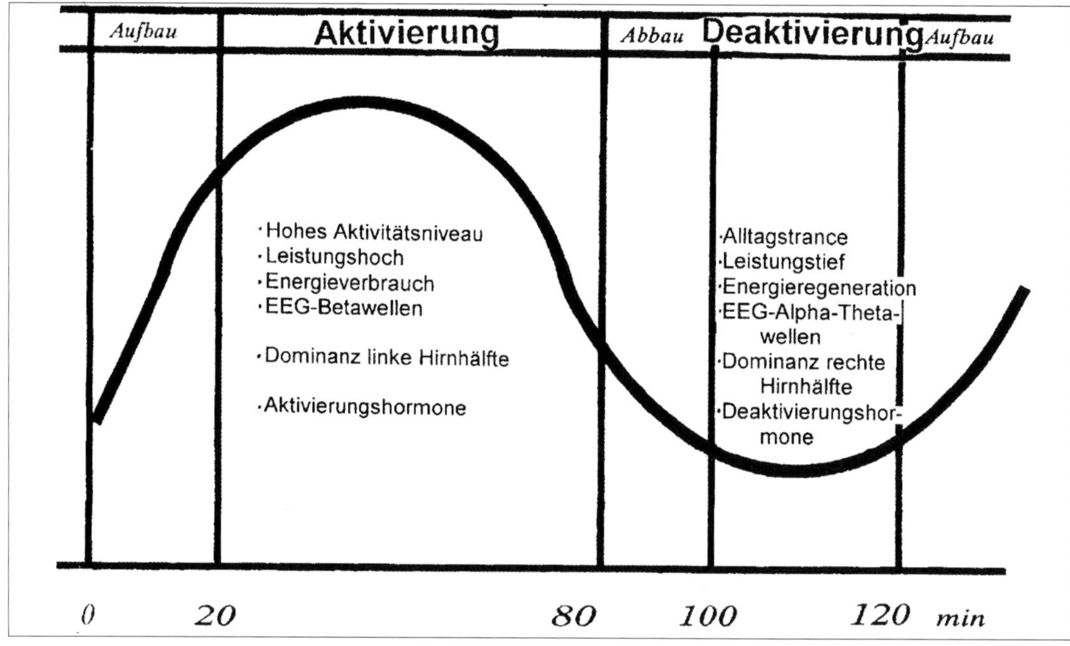

Abbildung 50: Schematische Darstellung des Basis-Ruhe-Aktivitäts-Zyklus (BRAC) mit wichtigen Charakteristika seiner beiden Phasen am Beispiel der Leistung und Befindlichkeit (Kleitman 1970, modifiziert durch Hecht 2001)

Das Beachten des Mach-mal-'ne-Pause-Signals des BRAC gehört zur Natur des Menschen. Die Nichtbeachtung dessen ist häufig eine Mitursache des Burnout-Syndroms.

Weiterführende Literatur

Janofske, F.; St. Andler; K. Hecht (2001): Ein Modell zur Qualitätssicherung in der Psychotherapie. Objektiver Nachweis der Effektivität mittels chronopsychobiologischer Regulationsdiagnostik. In: K. Hecht; H.-P. Scherf; O. König (Hrsg.): *Emotioneller Stress durch Überforderung und Unterforderung*. Schibri Verlag, Berlin, Milow, S. 403-420

3.42 Eigenrhythmen des Menschen – Schwingungen im Geomagnetfeldtakt

Es liegen viele Studienergebnisse vor [Baker 1988; Manino 1988; Becker 1994], die belegen, dass die Frequenzen des Magnetfelds der Erde (Spitze 8-12 Hz; Breite 1-30 Hz) verinnerlicht sind und sich in Eigenrhythmen von Zellverbänden im menschlichen Körper äußern.

Unser Leben ist ohne magnetische Felder nicht denkbar. Das ist eine, man kann sagen allgemeingültige Feststellung, die belegbar ist. Ein Forscherteam: Ullrich Randoll von der Universität Erlangen, Kurt S. Zänker von der Universität Witten Herdecke und Kurt Olbricht vom Institut für Interdisziplinäre Grundlagenforschung in Moskau wiesen Anfang der 90er Jahre nach, dass Zellen des Organismus miteinander rhythmisch kommunizieren und hierbei körpereigene elektromagnetische Felder lebenswichtige Funktionen ausüben. Das Forscherteam ging davon aus, dass komplexe Zellverbände, die komplizierte Organe, wie z. B. das Gehirn, bilden, einen ständigen Stoff- und Informationsaustausch betreiben müssen, um funktionsfähig zu bleiben. Mit einer speziellen Methodik wiesen sie nach, dass unter bestimmten physikalischen Bedingungen Zellen untereinander mittels Magnetfeldern richtungweisende Beziehungen aufnehmen. Die rhythmische Kommunikation zwischen den Zellen ist ein Kriterium für die Gesundheit des Zellgewebes. Wenn diese Kommunikationsschwingungen nicht vorhanden sind, ist dies ein Zeichen negativer funktioneller Veränderungen.

3.42.1 Schüttelfrost und die Zitteranfälle der Kanzlerin – Funktionen der Menschen zur Wiederherstellung der Eigenrhythmen

Im täglichen Leben erlebt fast jeder Mensch solche Rhythmen im Zusammenhang mit Zittern. Muskel-, Bindegewebs- und Nervenzellverbände weisen einen Eigenrhythmus von 8-12 Hz aus. Wenn dieser droht verloren zu gehen, werden Kompensationsmechanismen eingeschaltet, um die Eigenfrequenz aufrechtzuerhalten. Jeder kennt das „Zittern vor Kälte“ oder den „Schüttelfrost“. Mit diesen Reaktionen wird mit Erhaltung des Eigenrhythmus die Homöokinese der Körpertemperatur reguliert und im „Normbereich“ aufrechterhalten. Ein Zittern im 8-12 Hz Frequenzbereich kann man auch bei wütenden Menschen (besonders bei Kindern) beobachten. Das ist eine „Antistressreaktion“ unseres Organismus, mit deren Hilfe eine Übererregung oder Krämpfe verhindert werden. Auch Affektzustände gehen mit diesem Zittern einher. Wenn die Funktionen des Organismus durch diese Kompensationsmechanismen nicht reguliert werden können, kommt es zu Affekthandlungen infolge starker Übererregung.

Zittern in den Frequenzen 8-12 Hz kann auch Ausdruck übermäßiger muskulärer Leistung sein (z. B. beim Gewichtheben). Auch in diesem Fall sollen Verkrampfungen der Muskulatur, das heißt von Muskelverbänden, verhindert werden.

Die im Juli 2019 bei der deutschen Kanzlerin Angelika Merkel zunehmend aufgetretenen Zitteranfälle waren ebenfalls Eigenrhythmen. Sie sollen 16 Hz betragen haben. Das kann Ausdruck einer Stressreaktion oder emotionalen Rührung gewesen sein. Keine Krankheit, sondern eine Kompensationsfunktion.

3.43 Gestörte innere Uhr (circadianer Rhythmus) bedeutet Stress und Risiko für Fehlleistung und chronische Erkrankungen

Die circadianen Rhythmen = zirka Tagesrhythmus aller Funktionen eines Lebewesen (vor allem des Menschen), sind ein Geschenk der Natur. Sie bieten uns große Anpassungsmöglichkeiten an unsere natürliche Umwelt.

Durch dieses „Geschenk der Natur" sind wir aber auch sehr „naturverbunden" programmiert, vor allem mit dem natürlichen Hell-Dunkel-Rhythmus, in dem das Sonnenlicht und das Magnetfeld der Erde dominierende Faktoren sind. Wir sind daher auch gegen künstliche Störungen sehr empfindlich. Wenn wir wider diese Naturzeitgeberfunktion leben, kommt es zu Störungen in der gesamten Regulation. Das spürt schon jeder, der einige Zeitzonen überfliegt und am Jetlag-Syndrom mit folgenden Symptomen leidet:

- Schlafstörungen
- Befindensstörungen
- Müdigkeit am Tage
- Leistungseinbußen
- Appetitlosigkeit oder Heißhunger
- Muskelschmerzen u. a.

Wenn die Anpassung an die Ortszeit erfolgt ist, dann verschwinden diese Symptome wieder.

Des Weiteren ist bekannt, dass unregelmäßige Lebensweise z. B. bezüglich

- der Nahrungsaufnahme
- des Schlaf-Wach-Zyklus
- des Arbeitsrhythmus
- des Lebensrhythmus
- des Pausensystems

sowie Schichtarbeit Risikofaktoren für verschiedene Krankheiten (Herz-Kreislauf, Burn-out, Stress-Syndrom, Erschöpfung usw.) darstellen [Moore-Ede 1993].

Die modernen technischen Kommunikationsmittel (Mobiltelefon, Internet), durch die jeder zu jeder Zeit an jedem Ort erreichbar ist, sind heute ernste Störfaktoren für unser natürliches rhythmisches Funktionsgeschehen, welches nicht zu Unrecht als „innere Uhr" bezeichnet wird.

Moore-Ede beschrieb in diesem Zusammenhang das Schichtfehlanpassungssyndrom [Moore-Ede 1993], welches nicht nur für die regulären Schichtarbeiter zutrifft, sondern vielmehr auch für die Menschen, die nicht in Resonanz mit dem natürlichen circadianen Rhythmus stehen.

3.43.1 Nachtarbeit macht krank

Nachtarbeit oder ein Arbeits- und Lebensstil gegen die innere Uhr ist gravierend unphysiologisch und kann auf die Dauer mit beträchtlichen Beeinträchtigungen der Gesundheit einhergehen. Schlafstörungen und Tagesmüdigkeit sind die ersten Symptome, die auftreten.

Vor allem findet während der Nachtarbeit eine gezwungene Umkehr der Melatonin-Cortisol-Wechselbeziehung statt. Der Mensch wird in eine unnatürliche, zeitliche „Zwangsjacke" gesteckt. Das heißt: zu der Zeit, in der die Reproduktion der geistigen und körperlichen Prozesse stattfinden soll, wird von Nachtarbeitern Hochleistung gefordert, und zu dem Zeitpunkt, da alle Aktivierungshormone ansteigen und Melatonin sehr niedrig ist, soll er schlafen.

Gefährdet sind vor allem die vegetativen Funktionen, weil diese nachts auf eine parasympathische (tropotrophe) Reaktionslage eingestellt sind und sich am Tage auf einer sympathikotonen (ergotrophe = Energieverbrauch) Reaktionslage befinden, z. B. sind Herzschlag und Atmung nachts auf eine niedrige Frequenz eingestellt. Der Nachtschichtarbeiter muss zu dieser Zeit eine hohe Frequenz provozieren, um seine Aktivität zu gewährleisten.

3.44 Fehlhandlungen durch Vielflieger

Bei häufiger Reisetätigkeit über Zeitzonen besteht ein hohes Risiko für Leistungsabfall und für die Gesundheit. Für Politiker, Diplomaten und Wirtschaftsexperten kann dies erhebliche Folgen haben.

- Test bei amerikanischen Geschäftsleuten. Vor dem Start wurde ein Test durchgeführt. Es mussten zweistellige Zahlen voneinander subtrahiert bzw. miteinander multipliziert werden. Nach dem Flug von New York über Rom nach Manila (Philippinen) wurde erneut getestet. Keiner der sonst cleveren Manager war fähig, zweistellige Zahlen im Kopf zusammenzuzählen. Sie hatten aber den Auftrag, unmittelbar nach der Ankunft schwerwiegende Finanzverhandlungen zu führen.
- 1982 musste der Außenminister der USA Alexander Haig Vermittlungen in der Falklandkrise realisieren. Nicht weniger als 22-mal überflog er die Zeitzonen. Schließlich musste er noch in einem 18-stündigen Flug von Argentinien nach England fliegen, um dort elf Stunden zu verhandeln, wozu er nicht mehr fähig war. Er war erschöpft.
- Ein anderer Außenminister der USA, John Foster Dulles, war ebenfalls sehr empfindlich gegenüber dem Jetlag-Syndrom. Er war nach derartigen Flugreisen ebenfalls erschöpft, müde, gereizt und litt an einem Mangel an Konzentrationsfähigkeit. In den fünfziger Jahren wurde von den USA und der Sowjetunion um das Assuan-Staudamm-Projekt in Ägypten rivalisiert, welches finanziell lukrativ und politisch wichtig war. Müdigkeit und Unkonzentriertheit des US-Außenministers führten dazu,

dass die Ägypter der Sowjetunion den Zuschlag gaben.

Diese wenigen Beispiele, die beliebig fortgesetzt werden könnten, zeigen, dass Eingriffe aller Art in die innere Uhr des Menschen gravierende Folgen haben. Studien zeigen: Dauerstress, das Burn-out-Stresssyndrom und nicht zuletzt onkologische Erkrankungen können die Folge davon sein.

3.45 Schlaf als Labsal und nicht als Bettqual

„Süßer Schlaf! Du kommst wie ein reines Glück, ungebeten, unerfleht am willigsten“. [Goethe]

„Denn wo die Sorge haust, lässt sich der Schlaf nicht nieder“. [Shakespeare]

Diese beiden Dichterzitate charakterisieren das unterschiedliche Schlaferleben der Menschheit. Für die einen ist er ein Labsal, für die anderen kann er zur stressenden Bettqual werden. Was ist der Schlaf? Er ist eine wichtige Funktion des Menschen, währenddessen das Gehirn aktiv arbeitet. Während des Schlafs benötigt das Gehirn genauso viel Energie wie im Wachsein. Im Schlaf ist das Bewusstsein reduziert und wir erleben Träume.

Der Schlaf hat zwei Komponenten: 1. Das subjektive Schlaf- und Traumerleben. Dies können wir nur als Erinnerung wahrnehmen. 2. Die objektiv messbare Komponente.

Mit der Messung des Hirnstrombilds erfassen wir zwei Schlafphasen. 1. Den REM-Schlaf (von rapid eye movement = schnelle Augenbewegung), auch als Traumschlaf bezeichnet. Während des REM-Schlafs erfolgt die Erholung der psychischen Prozesse und der Informationstransfer vom Kurz- ins Langzeitgedächtnis. 2. Der Non-REM-Schlaf (orthodoxer Schlaf = nicht REM-Schlaf). Er ist in vier Stufen gegliedert: S1 = Halbschlaf (Einschlafen), S2 = oberflächlicher Schlaf, S3 = Tiefschlaf. S3 wird als Deltaschlaf (von EEG-Deltawellen) bezeichnet. Er dient der Erholung der körperlichen Prozesse. Beide Schlafphasen wechseln sich rhythmisch ab. Dieser Rhythmus, ausreichender REM- und Deltaschlaf sowie wenig Wachzeiten und kurze Einschlafdauer weisen die Schlafqualität aus. Diese lässt sich aber nur mit Messinstrumenten im Schlaflabor oder seit geraumer Zeit auch mit einem ambulanten automatischen Schlafanalysator im eigenen Bett nachweisen (siehe Abbildung 51).

3.45.1 Warum schlafen wir?

Im Schlaf erholen wir uns, speichern Energie für den nächsten Tag und ordnen die aufgenommenen Informationen mit dem Ziel, gesund zu bleiben und uns zu verjüngen. Im Schlaf wird auch das Immunsystem restauriert.

3.45.2 Wie lange soll man schlafen?

Dafür gibt es keine Norm, weil eine große individuelle Variabilität besteht. Es wird daher in Kurzschläfer (< 6 h/Nacht =

20 %), Langschläfer (> 8 h/Nacht = 15 %) und Mittellangschläfer (6-8 h/Nacht = 65 %) unterschieden. Mindestens sollte der Mensch > 5,5 h/Nacht und nicht mehr als 9 h/Nacht schlafen. Im Krankheitsfall kann mehr Schlaf benötigt werden.

3.45.3 Es werden 88 verschiedene Schlafstörungsformen unterschieden. Schlaf muss gemessen werden

Schlafstörungen sollten stets im Schlaflabor oder mit einem ambulanten automatischen Schlafanalysator diagnostiziert werden. Aus dem eigenen Erleben ist der Schlaf oft nicht real zu beurteilen, weil unser Bewusstsein ausgeschaltet oder getrübt ist.

3.45.4 Was tun bei Schlafstörungen?

Schlafhygiene*, d. h. Ordnungstherapie, gute Schlafbedingungen (z. B. Schlafraum gelüftet) und Schlafvoraussetzungen (z. B. kein voller Bauch, kein Alkohol, kein Stress, keine Sorgen, aber Schläfrigkeit und warme Füße, keine koffeinhaltigen Getränke, regelmäßiger Schlaf-Wach-Rhythmus, sind wichtig (immer zur gleichen Zeit zu Bett gehen und zur gleichen Zeit aufstehen). Bei Einschlafproblemen (nach ca. 30 Minuten) sollte man das Bett verlassen, Glukose in warmem Wasser einnehmen. Schläfrigkeit kommen lassen. Autogenes Training, Entspannungsübungen. Im Notfall pflanzliche Stoffe wie Hopfen, Baldrian oder Magnesium. Schlafmittel nur im äußersten einzelnen Notfall. Vorsicht Suchtgefahr!

* K. Hecht (2002): Gut schlafen. Ullstein Verlag, Berlin

Abbildung 51: Der Ablauf des Schlafs, als Schlafprofil bezeichnet, mit den verschiedenen Stadien

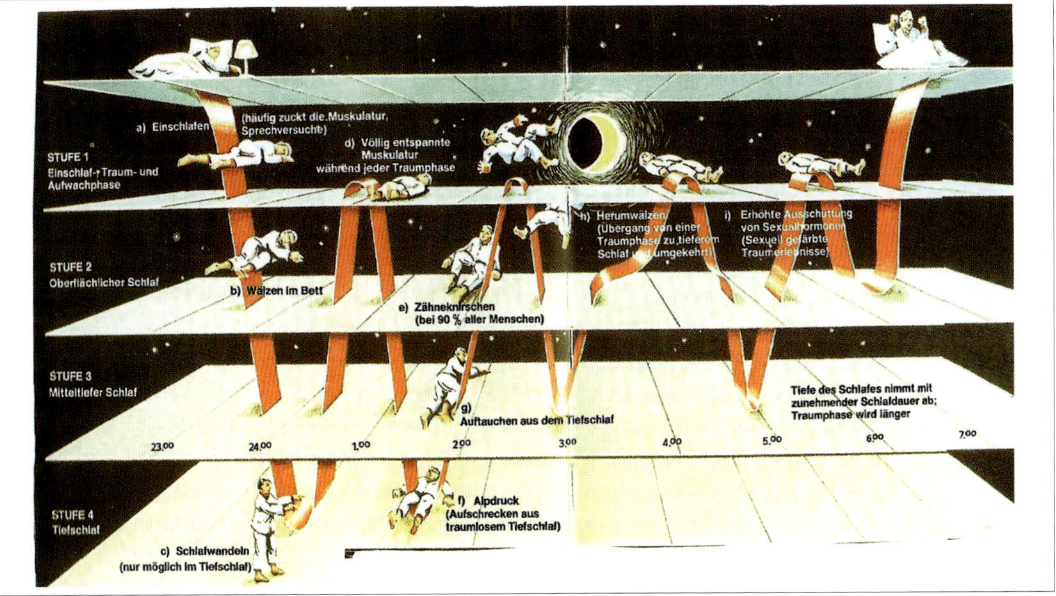

3.46 Von der Schlafunzufriedenheit in die Zufriedenheit mit dem Schlaf

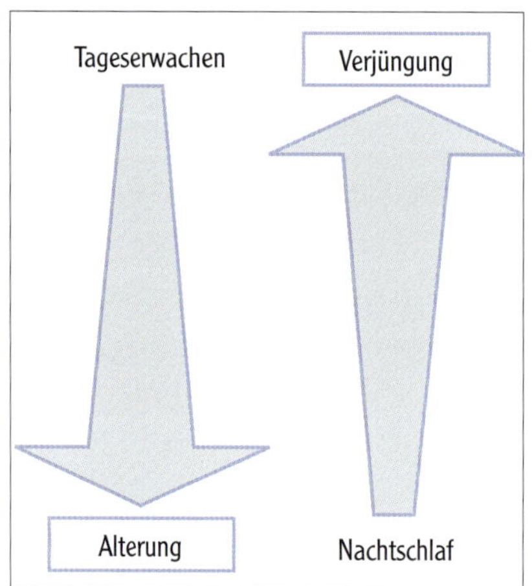

Abbildung: 522 Harmonisch ausgeglichener Schlaf-Wach-Rhythmus hält jung. Christoph Wilhelm Hufeland (1762-1836)

Die Zufriedenheit eines Menschen hängt ab von seinem „Ausgeschlafensein". Wer ausgeschlafen ist, arbeitet doppelt und mehrfach so schnell und genießt hundertmal intensiver das Lebensglück als ein Mensch, der unausgeschlafen in den Tag geht.

Der Schlaf gibt uns Erholung, gestärkte Reaktionen unseres Immunsystems, Lebensqualität, Leistungsstärke und Zufriedenheit. Der erste Dekan der Berliner medizinischen Fakultät und Arzt von Goethe, Schiller und Herder, Dr. Christoph Hufeland, schrieb, dass ein guter erholsamer Schlaf die Verjüngung des Menschen bewirkt.

Vielleicht war er es, der Johann Wolfgang Goethe zu folgenden Gedichten über die Schlafzufriedenheit inspirierte:

Süßer Schlaf!
Du kommst wie ein reines Glück
ungebeten,
unerfleht am willigsten.
Du lösest die Knoten der strengen
Gedanken,
vermischest alle Bilder der Freude
und des Schmerzes,
ungehindert fließt der Kreis innerer
Harmonien,
und eingehüllt in gefälligen Wahnsinn,
versinken wir und hören auf zu sein.
[Goethe]

Ein treuer Freund der allen frommt,
gerufen oder nicht,
er kommt.
Gern mag er Elend,
Sorge, Pein
mit seinem sanften Schleier decken;
und selbst das Glücke
wiegt er ein,
zu neuen Freuden
es zu wecken.
[Goethe]

Ein anderes mit W. Roth unterzeichnetes Gedicht charakterisiert Schlafunzufriedenheit:

Schlaf
Es, sagt man, sei ein gut Gewissen
das sanfteste der Ruhekissen;
doch finden wir, dass ein Gerechter
Mitunter schläft bedeutend schlechter
als einer, der von Grund auf bös.
Das macht, der Gute ist nervös!
Es stellt sich leider bald heraus:
Er schläft nicht richtig ein und aus,
fremd sind ihm, in der Morgenkühle,
die baumausreißerischen Gefühle.
Wo einer aufwacht, ganz entrostet,
und fragt, was heut' die Welt wohl kostet.
Die Welt ist viel zu teuer, drum
dreht er sich lieber nochmals um,
und wenn er aufsteht, tut er's nur
im Hinblick, schließlich auf die Uhr.

[W. Roth]

Wenn wir uns auf die Dichter orientieren, die sich viel früher mit dem Schlaf beschäftigten als manche Mediziner, so könnte man, im Gegensatz zur Schlafmedizin, die 88 verschiedene Schlafstörungen unterscheidet, die Menschen in zwei Gruppen bezüglich ihres Schlafs unterteilen: in Schlafzufriedene und Schlafunzufriedene.

3.46.1 Gedankenkarussell verursacht Schlafunzufriedenheit

Die Schlafzufriedenen schlafen schnell ein, fühlen sich am Morgen erholt, sind am Tage leistungsfähig, lustig, fröhlich, optimistisch und sprechen wenig über ihren Schlaf. Die Schlafunzufriedenen schlafen schlecht ein. In dieser Zeit setzen sie ihr „Gedankenkarussell" mit negativem Inhalt (Sorgen, Angst, Ärger und pessimistische Einstellung) in Gang. Sie haben Angst ins Bett zu gehen oder Angst, dass sie nicht einschlafen oder Nachts aufwachen. Mit dem Angstgefühl stressen sie sich aber und vertreiben den Schlaf. Am Tage sind sie müde und in Gesprächen mit anderen sprechen sie nur über ihre Schlaflosigkeit, wodurch sie sich wieder stressen und mit Stress ins Bett gehen.

Abbildung 53: Die Abendmahlzeit verschenke Deinem Feind!

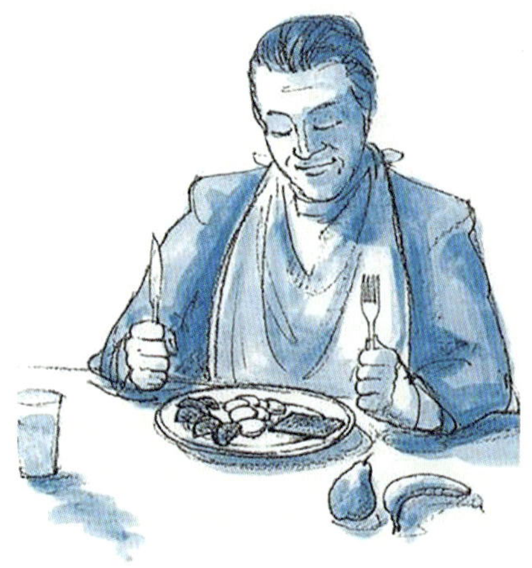

richtig

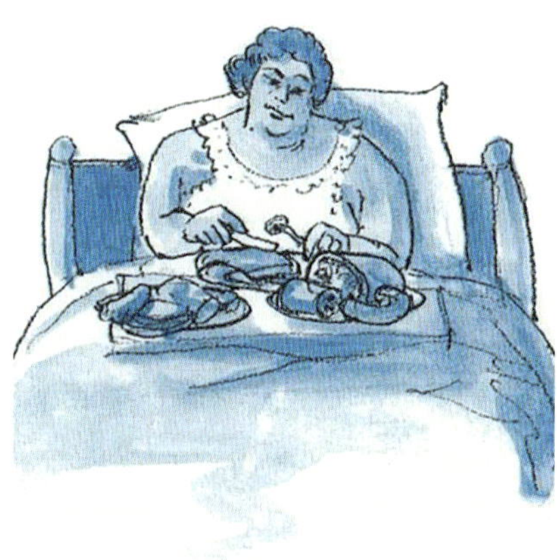

falsch

Auf diese Weise entsteht ein Schlaflosigkeitsgedächtnis. Das ist oft der Anlass, zur Schlaftablette zu greifen und damit wird die Schlafkatastrophe eingeleitet. Denn Schlafmittel verursachen keinen natürlichen Schlaf, sondern einen narkotischen Zustand. Bereits nach 2-3 Wochen Dauereinnahme beginnt die Arzneimittelabhängigkeit (Sucht). Häufig rufen die Schlafmittel nicht den gewünschten Effekt hervor.

Abbildung 54: Schlaf nicht erzwingen wollen

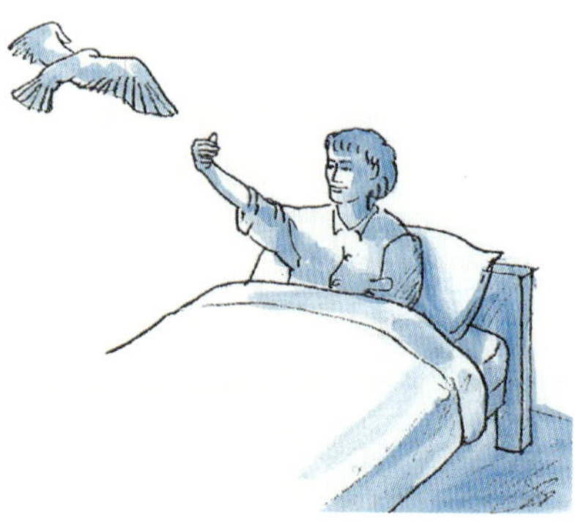

3.46.2 Schlaflos durch Schlaftabletten

Von den 88 Schlafstörungen der Schlafmedizin wird eine als „Schlaflosigkeit durch Schlafmittel“ bezeichnet. Neueste Studien einer französischen Forschergruppe zeigen, dass Daueranwendung von Schlafmitteln das Risiko an Alzheimerdemenz zu erkranken erheblich erhöht.

Shakespeare (1564-1616) erkannte bereits scharfsinnig, dass die Süße des Schlafs nicht mit Schlafmitteln erreicht werden kann. „Nicht Mandragora noch Mohn noch alle Schlummersäfte der Natur helfen je dir zu dem süßen Schlaf, der gestern dein noch war.“

> „Der Schlaf ist wie eine Taube:
> streckt man die Hand ruhig nach ihr aus, setzt sie sich darauf;
> greift man nach ihr,
> fliegt sie weg.“ [Paul Dubois 1905]

Wer Schlafunzufriedenheit erlebt, sollte nach den Ursachen fragen und sich schlafhygienischer Maßnahmen bedienen.

3.46.3 Was ist Schlafhygiene?

Schlafhygiene sind Maßnahmen, Lebensstil und Einstellungen, die das Ziel haben, einen erholsamen Schlaf vorzubereiten oder zu bewirken. Schlafhygiene umfasst:

1. Lebensstil und Tagesverhalten
2. Einstellung zum Schlaf
3. Wissen über den Schlaf
4. Schlafzimmer und Bett (Bett aus Zirbelkieferholz)
5. Schlafvorbereitung
6. Umwelt
7. Aufstehen
8. keine Medikamente

Eine wichtige Voraussetzung für einen erholsamen Schlaf ist Regelmäßigkeit in den Zubettgehzeiten und Aufstehzeiten. Nicht zu spät zu Bett gehen (nicht später als 22:00 Uhr). Am Tage Stress abbauen, nicht mit Stress ins Bett gehen.

Ein französischer Arzt schrieb: Mit dem Schlaf ist es wie mit einer Taube. Streckt man ruhig die Hand aus, setzt sie sich darauf, greift man nach ihr, fliegt sie davon. Keine Schlafunzufriedenheit äußern, sondern Schlafzufriedenheit erreichen wollen.

3.46.4 Falsches Wissen über den Schlaf verursacht Schlafstörungen

Leider gibt es viel falsches Wissen über das Schlafverhalten. Nachfolgend möchte ich einige Beispiele anführen:

Falsch: Der Mensch benötigt unbedingt jede Nacht acht Stunden Schlaf, wenn ich weniger schlafe, habe ich Schlafstörungen.

Richtig: Acht Stunden ist ein Mittelwert vom Säuglings- bis zum Seniorenalter. Die Schlafdauer ist individuell sehr unterschiedlich. Es gibt Kurzschläfer (weniger als sechs Stunden pro Nacht). Sie schlafen meistens am effektivsten. Mittellangschläfer (6-8 Stunden pro Nacht) und Langschläfer (> acht Stunden pro Nacht): Sie schlafen uneffektiv.

Falsch: Wer schlecht einschläft, soll früher zu Bett gehen.

Richtig: Das hilft nicht. Wichtig ist, immer gleiche Zubettgeh- und Aufstehzeiten einhalten.

Falsch: Durchschlafen ist die einzige Art gut zu schlafen.

Richtig: Kurzzeitiges nächtliches Erwachen gehört zum normalen Schlaf. Wer nachts erwacht, z. B. zur Toilette muss und nach 10 Minuten weiterschläft, hat keine Schlafstörungen.

Falsch: Ein Nickerchen (Minischlaf) am Tage hindert am Nachtschlaf.

Richtig: Kurze Relaxationen und ein Minischlaf am Tage bauen Stress ab und gewährleisten einen guten Nachtschlaf.

3.46.5Empfehlungen für Schlafhygiene

Das Schlafzimmer muss gut gelüftet sein. Möglichst mit gekipptem Fenster schlafen. Das Bett muss kuschelig sein. Das ideale Bett ist das Saminabett aus Zirbelkieferholz. Keine Elektrizität im Schlafzimmer. Handy ist ein starker Schlafstörer.

Kein übermäßiger Sport vor dem Schlafengehen, aber ausgedehnte Spaziergänge. Zwischen Fernsehen und Schlafengehen mindestens eine Stunde Abstand. Abendmahlzeit klein halten oder darauf verzichten.

Ruhige Umwelt. Dieses lässt sich leider in der Großstadt nicht immer erreichen.

Aufstehen. nach dem Erwachen strecken, dann langsam erheben. Wieder Streckübungen. Dann ohne Hektik den Tag beginnen. Lieber etwas früher aufstehen und in Ruhe für den Tag vorbereiten. Möglichst auch in Ruhe frühstücken.

Keine Schlafmittel und auf andere Medikamente achten, die den Schlaf stören, z. B. blutdrucksenkende Mittel. **Es gibt mehr als 60 Medikamente, die den Schlaf stören**.

Immanuel Kant, deutscher Philosoph (1724-1804) postulierte: Der Himmel hat den Menschen als Gegengewicht gegen die vielen Mühseligkeiten des Lebens drei Dinge gegeben: Die Hoffnung, den Schlaf und das Lachen.

Wer diese Schlafhygiene gewährleistet, wird zu Schlafzufriedenheit finden, Hoffnung haben und fröhlich lachen können.

Weiterführende Literatur

Hecht, K. (2002): *Gut Schlafen*. Ullstein-Bild, Berlin (CD mit Anleitung zum meditativen Atmen, Atmung zum Stressabbau)
ISBN 3-548-42064-8

Hecht, K. (2011): *Alt werden und jung bleiben*. Spurbuchverlag, Baunach
ISBN 978-3-88778-358-7

3.47 Durch Körper-Erdung kein Elektrostress, aber Gesundheit und guter Schlaf

Der Begriff „Erdung“ ist jedem Menschen aus dem Physikunterricht bekannt. Darunter versteht man die Herstellung einer leitenden Verbindung zwischen Elektrogeräten und elektrisch neutralen Leitungen zum Schutz gegen hohe Berührungsspannungen oder zum Schutz gegen Blitzeinschlag. Erdung wird aber auch zum Verhindern von Störungen bei elektrischen Messgeräten verwendet. Kann der Mensch auch geerdet werden? Ja, denn der

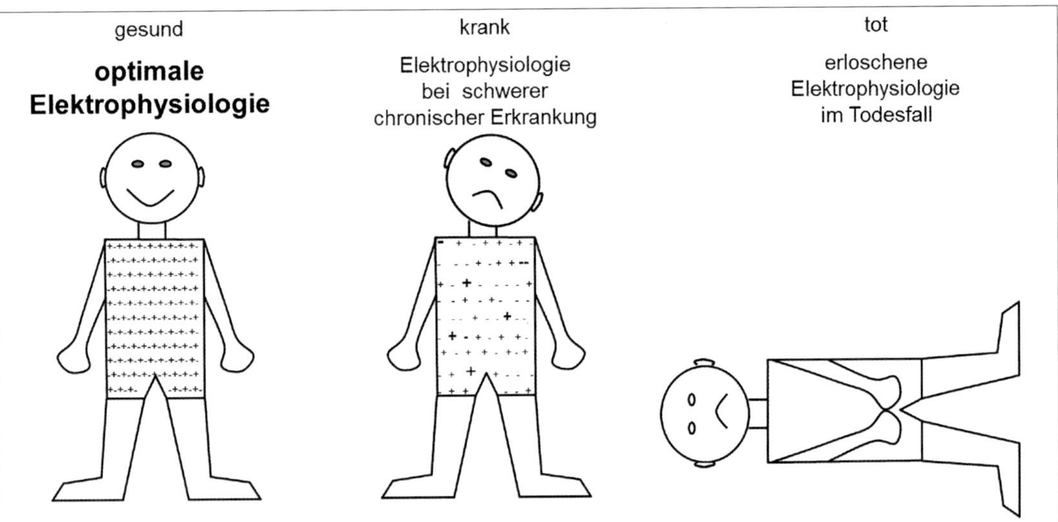

Abbildung 55: Elektrophysiologie des Menschen als Modell in verschiedenen Zuständen [Hecht und Hecht-Savoley 2008]

Mensch ist ein elektromagnetisches Wesen. Die sogenannte Bioelektrizität ist der Energiespender für den Menschen. Wir können diese Ströme messen und dabei feststellen, ob der Mensch gesund oder krank ist. Das EKG (Elektrokardiogramm), mit welchem Auskunft über den Zustand des Herzmuskels gegeben wird, kann uns einen Herzinfarkt anzeigen. Das EEG (Elektroenzephalogramm) misst die Hirnströme, die uns z. B. über Epilepsie oder Schlafstörungen informieren. Wenn der Mensch tot ist, ist auch seine elektrische Energie nicht mehr nachzuweisen. Der klinische Tod wird anhand des „Erlöschens" der Hirnströme bestimmt (Abbildung 55).

3.47.1 Warum nun eine Erdung des Bettes

Das möchte ich mit einem Beispiel verdeutlichen. Als wir 1984 in der Berliner Charité (Ziegelstraße) unser Schlaflabor einrichteten, zeigte unser Gerät, welches die Hirnströme (EEG) misst, erhebliche Störungen. Diese wurden von dem benachbarten Varieté Friedrichstadtpalast, der mit einer umfangreichen Elektrizität und Elektronik ausgerüstet war, verursacht. Erst nachdem wir die Wände des Schlaflabors mit Aluminiumtapeten versehen hatten, die ca. 18 m tief geerdet wurden, konnten unsere Geräte ungestört arbeiten. Wir hatten einen Faraday-Käfig geschaffen, um unsere Geräte gegen Elektrosmog zu schützen. Bald erfuhren wir, dass dieser Faraday-Käfig vor allem unseren Schlaflaborpatienten einen gesunden Schlaf sichern konnte.

Eines Tages kam ein 45-jähriger Patient, der seit Langem zu Hause keinen Schlaf fand. Für alle, vor allem auch für seine Frau, überraschend, präsentierte er in unserem Schlaflabor fünf Tage hintereinander einen „Bilderbuchschlaf", obgleich er mit 20 Elektroden zum Messen der elektrischen Schlaffunktionen belegt und verkabelt war. Nach Hause zurückgekehrt überfiel ihn wieder die Schlaflosigkeit. Mit der erneuten Aufnahme im Schlaflabor kehrte sein guter Schlaf zurück. Dieses wiederholten wir noch weitere zwei Mal. Wir fanden, dass die Wohnung dieses Patienten von Sendeanlagen umzingelt war, welche die Schlaflosigkeit verursachten.

Schon 1932 hatte der deutsche Arzt Dr. Erwin Schliephake festgestellt, dass Menschen, die in der Nähe von Rundfunksendetürmen arbeiteten, Schlafstörungen, Tagesmüdigkeit, Kopfschmerzen starker Intensität und Nervenschwäche aufwiesen [Schliephake 1932].

Unser Patient erdete zu Hause sein Bett und seitdem schlief er besser. In den Jahren danach kamen noch eine ganze Anzahl Patienten mit funkwelleninduzierten Schlafstörungen zu uns. Unsere Empfehlungen, ihr Bett zu erden, klappte zum Teil, aber nicht bei allen. Der einzige Ausweg war Wohnungswechsel. Das war vor etwa 25 Jahren noch möglich, als Schutz gegen Funkwellen.

Heute kann ich keinem Patienten mehr empfehlen, seine Wohnung zu wechseln, um dem Elektrosmog zu entgehen. Wir sind heute von einem Netz von Sendeanlagen umgeben, die uns kein Ausweichen gestatten. Hinzu kommt, dass viele Menschen das angestellte Mobiltelefon neben dem Bett oder im Bett liegen haben und sie immer Dauerstrahlung ausgesetzt sind. Durch diese wird die Schlafqualität stark vermindert. Die Folge davon sind Burnout, Erschöpfung, psychosomatische Erkrankungen, Autoimmunerkrankungen, Depressionen und andere Störungen der Gesundheit. Da man Funkwellen nicht spürt oder hört, sind Menschen, ohne es zu wissen, einem ständigen Elektrostress ausgesetzt.

Die Folgen von langzeitiger Einwirkung von bioelektromagnetischem Stress sind u. a. Veränderungen in den Zell- und Gewebefunktionen, Chromosomenbrüche, gesteigertes Tumorwachstum, Abnahme des Hormons Melatonin, welches den natürlichen Schlaf-Wach-Rhythmus reguliert, Änderung der Funktion der inneren Uhr analog dem Jetlag-Syndrom, aber dies dauerhaft, Veränderungen in der elektrischen Hirntätigkeit und des Herzrhythmus, intensive Schlafstörungen in Form der Schlaflosigkeit. In Deutschland sollen bis zu 50 % der erwachsenen Bevölkerung an Schlafstörungen leiden.

3.47.2 Eine Erdungsmatte im Bett verhilft zu erholsamem Schlaf

Vor etwa 15 Jahren lernte ich Prof. Günter Amann Jennson, Chef der Bettenfirma Samina Frastanz, Vorarlberg, Österreich kennen. Bei ihm fand ich nicht nur das ideale Bett, völlig aus Holz und Naturstoffen, sondern auch eine Matratze mit der Bezeichnung Lokosana, welche die großflächige Körpererdung für die Schlafenden gewährleistet.

Nun fand ich das, was ich seit meinen Beobachtungen im Schlaflabor der Charité seit 25 Jahren suchte.

Zwischenzeitlich hat auch der US-amerikanische Professor Roger Applewhite [2005] ein Modell des elektrischen Netzwerks des menschlichen Körper während des Schlafs entwickelt und bewies, dass unter dem gegenwärtigen Einfluss von Elektrizität und Elektrosmog der schlafende Mensch geerdet sein muss, um einen erholsamen Schlaf zu erreichen. Die großflächige Erdung des menschlichen Körpers während des Schlafs unterstützt die beruhigende Parasympathikusfunktion, fördert den Alpha-Theta- und Deltarhythmus des EEG, führt zur Schlafverbesserung, zur Stress- und Schmerzreduktion.

Seit etwa zehn Jahren schlafe ich in einem Bett der Firma Samina (A) mit der Lokosana-Erdungsauflage, die eine großflächige Körper-Erdung während des Schlafs bewirkt. Subjektiv erlebte ich von Beginn an einen erholsamen Schlaf. Durch Messungen mit dem ambulanten automatischen Schlafanalysator wurde das bestätigt.

Inzwischen haben sich Hotels, die ihren Gästen einen erholsamen Nachtschlaf gewährleisten möchten, mit dieser Lokosanamatratze ausgestattet.

Wer einen erholsamen Schlaf haben möchte, sollte sich deshalb großflächig erden, besonders dann, wenn er noch eine Federkernmatratze nutzt und sein Mobiltelefon eingeschaltet am Bett liegen hat.

Anmerkung: Die Weltgesundheitsorganisation hat 2002 neben gesunder Ernährung und körperlicher Aktivität den Schlaf als dritte Säule der gesunden Lebensweise proklamiert. Ungestörter Schlaf ist wichtig. Im Schlaf wird das Immunsystem gestärkt und Gesundheit produziert.

Mir ist bekannt, dass Leistungssportler verschiedener Sportdisziplinen sich nachts erden, um besser regenerieren zu können. Sie haben diese Erdungsmatten immer im Gepäck.

Die Autoren des Buchs „Heilendes Erden“ Clinton Ober, Stephen Simatra und Martin Zucker empfehlen auch, Barfußlaufen auf Rasen oder Sand, wodurch ein Schutzschild gegen elektrische Spannungen geschaffen wird.

Weiterführende Literatur

Hecht, K. (2012): Zu den Folgen der Langzeitwirkungen von Elektrosmog. Schriftenreihe der Kompetenzinitiative zum Schutz von Mensch, Umwelt und Demokratie. Heft 6

3.48 Schlaf und der Umweltfaktor Gravitation

Häufig wird empfohlen, während des Schlafens ganz flach zu liegen. Neuen Erkenntnissen zufolge wird dadurch kein erholsamer Schlaf gewährleistet, noch mehr Befindensstörungen und sogar psychische Erkrankungen können ausgelöst werden.

3.48.1 Flachliegen im Bett = Hypogravitation = Herz-Kreislauf-Störungen

Während der horizontalen Schlaflage haben wir nämlich infolge des Null-Schwerkraftfelds analoge funktionelle Abläufe wie in der Hypogravitation (Schwerelosigkeit) in Spacestationen oder während der antiorthostatischen Hypokinese.

Durch die damit verbundene Aufhebung des hydrostatischen Drucks kommt es zu einer Umverteilung des Bluts von der unteren Körperhälfte in die oberen Körperpartien. Der Druck auf das Gehirn nimmt dabei zu. Die Folge sind Schleimhautschwellungen im Nasen-Rachenbereich sowie eine verstärkte Blutfüllung der Organe des Brustkorbs und des Kopfs. Subjektiv wird ein Druckgefühl im Kopf, in den Augen und in der Brust empfunden. Die Nasenatmung ist erschwert. Von Experten wird der Zustand mit der Symptomatik einer beginnenden Grippeerkrankung verglichen. Das Gesicht wirkt aufgedunsen. Die Hautfalten sind verstrichen. Über ähnliche Erscheinungen haben mir häufig schlafgestörte Patienten berichtet, die sie nach dem Aufstehen beim Betrachten im Spiegel feststellten.

Beim Stehen des Menschen pumpt das Herz gegen die Schwerkraft das Blut ins Gehirn, wodurch es regulär zirkuliert. In der horizontalen Lage fehlt dieser Widerstand der Schwerkraft in der Beziehung Herzfunktion-Blutgehirnzirkulation. Es besteht für die Pumpleistung des Herzens ein geringerer Widerstand, wodurch der Hirndruck erhöht wird. Nun gibt es überall im Blutgefäßsystem Druck-(Baro)Rezeptoren, die einen hohen Druck verhindern, indem sie den Systemdruck senken. Deshalb ist im Schlaf der Blutdruck niedriger als am Tage.

3.48.2 Blutdruckkrank durch Flachliegen im Bett

Die moderne Lebensweise kann aber bedingen, dass diese Regulationsmechanismen in der horizontalen Schlaflage nicht mehr voll funktionieren (z. B. bei Bewegungsmangel und Adipositas). So kann einerseits in vertikaler Position am Tage durch die Schwerkraft die Körperflüssigkeit nach unten gezogen werden. Geschwollene Füße und Unterschenkel sind die Folge. Wenn wir uns flachlegen, verschwindet diese Flüssigkeit aus den unteren Extremitäten. Da die Druckregulatoren bei den angeführten krankhaften Erscheinungen andererseits nicht voll funktionsfähig sind, steigt mit zunehmender Liegedauer der Blutdruck bei Normotonen und Hypertonen an, so dass am Morgen beim Erwachen ein Bluthochdruck besteht. Dieser hohe Blutdruck wirkt auch auf das Gehirn. Infolgedessen verändert sich der Druck in der Rückenmarkflüssigkeit und in den Hirnventrikeln. So können leichte Schwellungen im Gehirn, erhöhter Druck auf Ohren, Schwellungen des Gesichts (Augensäcke), in den Nebenhöhlen, aus den Nasenschleimhäuten bis zum Zahnfleisch entstehen. Vor allem können sich Kopfschmerzen und Migräne entwickeln.

Im Jahr 2000 erschien von den Wissenschaftlern Sydney Ross Singer und Soma Grismaijer ein bisher kaum beachtetes Buch „Get it up!“. Die Autoren haben in zahlreichen Untersuchungen nachgewiesen, dass die in den zivilisierten Ländern übliche horizontale flache Schlaflage im Bett nicht nur zu einer schlechten Schlafqualität führt, sondern auch nach längerer Zeit Krankheiten wie Migräne, Morbus Alzheimer, Glaukome, Schlafapnoe, Schlaganfall, Impotenz und andere verursachen bzw. auslösen kann.

3.48.3 Migräne durch Flachliegen beim Schlafen, guter Schlaf durch Schrägliegen im Bett

Singer und Grismaijer [2000] vertreten die Auffassung, dass die oben erwähnten Erkrankungen durch das flache Liegen während des Schlafens im Null-Schwerkraftfeld verursacht werden. Infolgedessen wird vermehrt Blut in den Kopf und somit in das Gehirn verlagert. Der vermehrte Hirndruck erzeugt z. B. chronische Migräne. Diese kann verhindert werden, wenn der Kopf hochgelagert wird. Das heißt wenn ein Schräg-Liegen-Schlafen gewährleistet wird. Die beiden Autoren untersuchten u. a. 100 Patienten mit chronischer Migräne, die sie in Betten schlafen ließen, die eine Schräglage des Körpers zwischen 10°-30° auswiesen. Sie erreichten damit, dass die Patienten in relativ kurzer Zeit migränefrei wurden. Dieser Effekt soll selbst bei Patienten eingetreten sein, die über 20 Jahre therapieresistent an Migräne litten. Auch hartnäckige Nebenhöhlenverschleimungen, trockene Mund- und Nasenschleimhaut verschwanden.

Die Autoren sind nach den Quellenangaben in ihrem Buch gute Kenner des weltraummedizinischen Schrifttums und bringen mit zum Ausdruck, dass Erkenntnisse dieser medizinischen Disziplin ihnen den Weg zu ihren Forschungen zum Schräglageschlafen gezeigt haben.

3.48.4 Erkenntnisse der Weltraummedizin empfehlen das Schrägliegen beim Schlafen

Zunächst eine kurze Beschreibung der Schwerkraft. Sie ist die Kraft, mit der sich zwei Massen anziehen, z. B. die Erde und der Mensch. Die Schwerkraft (Gravitation) ist die an der Oberfläche der Erde auf einen Körper bestimmter Masse wirkende

Kraft. Infolgedessen besteht für jeden Menschen eine Anziehungskraft, die ihn z. B. beim Sprung immer wieder nach unten bringt. Jede Bewegung des Menschen, z. B. Laufen, Gehen geht immer mit einem Widerstand gegen die Schwerkraft einher. Dieser Widerstand bewirkt auch den Trainingseffekt. Bei der Hypokinese (Bewegungsmangel) und Hypogravitation, also im Null-Schwerkraftfeld, entfällt dieser Widerstand. Durch die horizontale Lage im Bett oder durch eine Kopf-Tieflage fällt die Gravitationskraft als ein wichtiger Umweltfaktor für den Menschen weg. Dieser Wegfall der Gravitationskraft muss von den Funktionen des menschlichen Körpers kompensiert werden.

3.48.5 Die Weltraummedizin hat in den letzten 60 Jahren diesbezüglich umfangreiche Erkenntnisse gewonnen

Mit der Entwicklung der bemannten Raumfahrt war die biologische und psychologische Wirkung der Erdgravitation neu zu beurteilen. Das bezog sich vor allem auf die Hypogravitation, die auch als Schwerelosigkeit bezeichnet wird, in die der Mensch eintritt, wenn er in den Weltraum fliegt. Eine komplexe Erforschung der Wirkungen dieses unbekannten Umweltfaktors auf den Menschen und andere lebende Organismen unter Laborbedingungen auf der Erde war nicht möglich. Die Raumfahrtbiologie und -medizin musste deshalb auf Modellsituationen, in denen lediglich Teileffekte der Schwerelosigkeit simuliert werden können, zurückgreifen. In diesem Zusammenhang wurde die antiorthostatische Hypokinese bevorzugt eingesetzt. Hierzu wurden die Menschen in ein Bett in einer Horizontallage mit einer Antiorthostase (Kopfsenkung) von –4° bis –12° gelegt (Abb. 56). Die Versuchspersonen wurden kurzzeitig (12–20 Tage), aber auch langzeitig (bis zu 120 Tage) diesen Positionen ausgesetzt. Bereits nach 12 Tagen antiorthostatischer Hypokinese traten verschiedenste Beschwerden auf. Aus der langen Liste seien nur einige wenige genannt: Verlagerung des Blutes in den Kopf und ins

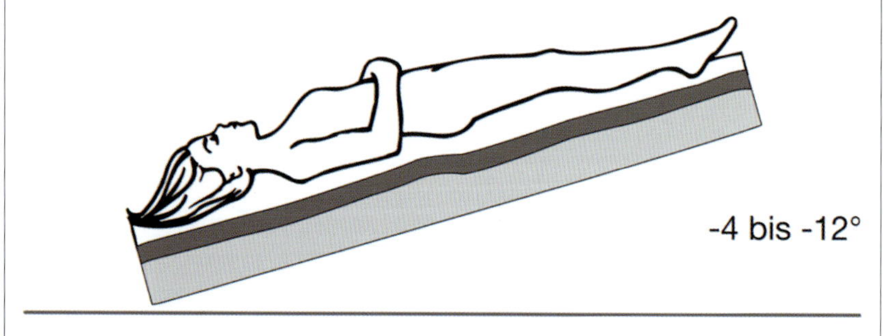

Abbildung 56: Antiorthostatisches Liegen: Raumfahrtmedizinische Untersuchungen zur Simulation der Hypogravitation (Schwerelosigkeit) auf der Erde

Gehirn, Abnahme des Herz-Zeit-Volumens, Gleichgewichtsstörungen, Störungen funktioneller Zustände im Zentralnervensystem, allgemeine Schwäche des Immunsystems, Muskelatrophie, Osteoporose, Störung der Nierenfunktionen, Einschränkung der Gedächtnisleistungen u. a. [Übersicht in Grigorjev und Hecht 2001]. Dieser Zustand entspricht der Bettlägerigkeit.

Da die waagerechte Lage in Abbildung 57 ebenfalls ein Null-Gravitationsfeld ausweist, kann man unter diesem Aspekt die oben angeführten Leiden der Menschen nachvollziehen, wie auch die Einschätzungen, dass durch das falsche Liegen Krankheiten entstehen können, wie sie Singer und Grismaijer beschrieben haben. Bereits nach der ersten Bekanntgabe dieser Ergebnisse der antiorthostatischen Hypokinese vollzog sich kurzfristig in der Medizin ein revolutionärer Paradigmenwechsel, nämlich der von der strengen Bettruhe zur Mobilisation bei der Therapie, vor allem nach Operationen.

Nun ist es wohl an der Zeit, dass sich ein ähnlicher Paradigmenwechsel in der Bettlage während des Schlafs vollzieht, um bestimmten Krankheiten, deren Ursache man nicht oder kaum kennt, die „Wurzel zu entreißen". Das wäre die Schräglagerung beim Schlafen von 5,5° (Abb. 58).

Ich selbst bin zu diesem Schrägschlafen vor 10 Jahren übergegangen und habe eine gute Schlafqualität. Als Mensch mit niedrigem Blutdruck hatte ich beim Schlafen immer kalte Füße (weil mein Blut im Flachliegen in den Oberkörper ging). Jetzt beim Schrägschlafen nicht mehr. Ich habe schon viele Patienten mit niedrigem Blutdruck durch Schrägschlafen zu einem erholsamen Schlaf verholfen. Messungen des Schlafs und des Herz-Kreislauf-Systems bestätigen diese Befunde.

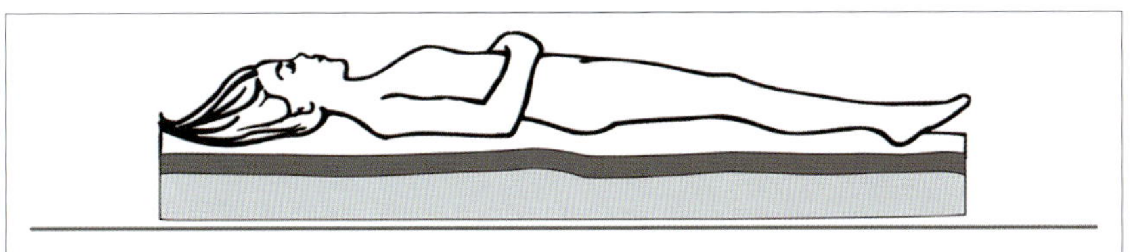

Abbildung 57: Schlafen heute: Hypogravitation (Schwerelosigkeit)

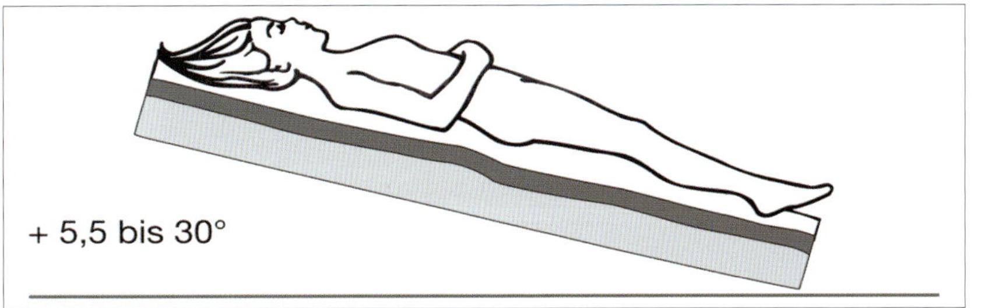

Abbildung 58: Schräg-Liegen-Schlafen, Wirkung der Gravitation

Das Schräg-Liegen-Schlafen ist nach diesen dargestellten Erkenntnissen unbedingt zu empfehlen, weil damit wirklich ein verjüngend wirkender Schlaf, wie ihn Hufeland beschrieb, erreicht werden kann. Es ist auch zu überprüfen, ob das Morgentief der Menschen mit niedrigem Blutdruck durch das Schräg-Liegen-Schlafen überwunden oder verhindert werden könnte.

Es ist erfreulich, dass die Firma Samina (A) unter Leitung des Schlafpsychologen Prof. Günther W. Amann-Jennson die neuen Erkenntnisse von Schräg-Liegen-Schlafen aufgegriffen hat und schon praktisch umsetzt, indem eine derartige Bett-Konstruktion entwickelt wurde und erprobt wird. Gleichzeitig sollte aber auch für eine großflächige Körper-Erdung während dem Schlaf gesorgt werden, welche durch die Lokosana-Erdungsauflage bereits seit Längerem möglich ist.

Die Menschen der stressinduzierenden Gesellschaft benötigen einen guten Schlaf, um dem Burn-out-Syndrom zu entgehen. Ein guter Schlaf verlangt aber auch optimale Bedingung für die Schlafstätte, also für das Bett, denn an dieser Stelle wird nachts Gesundheit produziert.

Weiterführende Literatur

Hecht, K. (2011): *Beim Älterwerden gesund und jugendlich bleiben*. Spurbuchverlag, Baunach

Ross, S.; S. Grismaijer (2000): *Get it up*. ISCD Press

3.49 Bettwäsche aus Biokeramik fördert den Schlaf und die Mikrozirkulation im Körper

Nachdem Bio-Keramik-Kleidungsgewebe in China und USA Verbreitung gefunden haben, ist auch in Europa Interesse daran entstanden.

In China sollen Sportler zur Erhöhung ihrer Leistungen Kleidung aus Biokeramik-Gewebe tragen.

Bio = Lebendiges; Keramik = Tonware aus siliziumhaltigem Ton, vom griechischen Wort Keramos = Tonwaren abgeleitet.

Biokeramik-Gewebe wird aus Silikaten, vor allem aus Quarz, der rein aus SiO_2-Kristallmolekülen besteht, hergestellt. Zu diesem Zweck wird Quarz auf 1.600°C erhitzt und flüssig gemacht. Mit einem bestimmten Verfahren werden davon Fäden gezogen, die zirka 10-fach dünner sind als ein Haar. Diese Fäden werden zu Stoffen gewebt, wie jedes Garn. Die kristallinen SiO_2-Moleküle behalten dabei uneingeschränkt ihre piezoelektrischen Eigenschaften.

3.49.1 Was für Wirkungen haben die Biokeramik-Garnfäden?

In diesen Keramikstoffen entwickeln die SiO_2-Moleküle folgende Wirkungen:

Erstens: Entwicklung von Eigenschwingungen (Eigenfrequenzen) wie vorstehend ausführlich dargelegt und zwar mit piezo- und pyroelektrischen Eigenschaften. Das bedeutet, die Kristalle können durch elektrische und Wärmeenergie stimuliert werden.

Zweitens: Entwicklung von Fern-Infrarot-Strahlungen.

Drittens: Erzeugung von negativen Sauerstoffionen, wie sie Wasserfälle und Meeresbrandung liefern.

Viertens: Antibakterielle und deodorierende Eigenschaften.

Diese Effekte werden durch eine Kombinationswirkung der Schwingungsfähigkeit der SiO_2-Kristalle und der Infrarotstrahlung des menschlichen Körpers erzeugt.

3.49.2 Fern-Infrarotwellen-Strahlungen

Als Fern-Infrarot-Strahlung wird ein Spektrum unsichtbarer Infrarotstrahlungen bezeichnet. Diese erleben wir zum Beispiel als Wärme der Sonnenstrahlung. Aber auch das kristalline SiO_2 und der menschliche Körper können Fern-Infrarotstrahlen erzeugen. Der Mensch strahlt bei einer Körpertemperatur von 37 °C am stärksten Schwingungen im Bereich von Infrarot mit elektromagnetischen Wellenlängen von 8-10 Nanometern aus und stimuliert die SiO_2-Kristalle, so wie die Batterie der Armbanduhr.

3.49.3 Wie wirken die Fern-Infrarotstrahlungen auf den menschlichen Körper?

Untersuchungen von Prof. Dr. med. h. c. Dipl. Psych. Günter Amann-Jennson, Leiter der Naturbettfirma Samina im Frastanz (Österreich) [Amann-Jennson 2014].

Um den Wirkmechanismus der SiO_2-Kristallmoleküle auf den menschlichen Körper zu verstehen, ist es Voraussetzung, zu wissen, dass der Mensch und alle Lebewesen elektromagnetische Lebewesen sind.

In Kommunikationsprozessen der Zellen eines Vielzellenorganismus, wie der Mensch es ist, kommunizieren die Zellen mittels elektromagnetischer Wellen. Diese könne senden und empfangen.

Sämtliche Funktionen des Organismus eines Menschen werden mit ultraschwachen elektromagnetischen Wellen durch ein übergeordnetes Informationssystem gesteuert und reguliert. Zum Beispiel Elektrolythaushalt, Wasserhaushalt, Säure-Basen-Gleichgewicht, Energiestoffwechsel und Zellmitochondrien und natürlich auch das Hormon- und Nervensystem.

Steuerung und Regulation erfolgen auf der Grundlage des Resonanzprinzips, als Bioresonanz bezeichnet. Diese tritt dann ein, wenn (wie bei Radiogeräten) Sender und Empfänger mit ihren Frequenzen übereinstimmen, also sich in Resonanz befinden.

Resonanz entsteht im menschlichen Körper dann, wenn dieser eine für die Funktion der Zelle benötigte elektromagnetische Schwingung empfängt und verarbeitet.

3.49.4 Fern-Infrarotwellen und die Wassermoleküle in Resonanz

Aus wissenschaftlichen Untersuchungen ist bekannt, dass die Fern-Infrarotwellen-Strahlung (Frequenzbereich 8-10 nm elektromagnetische Wellenlänge) in Resonanz mit Wassermolekülen geht. Der menschliche Körper besteht zu 70 % aus Wassermolekülen. Wenn die Intensität der körpereigenen Fern-Infrarotwellen hoch genug ist, fühlt der Mensch sich wohl. Das ist z. B. der Fall, wenn man in einem Kuschelbett gut zugedeckt liegt.

Die SiO_2-Kristallmoleküle der Biokeramik-Bettwäsche reflektieren die Körper-Infrarotstrahlung und so entsteht Resonanz. Die SiO_2-Moleküle reflektieren zurück und speichern sogar diese wärmebringenden Infrarotwellen. Die Fern-Infrarot-Energie kann bis zu 8 cm tief in das Gewebe des Körpers eindringen. Dadurch werden die Blutkapillare erweitert und somit die Mikrozirkulation stimuliert. Auch die Regeneration z. B. der Haut oder der Muskulatur und der Blutzellen wird durch Infrarotwellen-Strahlung bewirkt [Klopp 2008].

3.49.5 Verbesserte Mikrozirkulation im Schlaf durch Infrarotstrahlen

Mit Infrarotkameras können zum Beispiel die positiven Veränderungen der Mikrozirkulation in den Blut- und auch in Lymphkapillaren nachgewiesen werden [Klopp 2008]. Auch die Hydratationskapazität wird dabei angeregt und dabei zum Beispiel die Haut gestrafft. Toxine (Gifte), die sich im Körper befinden, werden durch die Erweiterung der Kapillaren aus dem Körper ausgeschieden.

Die gesteigerte Mikrozirkulation unterstützt die Beseitigung schmerzender und verletzter Muskeln und führt zur raschen Regeneration. Daraus wird verständlich, dass sich Spitzen- und Breitensportler mit Biokeramik-Kleidung ausrüsten.

Japanische Wissenschaftler stellten fest, dass die Fern-Infrarot-Schwingungen „verstopfte" Blutkapillaren, die in ihnen befindlichen Gerinnsel auflösen. So ist die Anwendung von Infrarotstrahlung bei Thrombosen und Schlaganfällen therapeutisch angezeigt. Sie können aber auch verhindert werden, wenn die Fern-Infrarotwellen präventiv angewendet werden. Damit wird auch die Sauerstoffversorgung des Gewebes gefördert [Klopp 2008]. Was in Blutkapillaren geschieht, vollzieht sich auch analog dazu in den Lymphgefäßen und ihren Kapillaren. Somit werden mit Fern-Infrarotwellen auch der Lymphfluss stimuliert und das Immunsystem gestärkt.

Gleichzeitig werden die Stoffwechselversorgung und die Energiestoffzufuhr in den Zellen erhöht. Des weiteren werden durch die Fern-Infrarotwellen-Strahlung, wie schon erwähnt, schmerzstillende und entzündungshemmende Wirkungen erreicht.

Im Zentrum für Psychosomatische Medizin der Kagoshina-Universitätsklinik (Japan) wurde durch Untersuchungen nachgewiesen, dass mit Fern-Infrarotwellen-Strahlung körperliche und psychische Beschwerden beseitigt werden konnten.

3.49.6 Was bewirkt die Infrarotstrahlung der Bettwäsche beim Schlafen?

Die aufgezählten Effekte und erholsamen Schlaf hat Dr. Amann-Jennson während der Nutzung der Biokeramik-Bettware nachweisen oder bestätigen können.

Nach Amann-Jennson [2014] bewirken Fern-Infrarotwellen-Strahlungen folgende Effekte im menschlichen Körper:

- Entspannung und Entstressung
- Verbesserung der Schlafqualität
- Stimulation der Mikrozirkulation
- Regeneration und Heilung von Wunden
- Verstärkung der Abwehrkraft
- Anregung der Funktionen des Lymphsystems
- Entgiftung des Gewebes
- Regenerierende Wirkung auf das Nervensystem
- Reduktion des Säuregehalts im Körper
- verbesserte Thermoregulation
- Unterstützung bei psychosomatischen Beschwerden
- positive Wirkungen auf die Psyche
- Verbesserung der Kraft, Ausdauer und Lebensenergie

„Die Biokeramikbettwäsche ist daher ein gutes Schlafmittel ohne jegliche Nebenwirkung, aber mit einem angenehmen Wohlgefühl.“ Bei Sportlern führt Biokeramikkleidung zur Leistungssteigerung, Reduzierung von Verletzungen, Beschleunigung der Regeneration nach Wettkämpfen und Beseitigung von Schmerzen.

Weiterführende Literatur

Amann-Jennson, G. (2014): Samina Bio-Keramik. Schulungsunterlagen. Samina-Akademie. 1. Ausgabe, Franstanz

Hecht, K.; E. Hecht-Savoley (2008): *Klinoptilolith-Zeolith - Siliziummineralien und Gesundheit*. Spurbuchverlag, Baunach; 2. Auflage 2010, 3. Auflage 2011
ISBN 987-3-88778-322-8

Klopp, R. (2008): *Mikrozirkulation im Fokus der Forschung*. Mediquast Verlag, Triesen (Lichtenstein)

3.50 Kraftquell Minischlaf am Tage

3.50.1 Was ist der Minischlaf?

Der Minischlaf darf keinesfalls länger als 15 Minuten dauern. Wenn man am Tage länger schläft, kommt man in den Tiefschlaf, aus dem man nur schwer erwacht und man fühlt sich sehr müde.

3.50.2 Warum soll der Minischlaf durchgeführt werden?

In der Mittagssenke des Wachzustands ist er besonders effektiv.

Wenn man den 24-Stunden-Tagesrhythmus unter dem Aspekt der Aktivierung-Deaktivierung betrachtet, dann ist ein Abfall der Aktivierung gegen 14:00 Uhr zu sehen. Häufig wird dieser Abfall auf die Verdauungsmüdigkeit nach dem Mittagessen zurückgeführt. Untersuchungen haben aber gezeigt, dass diese Abhängigkeit nicht oder nur gelegentlich besteht. Die „Mittagssenke“ ist ein natürlicher Vorgang im menschlichen Tagesablauf. In den warmen Ländern wird diese Senke als Siesta gepflegt (Mittagsschläfchen). Das entspricht der Natur der Lebensweise des Menschen.

3.50.3 Warum wird der Minischlaf am Tage empfohlen?

Die moderne Gesellschaft ist eine müde Gesellschaft! 3,3 Mio. Deutsche leiden an Tagesmüdigkeit und ca. 900.000 am chronischen Müdigkeitssyndrom.

24 % aller tödlichen Unfälle auf den Autobahnen wurden durch Übermüdung am Steuer bzw. Einschlafen am Steuer (Mikroschlaf = Sekundenschlaf) verursacht.

60-80 % aller Gestressten geht am Nachmittag die „Luft“ aus (Gedächtnis- und Konzentrationsschwäche). 20-30 % Verlust an Produktivität in der zweiten Tageshälfte. Es gibt kein physiologisches oder kreatives Pausenregime.

Wir leben in einer 24-Stunden-Non-Stop-Gesellschaft. Unsere Erholung wird permanent gestört.

56 % der US-Amerikaner werden täglich einmal von einer heftigen Müdigkeitsphase befallen (Gullap-Institut-Umfrage) in New Jersey.

Oder wenn man so etwas am Arbeitsplatz oder während eines Vortrags erlebt.

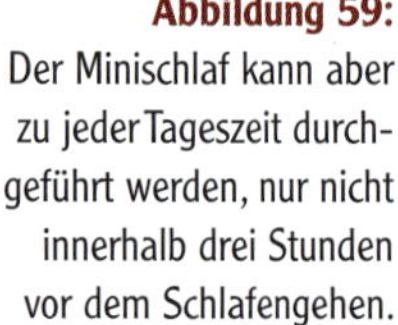

Abbildung 59: Der Minischlaf kann aber zu jeder Tageszeit durchgeführt werden, nur nicht innerhalb drei Stunden vor dem Schlafengehen.

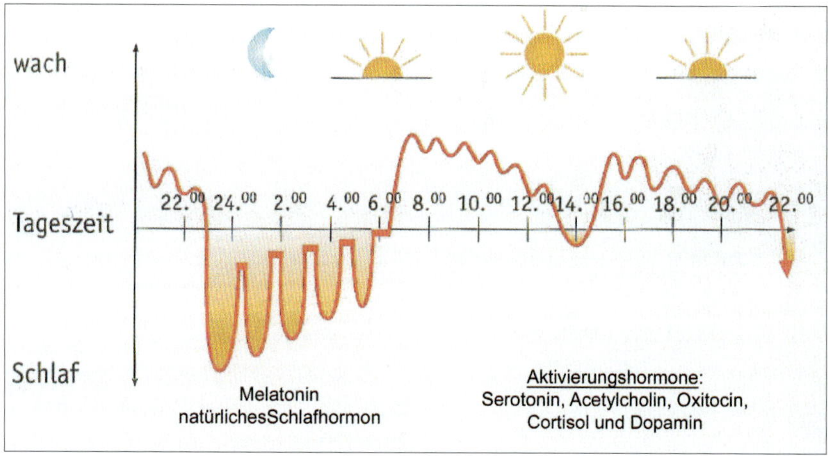

Wachsein, Aufmerksamkeit

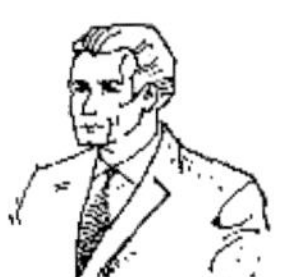
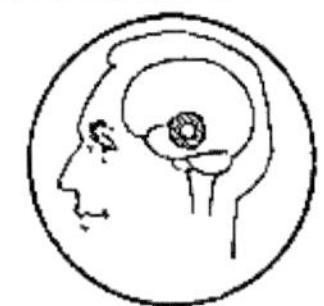

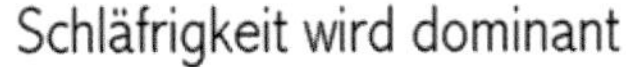

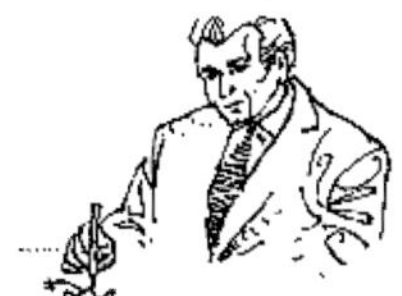
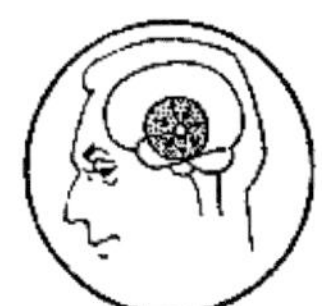

Malen gegen Schläfrigkeit

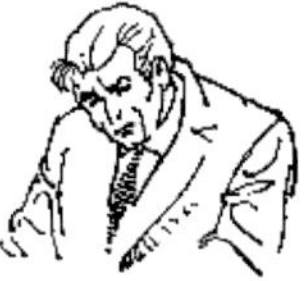
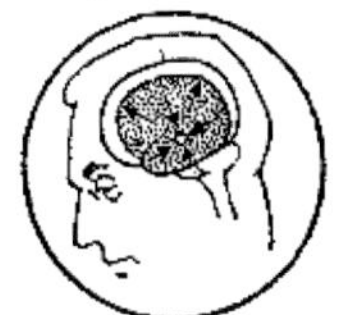

Die Schläfrigkeit hat gesiegt

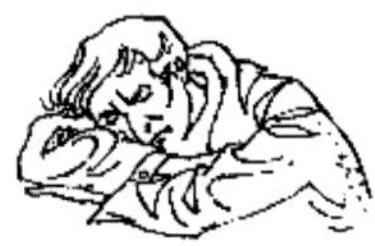
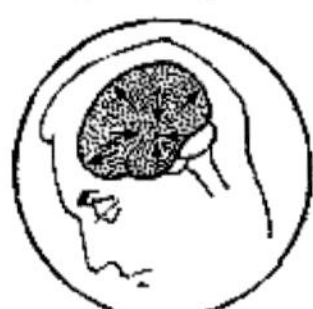

Der Effekt des Minischlafs auf die Gesundheit und Leistungsfähigkeit kann wie folgt zusammengefasst werden.

Ein Minischlaf am Tage wirkt:

- erfrischend, entspannend
- leistungsfördernd, kreativitätsanregend
- gesundheitsstärkend
- Kräfte spendend.

Wissenschaftliche Studien belegen, dass regelmäßiger Minischlaf:

- vor Herzinfarkt schützt
- das Selbstbewusstsein stärkt
- nachweislich den allgemeinen Gesundheitszustand verbessert
- das Erinnerungsvermögen (Gedächtnis) stärkt
- die geistige Leistungsfähigkeit steigert
- die psychomotorische Koordination erhöht
- die Sinne schärft
- die Zeitwahrnehmung verbessert
- die gute Stimmung steigert
- Harmonie nach außen und nach innen (Ausgeglichenheit) schafft
- die Fähigkeit zur Relaxation entwickelt
- die Widerstandskraft gegen Stress und Lärm erhöht
- die Arbeitsproduktivität steigert (z. B. den nach der Mittagspause eintretenden Produktionsabfall von 20 bis 25 % ausgleichen kann)
- die Qualität des Nachtschlafes verbessert und den Bedarf an Nachtschlaf verringert

Der Minischlaf darf aber nicht innerhalb von 3-4 Stunden vor dem Schlafengehen durchgeführt werden. In diesem Fall könnte er das Einschlafen stören.

Wer den Minischlaf am Tage pflegt

- schläft nachts besser und kommt mit weniger Nachtschlaf aus

- kann mit Stress besser umgehen
- ist seelisch fit und ausgeglichen
- ist geistig auf der Höhe
- erhält seine Gesundheit und hat die Chance, länger in bester Gesundheit zu leben!

3.50.4 Wie viele Menschen pflegen den Minischlaf?

Japan: Nahezu aller erwachsenen Japaner pflegen den Minischlaf am Tage.
China: Der Artikel 49 der chinesischen Verfassung garantiert jedem Bürger den Minischlaf am Tage.
Mexiko: 75 % aller Mexikaner pflegen den Minischlaf.
USA: 23 % der US-Amerikaner begeben sich mittags in Morpheus Arme.

Der Minischlaf wird besonders in den USA als Mittel zur Erhöhung der Munterkeit am Arbeitsplatz und im Straßenverkehr genutzt.
Spanien: Der größte Teil der Spanier nutzt die Siesta zum Tagesschlaf.
Deutschland: Nur 14 % der deutschen Erwachsenen wagen sich einen Minischlaf und 12 % der Jugendlichen. Die Senioren sind etwas mutiger: 25 %.

3.50.5 Minischlaf in einer deutschen Weberei erhöht die Produktivität

In den Jahren 1965 bis 1967 führte ich mit Dr. Gertner an 60 Arbeiterinnen im Alter von 45 bis 60 Jahren in einer lärmintensiven Weberei in der Gegend von Zittau Untersuchungen zum Minischlaf durch [Hecht 1992, 1994]. Den Frauen wurde gestattet, unmittelbar nach der Mittagspause einen 15 Minuten langen Minischlaf durchzuführen. Nach einer zweijährigen Praktizierung des Minischlafs am Arbeitsplatz ergaben sich folgende Ergebnisse:

- Die Arbeitsproduktivität erhöhte sich dauerhaft um 15 bis 25 %. (Die Nachmittagssenke wurde beseitigt.)
- Der Krankenstand sank von ca. 9 % auf ca. 3 %.
- Die Arbeitszufriedenheit erhöhte sich.
- Die Fehlerquote wurde geringer.
- Das allgemeine Wohlbefinden der Arbeiterinnen nahm zu.
- Die Arbeiterinnen kamen weniger abgespannt als früher in die Familie und waren dort psychisch ausgeglichener.
- Die Qualität des Nachtschlafs verbesserte sich.

Ähnliche Ergebnisse wurden auch von David Dinges in Pennsylvania, John M. Taub in Virginia und anderen beobachtet.

In Deutschland pflegen den Minischlaf am Tage:

- 12 % der Jugendlichen
- 14 % der Erwachsenen
- 25 % der Senioren

3.50.6 Warum ist in Deutschland der Minischlaf verpönt?

Schlafen am Tage und Schlafen am Arbeitsplatz umgibt sich mit dem Odium Faulheit,

Lethargie, Arbeitsscheu, Unehrenhaftigkeit. Ein deutscher Arbeiter, ein deutscher Beamter, ein deutscher Manager ist fleißig. Schlafen am Arbeitsplatz ist für sie ein Tabu. Eine derartige Auffassung schafft Dauerstress, Verringerung der Arbeitsproduktivität und verursacht Erkrankungen.

3.50.7 Wie kann man den Minischlaf erlernen

Keine Reizmittel

4 bis 6 Stunden zuvor keine koffeinhaltigen und alkoholischen Getränke, keine psychotropen Pharmaka.

Zeitpunkt auswählen

Schlaffenster nutzen. Schlaffenster: Rhythmisch alle 4 Stunden auftretende erhöhte Schlafbereitschaft bzw. Schlafneigung. Mittelwerte: 01:00, 05:00, 09:00, 13:00, 17:00, 21:00 Uhr. Eigenes Schlaffenster durch Selbstbeobachtung oder Protokollführung ausfindig machen! Günstig ist es, die individuelle Mittagssenke zu nutzen.

Ruhemöglichkeit vorbereiten

Minischlaf kann im Liegen (Rücken-, Seiten- und Bauchlage) oder im Sitzen (in verschiedenen Positionen) durchgeführt werden. Liegestätte: Couch, Bett, Matte. Sitzgelegenheit: Lehnsessel, Stuhl, Sessel.

Wichtig: Es muss unbedingt eine entspannte Position erreicht werden. Kleidung soll locker sein, sie darf nicht abschnüren oder drücken.

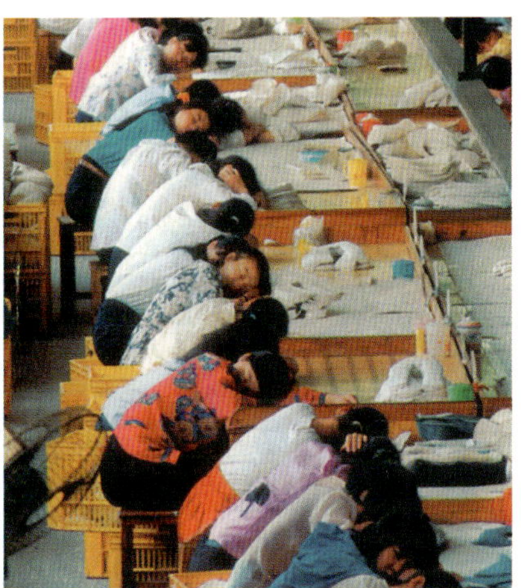

Abbildung 60: Mittagsschlaf in China an einem Arbeitsband. Wenn sich das Tempo der Leistung verringert, wird das Band angehalten und ein Minischlaf angeordnet.

Störfrei

Es ist dafür zu sorgen, dass Störfaktoren ausgeschlossen werden (z. B. Telefon, Lärm, Besuch).

Beleuchtung im Raum

Nach individuellem Bedarf und Stimmung auswählen. Manche lieben es hell, weil sie besser erwachen, manche benötigen Dunkelheit, andere Dämmerbeleuchtung. Wichtig ist, dass bei jeder Übung die gleichen Bedingungen gegeben sind.

Zeitkontrolle

Es ist auch wichtig, nicht länger als 15 bis 20 Minuten den Minischlaf auszudehnen. Wenn diese Zeit überschritten wird, dann kommt man nach dem Erwachen aus dem Tiefschlaf in einen Trancezustand, in dem man sich mehrere Stunden befinden kann. Beginnen Sie bitte mit 10 Minuten. Die Zeitkontrolle kann auf zwei Wegen erfolgen.

Beauftragen Sie einen Familienangehörigen oder Bekannten, dass er Sie von Weitem beobachten und wecken soll, nachdem Sie die vereinbarte Zeit geschlafen haben.

Wenn Sie es nicht möchten, dass Sie jemand beobachtet oder wenn Sie niemanden für diese Aufgabe haben, dann stellen Sie sich einfach den Wecker für die vorgesehene Zeit. Wenn Sie die ersten Male in dem vorgesehenen Zeitraum nicht einschlafen, dann beenden sie dennoch die Übung. Freuen Sie sich, dass Sie einige Zeit geruht haben. Auch eine Entspannung von 10 bis 15 Minuten mit der bewussten Wahrnehmung der Atemzüge wirkt erholend.

Durchführung

- Entspannen

Entspannen Sie sich völlig. Überprüfen Sie bitte, ob Ihre Arme und Beine wirklich locker sind. Heben Sie Ihre Extremitäten einzeln leicht an und lassen Sie diese locker fallen. Das Gleiche tun Sie auch mit dem Kopf. Überprüfen Sie, ob der Nacken locker ist. Eventuell eine Korrektur mit einem kleinen Kissen vornehmen.

- Richtig Atmen

Atmen Sie bitte mit der verbundenen Atmung: Einatmen, Ausatmen. Beobachten Sie Ihre Atmung. Nehmen Sie Ihre Atemzüge bewusst wahr. Stellen Sie sich beim Atmen auf einen gleichmäßigen, Ihnen angenehmen Rhythmus ein. Schließen Sie Ihre Augen und genießen Sie nun das leichte schwebende Gefühl beim rhythmischen Einatmen und Ausatmen. Stellen Sie sich vor, Sie sitzen in einem Schaukelstuhl oder „liegen in einer Wiege" und werden geschaukelt.

- Selbstberuhigung

Bei Fortsetzung der rhythmischen Atmung, schließen Sie weiter die Augen und fühlen Sie sich nun völlig entspannt. Stellen Sie sich vor, schwerelos zu sein, auf den Wolken zu liegen usw. (lassen Sie aber keine erregenden Gedanken aufkommen, diese lenken Sie nur ab). Lassen Sie aber im völlig entspannten Zustand den Schlaf kommen. Stellen Sie sich dabei vor, langsam schwebend in die Tiefe des Schlafs zu gehen.

- In die Ruhe und in den Schlaf hineinschweben

Keine Erwartungshaltung einnehmen oder den Schlaf erzwingen wollen! Schweben Sie in die Ruhe und in den Schlaf hinein. Denken Sie daran: Die Minischlafzeit ist Ihre „heilige Zeit", in der Sie sich unbeschwert, frei von allen irdischen Belangen und Dingen fühlen dürfen. Mit dem Schlaf ist es wie mit einer Taube: Strecken Sie die Hand ruhig aus, dann setzt sie sich darauf. Greifen Sie nach ihr, dann fliegt sie weg.

- Aufwachen

Wenn die Zeit (z. B. 10 Minuten) vorüber ist und der Zeitkontrolleur (Wecker oder Familienangehöriger) zum Aufstehen mahnt, dann recken Sie sich und strecken Sie sich.

Dann erheben Sie sich langsam und recken und strecken sich erneut. Eine kurze Gymnastik oder eine Benetzung des Gesichts mit kaltem Wasser erleichtert den Übergang zum Wachsein. Es ist **wichtig**, sich ein festes Aufwachritual anzueignen, welches mit optimistischen Gedanken oder Worten abgeschlossen wird. Dieses Ritual könnte wie folgt ablaufen:

Aufwachen, recken und strecken

Sprechen: Ich fühle mich wohl (oder ich bin gesund)
Ich bin glücklich
Ich fühle mich stark
Ich bin jung
Ich bin schön

Nach dem Erwachen sollte man sich wieder in den Tagesablauf einordnen und seine Tätigkeit fortsetzen.

Regelmäßig üben

Je häufiger Sie diese Übungen durchführen (möglichst täglich einmal), desto schneller werden Sie den Minischlaf am Tage beherrschen.

Geduldig sein

Beachten Sie bitte, dass Sie immer geduldig weiterüben sollen, auch wenn es nicht gleich klappt. Verzagen Sie dann nicht. Freuen Sie sich, dass Ihnen das Üben schon Entspannung bringt. Wenn es nicht gleich klappt, sollte man eventuell die Position ändern oder den Helligkeitsgrad des Raums.

Immer zur gleichen Zeit üben

Das Erlernen des Minischlafs am Tage wird erleichtert, wenn immer die gleiche Übungszeit und Übungsumgebung gewählt wird. Es wird empfohlen, den Minischlaf **nicht kurz** vor dem Schlafengehen (mindestens 3 Stunden früher) zu üben, weil der Erholungseffekt des Minischlafs das Einschlafen zum Nachtschlaf verhindern kann.

Empfehlung

Ein Minischlaf am Tage, regelmäßig jeden Tag zur gleichen Zeit durchgeführt, schützt vor Übermüdung und Burnout-Syndrom. Autofahrer sollten alle 2-3 Stunden einen Minischlaf einlegen. Dieser schützt vor Einschlafen am Steuer.

Persönlich führe ich den Minischlaf am Tage täglich seit 75 Jahren durch. Er hat mich durchgehend hochleistungsfähig gehalten, bei 6 Stunden Nachtschlaf (Kurzschläfer). Auch gegenwärtig pflege ich täglich als 95-jähriger den Minischlaf am Tage.

4 Empfehlungen zur Realisierung einer ganzheitlichen gesunden Lebensführung

Nach den vorstehend angeführten Fakten werden Sie sicherlich die Fragen stellen, ist es möglich, unter den heutigen Bedingungen der aus den Fugen geratenen Welt eine gesunde ganzheitliche Lebensführung zur Harmonisierung von Geist, Emotionen und Körper mit der Natur und positiven sozialen Beziehungen zu realisieren?

Können wir uns aus einer Welt, die sich die Menschen geschaffen haben, die aber für die Menschen nicht geschaffen sind, herausbegeben? Können wir aus einer Umwelt ausbrechen, die voll von negativen Einflüssen ist, wie z. B.:

- Gefahr von Kriegen,
- Elektrosmog, Handy-Sucht,
- Chemikalien aller Art, schleichende Vergiftung,
- Lärm, wir sind eine laute Gesellschaft,
- soziale Unsicherheit, Existenzangst, Altersangst,
- ökologisch belastete Lebensmittel,
- Lichtstress, Arbeitsplatzstress mit Mobbing,
- Neurodoping,
- Atomreaktorstrahlung,
- Medikamente, Nebenwirkungen?

Ja wir können, wenn der Wille da ist, die Lebensführung zu verändern. Der Erfolg hängt ab von der gewollten Selbstdisziplin in freudig-fröhlicher-optimistischer Stimmung. Ich praktiziere das täglich. Noch gibt es eine große Anzahl von Menschen, die der Bezeichnung Homo sapiens Ehre machen und noch ausreichend Vernunft und Weisheit besitzen, um eine Wende aus dieser stressgefüllten, technogenen, digitalisierten Welt vollziehen zu können. Wenn ich nicht den Glauben an derartige Menschen gehabt hätte, wäre dieses Buch niemals entstanden. Ich habe auch viele Gleichgesinnte, wie z. B. Ion Kobat-Zinn und Daniel Goleman, Herbert Benson.

Jeder Mensch ist gut beraten, wenn er seine Selbstheilungskräfte durch das Nach-innen-Kehren und Naturmittel, z. B. Klinoptilolith-Zeolith, stärkt. Geistig und körperlich starke Menschen sind aber in der Lage, der Unvernunft Einhalt zu gebieten, die von Menschen ausgeht.

Ion Kobat-Zinn beschrieb in seinem Buch „Zur Besinnung kommen. Die Weisheit der Sinne und der Sinn der Achtsamkeit in einer aus den Fugen geratenen Welt" wie das möglich ist. Damit meint er völlige Nach-außen-Orientierung vieler Menschen und deren Sorglosigkeit und Gleichgültigkeit, der ein Ende zu bereiten. Er fordert mit Recht die Konzentration auf die Innen-Orientierung, mit der sich der Mensch selbst lieben, seinen Geist und seine Seele beruhigen, stärken und unverletzlich machen kann. Daniel Goleman fordert in seinem Buch „Emotionale Intelligenz" selbige und die Erziehung der Gefühle von Kindheit an als ein wirksames Mittel gegen Gewalt und für einen freundlichen humanen Umgang miteinander. Herbert Benson schreibt in seinem Buch „Heilung durch Glauben. Die Beweise", dass der Glaube ein wichtiger Faktor für das Gesundheitssystem ist.

Da ich in meiner nunmehr 65-jährigen Laufbahn als Arzt und Wissenschaftler es so gehalten habe, dass ich Patienten und Gesunden nur das zugemutet und empfohlen habe, was ich selbst an mir ausgetestet und für gut befunden habe, möchte ich dies auch an dieser Stelle so tun. Auf der Grundlage meines Schemas (Kapitel 2) „Regulation der Balance gesundheitsfördernder Lebensprozesse" möchte ich die Richtung aufzeigen, in der man sich als selbstbestimmender Menschen bewegen sollte.

„Wir sind alle Giganten, die es gewohnt sind, gebeugt zu leben. Es ist an der Zeit uns aufzurichten mit der ganzen Kraft unseres Bewusstseins". Mit diesem Appell an die Menschlichkeit der russischen Energiemedizinerin Olga Häusemann Potschat identifiziere ich mich. Sie schrieb das Buch „Täglich jünger". Fühlen Sie sich immer jünger, als es Ihr Kalender anzeigt, dann werden Sie ein hohes Alter jugendlich und gesund erreichen. Das ist mir bis jetzt gut gelungen. Deshalb mute ich Ihnen das auch zu.

Nun meine Empfehlungen, wie Sie diese Erkenntnisse, die ich Ihnen in diesem Buch vermitteln wollte, realisieren können.

4.1 Stellen Sie sich zuerst folgende Fragen und beantworten Sie diese nicht nur einmalig, sondern als Lebensaufgabe

1. Was ist der Sinn meines Lebens? Habe ich mein bisheriges Leben richtig gelebt? Denken Sie daran: Das Leben wird einem nur einmal gegeben! Es ist sehr wertvoll!
2. Bin ich dazu fähig, mich immer jünger zu fühlen, als es der Kalender mir anzeigt? Mit Verstand und Herz fühlen und nicht mit Antiagingmaske.
3. Bin ich bereit die volle Selbstverantwortung für mein Gesundsein und mein Schicksal zu übernehmen und mein ganzes Bewusstsein dafür einzusetzen?
4. Kann ich mich zu einem ganzheitlichen, gesunden Lebensstil entschließen und damit die Medikamente reduzieren oder sogar völlig darauf verzichten?

   Rudolf Virchow: Gesundheit ist mehr als Medizin"
5. Kann ich mit meinem Lebensstil ein psychosoziales Gesundsein erreichen? Studie

von Prof. Spitzer: Ehrenamtliche Tätigkeiten sind effektiv bei der Verhinderung einer Arteriosklerose (Arterienverkalkung) als Aspirin (ASS).

6. Welche Beziehung habe ich zur Natur? Was tue ich, um die Natur zu erhalten und sie vor ökologischen Schäden zu schützen?
7. Auf was muss oder kann ich verzichten und was muss ich neu in mein Leben einführen, um ein Leben mit einer ganzheitlichen gesunden Lebensführung, der Harmonisierung von Geist, Emotionen und Körper mit der Natur und guten sozialen Beziehungen zu erreichen?
8. Bin ich bereit, meinen inneren „Schweinehund" zu überwinden, um meine geistigen und körperlichen Aktivitäten zu entwickeln, die meine Hirnzellen zum Nachwachsen anregen?

Bemühen Sie sich bitte, sich mit diesen Fragen kreativ und selbstkritisch zu beschäftigen. Freuen Sie sich, wenn Sie sich dabei selbst besser kennengelernt haben.

4.2 Empfehlungen für Sie: Was ich selber praktiziere

1. Klären Sie ab, was Sie unter Gesundheit verstehen sollten. Die erfolgte Neufassung der Gesundheitsdefinition der WHO (Weltgesundheitsorganisation) berücksichtigt Virchows Forderung: Gesundheit ist mehr als Medizin. Gesundheit ist „als ein befriedigendes Maß an Funktionsfähigkeit in physischer, psychischer, sozialer und wirtschaftlicher Hinsicht und von Selbstbetreuungsfähigkeit bis ins hohe Alter" aufzufassen [WHO 1987]. Die Selbstbetreuungsfähigkeit ist ein Kriterium für das Gesundsein und eine Zielstellung für ein langes gesundes Leben.
2. Verinnerlichen Sie bitte die 17 Punkte, die ich zur Erlangung der emotionalen Intelligenz empfohlen habe. Das wird ein langer Prozess des Lernens sein, an dem Sie Freude haben werden. Wiederholen Sie das, so oft Sie können.
3. Eignen Sie sich bitte eine optimistische Lebenseinstellung an. Ein Optimist bewältigt Probleme leichter, wird seltener krank und lebt länger als der Pessimist.
4. Lassen Sie Ihren positiven Gedanken freien Lauf, auch wenn Sie sich krank fühlen. Positive Gedanken sind in diesem Fall besser als jede Medizin. (Lissa Rankin: Warum Gedanken stärker sind als Medizin. Wissenschaftliche Beweise für die Selbstheilung.)
5. Wenn Sie sich krank fühlen, suchen Sie den inneren Heiler, er führt Sie zur Gesundung.
6. Betrachten Sie die ganzheitliche Körperbewegung als eines der wichtigsten Elemente der ganzheitlichen gesunden

Lebensführung. Die Evolution gibt 10 km/Tag per Fuß vor. Ich empfehle 1-2 Stunden tägliche Wanderung, z. B. Nordic Walking, Ballspiel. Verzichten Sie auf Sportsendungen im TV und treiben Sie selbst Sport.

7. Üben Sie die Selbstbeherrschung und die Willensstärke. Der Wille ist die Triebkraft der Lebensuhr. Willensschwäche macht Sie krank und zehrt an Ihren Kräften.
8. Widmen Sie sich kreativen Tätigkeiten und versuchen Sie sich auch spirituell zu betätigen. Der menschliche Geist und das menschliche Bewusstsein geben Ihnen Kraft.
9. Verstärken Sie Ihre Selbstverantwortung und Ihr Selbstbewusstsein unter Einbeziehung der Selbstverwirklichung und der Selbstbestätigung.
10. Nutzen Sie spirituelle Methoden, um ihr Gesundheitsbewusstsein zu stärken und zum Finden des „Inneren Heilers“, z. B. Visualisierung, Yoga, Meditation, mental gesteuertes Atmen.
11. Üben Sie täglich das richtige Atmen. Eignen Sie sich bitte einen harmonisierenden Atemrhythmus an. Die Atmung ist die Brücke zwischen psychischen und körperlichen Funktionen. Atmen ist wichtiger als Essen und Trinken.
12. Wassertrinken ist wichtiger als Essen. Offiziell wird das Wasser als das wichtigste Lebensmittel der Menschen dokumentiert. Trinken Sie täglich 2-3 Liter gutes filtriertes Wasser. Orientierung: 70 kg schwerer Mensch: 3 Liter Wasser pro Tag. Viele Krankheiten entstehen durch Wassermangel (Demenz, Schmerzen). Sie sind nicht krank, Sie sind durstig!
13. Verzicht auf Softdrinks: Cola, Limonaden. Zuviel Zucker und Schadstoffe.
14. Verzichten Sie auf alkoholische Getränke jeglicher Art. Auch auf Bier und Wein. Sekt schadet dem Herz-Kreislauf-System. Neue Studien zeigen, schon kleinste Mengen Alkohol zerstören die Hirnzellen. Suchtgefahr besteht schon bei 1-2 Gläsern Bier oder Wein täglich!
15. Gesunde Ernährung ist heute ein sehr großes Problem. Tiere: Antibiotikaverseucht und Krankheitskeime. Pflanzen: Pestizidvergiftet, Glyphosat sehr gefährlich! Am besten Bioprodukte. Aber wer kann das bezahlen? Essen Sie bitte mäßig (kleine Portionen) und möglichst mit nur drei Lebensmittelkomponenten (Trennkost), z. B. Kartoffeln, Spargel, ausgelassene Butter. Abends wenig und nicht später als 19 Uhr. Voller Bauch stört den Schlaf, Alkohol stört die Schlafqualität. Chinesisches Sprichwort: Dein Frühstück iss allein. Deine Mittagsmahlzeit teile mit deinem Freund. Deine Abendmahlzeit verschenke Deinem Feind.
16. Entgiftung gehört zu einem ganzheitlichen Lebensstil. Dazu zwingt die schleichende Vergiftung durch Umweltschadstoffe Luft, Wasser, Boden, Nahrung. Selbst nehme ich täglich die Silikate Naturzeolith und Montmorillonit seit

20 Jahren ein. 10 g/Tag in Wasser gelöst. Untersuchungen (Haaranalysen) zeigen, dass ich giftfrei bin.

Naturzeolith hat noch den Vorteil, dass mit seiner Verabreichung auch die fehlenden Mineralien im Ionenaustausch zugeführt werden. Ansonsten empfehle ich das Entgiftungsbuch von Unkas Gemeker.

17. Regelmäßiger Stuhlgang trägt wesentlich zur Entgiftung bei. Mindestens am Tag. Möglichst vor dem Schlafengehen Darm entleeren!
18. Mikronährstoffe. Die industrielle Produktion der Lebensmittel hat Mangel an Mineralien zur Folge. Bei Mineralien die systemischen Regulationen beachten. Naturzeolith gibt Mineralien selektiv ab. Auf jeden Fall benötigt der heutige Mensch Zufuhr von Siliziumdioxid und Magnesiumsalzen. Selbst verwende ich das Magnesiumdioxid als Spray. Auch viele Patienten sind damit glücklich geworden.
19. Genießen Sie die Natur und bemühen Sie sich, sooft es geht im Wald zu wandern. Waldluft garantiert Gesundheit.
20. Verzehren Sie Naturprodukte, z. B.
    - Glyzin zum Stärken der Nerven und zur Verbesserung der geistigen Leistungen
    - schwarze Schokolade als Mittel für Hirngesundheit und Stärkung des Herzens
    - Vitamin C zur Stärkung des Immunsystems und als Antioxidant
    - Vitamin C-Infusionen
    - Acerolakirsche (Pulver)
    - Camu-Camu-Frucht (Pulver)
    - essen Sie viel rohes Obst und Gemüse
    - Maca zur Stärkung der Lebenskraft
    - Pflanzen der Natur, z. B. Brennnessel als Salat oder gekocht
    - Hagebutte
    - Sanddorn
    - Spirulina-Alge, die ewig junge Jungmachende
    - Kieselsäure (Siliziumdioxid) zur Gesundheit, Schönheit und Verjüngung
    - Magnesium. Das beste Schmerz- und Schlafmittel
21. Gewährleisten Sie einen erholsamen Schlaf ohne Medikamente (hohes Suchtpotential). Regelmäßigkeit ist der wichtigste Faktor für einen guten Schlaf. Beherzigen Sie schlafhygienische Maßnahmen.
22. Wenn Gedankenkreisen Ihr Einschlafen verhindert, dann müssen Sie diese negativen Gedankenflüsse stoppen und sich nicht stressen, weil Sie nicht einschlafen. Wenden Sie an:
    - mental gesteuertes Atmen
    - die Quantimen Entrainment-Methode nach Kinslow
    - Visualisierung

Zur Verhinderung der Stressung. Mit dem Schlaf ist es wie mit einer Taube: Streckt man den Arm ruhig aus, setzt sie sich darauf; greift man nach ihr, fliegt sie weg! Fazit: Den Schlaf ruhig kommen lassen und ihn nicht gewaltsam herbeiführen wollen.

23. Ein Minischlaf am Tage von Minuten Dauer ist sehr erholsam, fördert den Nachtschlaf und ist eine Kraftquelle. Ich persönlich führe diesen seit meinem 20. Lebensjahr täglich durch.
24. Machen Sie am Tage öfters eine Pause. Ideal: nach 110 Minuten Tätigkeit 10 Minuten Pause (Naturrhythmus BRAC).
25. Beachten Sie Ihre innere Uhr und Ihre Beziehung zu Naturrhythmen. Der Tagesrhythmus des Menschen ist durch das Licht-Dunkel-System der Erdumdrehung programmiert. Dunkelheit stimuliert das Schlafhormon Melatonin, künstliches Licht hemmt es. Albert Einstein: Alles im Leben ist Rhythmus.
26. Pflege der sozialen Beziehungen mit der Familie, mit Freunden, mit Bekannten und auch Unbekannten. Einen neuen Menschen kennenlernen kann ein Erlebnis sein. Merke: Einsamkeit kann Gift sein.
27. Stärken Sie Ihr Immunsystem mit Abhärtung und Fließen der Lymphe durch Wandern und Wasserwandern. Das Lymphsystem ist das Kernstück des Immunsystems. Lymphstauungen können gefährlich für die Gesundheit werden.
28. Meiden Sie Lärm. Wir sind eine laute Gesellschaft geworden. Lärm in der Disco, im Straßen- und Luftverkehr und am Arbeitsplatz, z. B. auch in Bürogroßräumen schadet der Gesundheit sehr! Schwerhörigkeit, Herz-Kreislauferkrankungen, Stress, Burnout.
29. Freuen Sie sich über die kleinsten positiven Erlebnisse. Handeln Sie wie der Erbsengraf (Kapitel emotionale Intelligenz).
30. Achten Sie auf Ihre Mundgesundheit. Im Mund können viele Krankheiten entstehen. Mundspülungen mit Naturzeolith
31. Wenn Sie ungestresst sein wollen, legen Sie 1-2 mal wöchentlich Medienfasten ein. Noch besser ist es, die ganze Woche dies zu tun.
32. Meiden Sie alle Funkwellensysteme (Smartphone, WLAN, 5G). Diese sind üble Gefahrbereiche, Krankmacher, die man leider nicht wahrnehmen kann. 460 Stunden pro Jahr Mobilfunktelefonieren hat das Risiko, innerhalb von 15 Jahren an Hirntumor zu erkranken. Langzeitige Funkwellenstrahlung verursacht Depressionen.

    Prof. Manfred Spitzer: Digitale Demenz. Wie wir uns und unsere Kinder um den Verstand bringen.

    Der Autor: Gesundheit first – never. Funkwellen zerstören die Geschlechtsorgane (Hoden, Eierstöcke und das Embryo). Schwangeren kein Handy! Fehlgeburten die Folge von langem Handytelefonieren.
33. Erhalten und stärken Sie Ihr Selbstbewusstsein, Ihre ganzheitliche Gesundheit

und Ihre persönliche Freiheit durch Vermeiden jeglicher Fremdbestimmung durch Arzt, Mitmenschen, Massenmedien, Horoskope, Parteien u. a. Entwickeln Sie Ihre persönliche Realitätswahrnehmung.

34. Der Arzt soll Ihr gleichberechtigter Partner sein und Ihnen helfen, wie Sie Ihren eigenen inneren Doktor aktivieren können.
35. Suchen Sie Naturverbundenheit und vermeiden Sie den Kontakt mit der technogenen Diktatur der Digitalisierung.
36. Sprechen Sie mindestens einmal täglich Imaginationen.
37. Ich bin gesund!
    Ich bin glücklich!
    Ich bin stark!
    Ich bin jung!
    Ich bin schön!
    Erlangen Sie Ihre ganzheitliches Gesundsein in eigener Verantwortung. Dieses Buch wird Ihnen dabei helfen.

5. Wichtige Informationen für Personen mit Schlafproblemen (Anhang)

5.1 Was ist der Schlaf?

Wichtige Information für Personen mit Schlafproblemen.

Subjektiv: Ein Zustand der Ruhe, ohne Bewusstsein, mit eingestreuten Träumen.

Als Hirnfunktion: Schlaf ist ein Prozess hochfunktioneller Dynamik, in dem motorische, sensorische Empfindungen und psychische Prozesse nebeneinander und vernetzt mit hoher Aktivität, hoher Funktionsbereitschaft, mäßiger Aktivität und fehlender Aktivität ablaufen. Währenddessen ist das Bewusstsein weitestgehend ausgeschaltet. Zwischendurch kann es durch Träumen wieder erscheinen.

Das Gehirn verbraucht im Schlaf genauso viel Energie wie im Wachsein.

Merke: Der Schlaf ist der komplexeste Funktionsprozess des Menschen. Nur wer das erkennt und anerkennt, wird seinen Schlaf richtig regulieren.

5.1.1 Was macht das Gehirn im Schlaf?

- Stärkung des Immunsystems
- Reparatursteuerung der Zellen
- Informationstransfer vom Kurzzeit- in das Langzeitgedächtnis
- Befreiung des Gehirns von „psychischem Müll“
- Sicherung der Relaxation und Koordination der Funktionen (z. B. Bettlage, Herztätigkeit, Signalisierung der vollen Blase, Sicherung der Atemfunktion) und Gewährleistung der Weckbarkeit (rasches Erwachen mit sofortiger Funktionsbereitschaft) (Schlafmedikamente verhindern dies)

5.1.2 Warum schlafen wir?

Regeneration aller psychischen und körperlichen Prozesse, Vorbereitung der Lebensqualität für den nächsten Tag, Optimierung der Funktionen des Immunsystems, Erholung psychischer und körperlicher Prozesse, Verjüngung geistiger und kognitiver Funktionen.

Schlaf keine konstante Funktion

Vernetzung mit dem System der biologischen Rhythmen (Tagesrhythmusfunktion).

Wochenrhythmus mit der höchsten Schlafqualität in der Nacht von Freitag zu Samstag und der schlechtesten von Sonntag zu Montag.

Schlaf eine Persönlichkeitseigenschaft
Jeder Mensch hat sein eigenes Schlafprofil, welches variabel ist. So wie die Persönlichkeit eines Menschen einzigartig ist, so ist es auch sein Schlaf.

5.1.3 Schlafdauer

Keine konstante Größe. Inter- und intraindividuell sehr variabel

5.1.4 Schlafdauertypen

Kurzschläfer	weniger als 6 Std/Nacht
Mittellangschläfer	6-8 Std/Nacht
Langschläfer	mehr als 8 Std/Nacht

Kurzschläfer schläft am effektivsten. Langschläfer am uneffektivsten (kürzere Lebenserwartung).

Einschlafdauer
Von 0-20 Minuten normal. Über 20 Minuten Dauer = Einschlafstörung.

Nächtliches Erwachen
(Zum Beispiel nach Ende der Traumschlafphase oder zum Urinlassen u. a.) 1-4 Mal pro Nacht normal, wenn innerhalb von 5 Minuten der Schlaf fortgesetzt wird.

Länger dauerndes Wachsein und Schwierigkeiten beim Wiedereinschlafen = Schlafstörungen.

Gelegentliche Schlafstörungen
Sie treten dann auf, wenn bestimmte Anlässe vorliegen. Als solche sind als Beispiele zu nennen: Lärm in der Nachbarschaft, vorübergehende Konflikte oder Überlastungen oder Ängste, Krankheit des Kinds, Grippe, Zahnschmerzen, andere Schlafumstände, wie sie bei Dienstreisen und im Urlaub gegeben sind, Mückenplage usw. In solchen Fällen müssen die Ursachen beseitigt werden.

Keine Schlaftabletten verwenden.

5.1.5 Chronische Schlafstörungen

Definition: Nach der internationalen Klassifikation liegen chronische Schlafstörungen dann vor, wenn mindestens dreimal in der Woche für die Dauer von zirka einem Monat die Schlafqualität (Erholungswert des Schlafs) so vermindert ist, dass Leistungsfähigkeit, Wohlbefinden und Lebensfreude eine erhebliche Einschränkung am Tage erfahren.

Kardinalsymptome der Schlaflosigkeit (Insomnie):

Zur Diagnose Schlaflosigkeit müssen immer die Nachtsymptome und Tagessymptome gleichberechtigt einbezogen werden.

Nachts

- Schlafdefizit
- verlängerte Einschlafdauer
- mit Grübeln und Gedankenkarussell
- häufiges nächtliches Erwachen
- lange Wachzeiten
- frühzeitiges Erwachen
- Angst vor dem nächsten Tag
- Stress
- emotionelle Spannungszustände
- Wälzen im Bett, innere Unruhe

Am Tage

- dauerhafte Müdigkeit
- psychische Spannungen
- Muskelspannungen, vor allem der Gesichtsmuskeln
- Verlust der Leistungsfähigkeit
- Konzentrations- und Gedächtnisschwäche
- Verlust der Vitalität (einschließlich der sexuellen)
- Antriebsschwäche
- Angst vor der nächsten Nacht
- depressive Zustände
- Überempfindlichkeit gegen Umweltreize
- Aggressivität

5.1.6 Schlafunzufriedenheit

Bei länger anhaltenden Schlafproblemen entsteht Schlafunzufriedenheit mit Bildung eines Schlaflosigkeitsgedächtnisses!!!

Menschen mit chronischen Schlafstörungen entwickeln eine Schlafunzufriedenheit. Die Schlafunzufriedenen schlafen schlecht ein. In dieser Zeit setzen sie ihr „Gedankenkarussell" mit negativem Inhalt (Sorgen, Angst, Ärger und pessimistische Einstellungen) in Gang. Sie haben Angst ins Bett zu gehen oder Angst, dass sie nicht einschlafen oder nachts aufwachen. Mit dem Angstgefühl stressen sie sich aber und vertreiben den Schlaf. Am Tage sind sie müde und geistig und körperlich leistungsschwach.

Schlafmittel verstärken die Bildung des Schlaflosigkeitsgedächtnisses!

5.1.7 Warnung vor Schlaf- und Beruhigungsmedikamenten

Alle Schlafmedikamente wirken als Narkosemittel und gewährleisten **keinen** natürlichen Schlaf. Das gleiche gilt für den „Schlaftrunk" Alkohol.

Nach längerem Gebrauch von Schlafmedikamenten entsteht Sucht (Abhängigkeit) mit Wirkungsverlust.

In der Therapie der Insomnie (Schlaflosigkeit) muss die Entwöhnung von den Schlafmitteln mit einbezogen werden. Langzeitiger Prozess!

5.1.8 Ursachen der Schlaflosigkeit

Es sind unzählige! (Beispiele zusammengefasst)

- unregelmäßiger unnatürlicher Lebensstil; Leben gegen die innere Uhr
- pessimistische Lebenseinstellung
- Umweltfaktoren (Gifte der Luft und der Zimmermöbel), Lärm, soziale Konflikte
- Funkwellen (Handy, Elektrizität im Schlafzimmer)
- Medikamente (60 Substanzgruppen sind Schlafstörer), z. B. blutdrucksenkende Mittel
- Angst und Stress aller Art
- schlechte Bettverhältnisse
- synthetische Bettwäsche
- mangelnde Lüftung im Schlafzimmer
- niedriger und hoher Blutdruck
- üppige Abendmahlzeit

- Alkohol, Rauchen und Koffein vor dem Schlafengehen
- mangelnde Körperbewegung
- Übergewicht, Schwierigkeiten beim Atmen
- Krankheiten

Therapie
Nur individuelle Programme. Schlafhygiene mit ihren Ebenen: Umwelt, Schlafzimmer, Bett, Stressabbau, Relaxation, Atemübungen, Bewegung und vieles anderes

5.2 Wie werden Schlafstörungen vom Arzt festgestellt?

Gegenwärtig gehört es für einen Arzt zu dessen schwierigsten Aufgaben, einen Schlafgestörten richtig zu diagnostizieren und zu behandeln.

Die Ursache dafür ist, dass der Schlaf die komplizierteste Funktion eines Menschen ist, die diagnostischen Mittel noch unvollständig sind, der Schlaf als Funktion von Ärzten und Laien unterschätzt wird. Aber auch weil der Arzt zu wenig Zeit hat, um eine gründliche Diagnose zu realisieren.

Die Schlafmedizin, die sich in den letzten Jahren rasant entwickelt hat, bietet vier Diagnostik-Möglichkeiten.

1. Symptom- und Anamneseerhebung durch Befragung
Ambulant möglich, aber ausschließlich subjektiv.

2. Schlafprotokollführung über mindestens drei Wochen
Ist derzeit die solideste Methode, Erkenntnisse über den Schlaf des Patienten ambulant zu erhalten.

Wir haben bei über 300 Patienten einen Vergleich der Angaben der Patienten bei der ersten ärztlichen Konsultation mit den Angaben, die sie nach zweiwöchiger Führung in das Schlafprotokoll eingetragen haben, vorgenommen. Das Ergebnis war für uns überraschend und ist es für Sie sicherlich auch, wenn Sie die Mittelwerte dieses Vergleichs in der nachfolgenden Tabelle betrachten.

Eine tägliche Kontrolle des Schlafverhaltens über längere Zeit mit dem Schlafprotokoll ist daher unbedingt notwendig, wenn Sie Ihre Schlafstörungen real einschätzen

Schlafparameter	Angaben bei der ersten ärztlichen Konsultation	Angaben bei der 2. Woche der Führung des Schlafprotokolls
Einschlafdauer	56,4 Min	24,2 Min
Häufigkeit des nächtlichen Erwachens	9,4 Mal	14,4 Mal
Dauer des nächtlichen Erwachens	122,1 Min	34,4 Min
Schlafdauer	289,2 Min	422,6 Min

wollen. Untersuchungen in unserem Schlaflabor haben ergeben, dass nur jene Parameter der Schlafpolygraphie mit subjektiven Aussagen der Versuchspersonen oder des Patienten übereinstimmen, in denen Wachanteile enthalten sind.

Diese Ergebnisse begründen die Anwendung der Schlafprotokolle zum Erhalten realer Daten für die Diagnostik. Eine exakte tägliche Kontrolle des eigenen Schlafverhaltens mittels eines Schlafprotokolls führt zu realistischen Einschätzungen der nächtlichen Ruhe bzw. ihrer Störungen. Das Führen des Schlafprotokolls kann sogar therapeutisch wirken, weil der Patient in der dreiwöchigen Zeit der Protokollführung häufig Korrekturen in seinem Verhalten vornimmt und damit auch seine Schlafqualität verbessert.

Eine Kombination mit Methode 1 bietet als ambulante Methode zur Diagnostik der Schlafprobleme der leidensdruckbehafteten schlafgestörten Patienten eine gute Basis.

3. Untersuchungen im Schlaflabor
Sehr aufwendig, teuer und als ungewohnte Schlafstätte belastend (nur stationär).

4. Ambulanter elektrophysiologischer Schlafanalysator
Mit drei Stirnelektroden und nahezu gleicher Aussagemöglichkeit wie im Schlaflabor. Kann im Hotelzimmer, Krankenzimmer durchgeführt werden. Stationäre Kontrolle.

5.2.1 Einschätzung der Methoden zur Diagnostik von Schlaflosigkeit (Schlafstörungen)

Zu 1.

Allein nur mit der Anamnese – und Symptomerhebung – ist eine Diagnose der Schlaflosigkeit nicht möglich, weil die erste Begegnung mit dem Arzt und Unkenntnisse der Patienten von ihrem wahren Leid gering sind, aber starker Leidensdruck und Schlafunzufriedenheit die Aussagen einseitig akzentuieren können.

Den Schlaf, der viel komplizierter ist als der Blutdruck, nicht subjektiv einschätzen, was aber täglich in der Medizin geschieht.

Der Zeitmangel der Ärzte führt häufig zu einer kurzen Befragung. Auf ja werden Schlafmedikamente verordnet. Das kann keine Schlafdiagnostik sein und noch weniger eine Therapie.

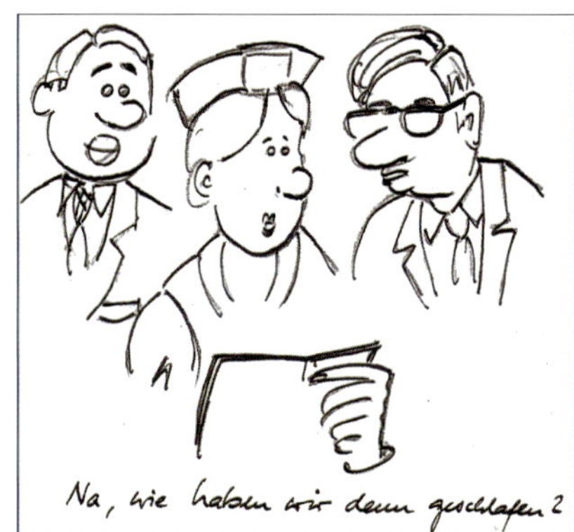

5.2.2 Ambulanter, automatischer, elektrophysiologischer Schlafanalysator und gemessener Schlafverlauf

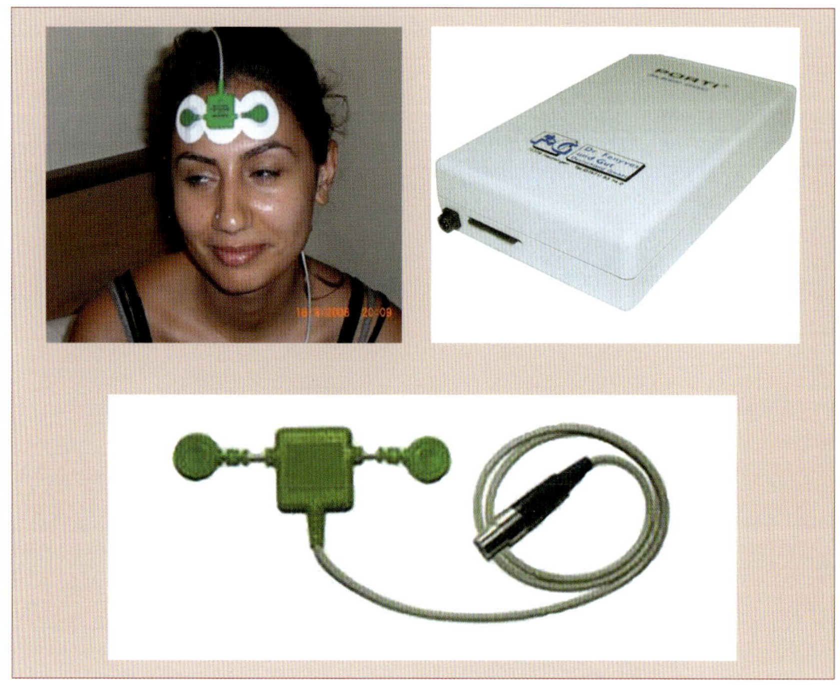

Abbildung 61: Ambulanter automatischer elektrophysiologischer Schlafanalysator zur Aufzeichnung und automatischen Klassifizierung der Schlafstadien und der Schlafqualität mittels 3-Punkt-Stirnelektrode unter Verwendung neuronaler Netztechnik

5.3 Beispiele von gemessenen Schlafprofilen

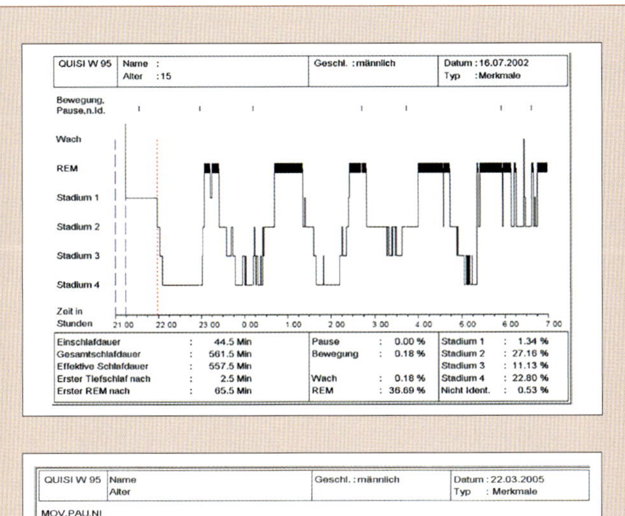

Ein annähernd normales Schlafprofil

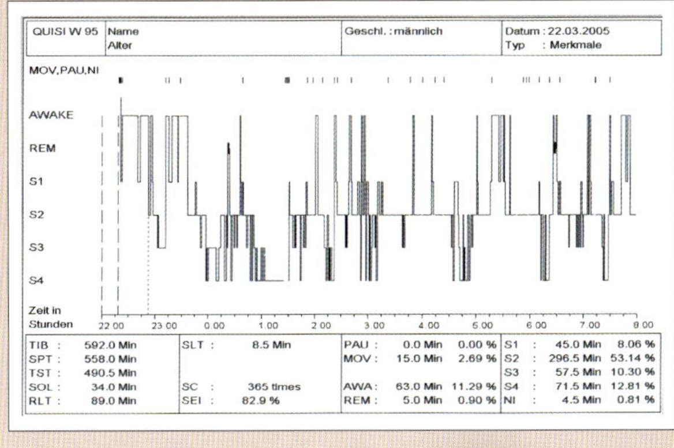

Ausgeprägte Schlafstörung ohne REM-Schlaf und mit vielen kurzen Wachphasen

5.4 Schlafprotokoll zur Selbstdiagnostik von Schlafproblemen

5.4.1 Beschreibung des Schlafprotokolls und Anleitung zu dessen Führung

Um möglichst umfassende und objektive Angaben über das Schlafverhalten und die Beschwerden unserer Patienten zu gewinnen, haben wir ein 15 Fragen umfassendes Schlafprotokoll ausgearbeitet, das in der Regel sechs bis zehn Wochen lang von den Patienten geführt werden muss. Die Fragen 1-5 (sogenannter objektiver Teil) erfordern die Angabe der Zeit des Zubettgehens, der

Zeit des Erwachens und der Zeit des Aufstehens sowie die Zeiten und die Dauer des nächtlichen Erwachens. Aus der Beantwortung dieser Fragen ergibt sich

- die Einschlafdauer
- die totale Schlafdauer
- die totale Liegedauer
- die morgendlich nutzlose Liegezeit
- die Häufigkeit und Dauer des nächtlichen Erwachens
- der Zeitpunkt des Zubettgehens
- der Zeitpunkt des morgendlichen Erwachens
- der Zeitpunkt des Aufstehens

Die Fragen 6-15 umfassen subjektive Einschätzungen, u. a. der Schlafqualität, der Leistungsfähigkeit und der psychischen Belastung am Tage sowie des Alkoholgenusses, des Arzneimittelverbrauchs und der Einnahme koffeinhaltiger Getränke. Zusätzlich habe ich noch zwei Fragen angehängt, die Auskunft über eine mögliche Schlafapnoe geben können (Frage 16).

1.000 Patienten und Patientinnen bzw. Probanden und Probandinnen haben das Schlafprotokoll für die Dauer von mindestens sechs bis zehn Wochen geführt. Aus den auf diese Weise gewonnenen Daten ergaben sich folgende Erfahrungen:

- Nachweis der Anwendbarkeit des Schlafprotokolls in der allgemeinmedizinischen Betreuung
- Nachweis eines zirkaseptanen (Wochen-) Rhythmus des Schlafverhaltens von Gesunden
- Nachweis der Möglichkeit der Differenzierung von Schlafgesunden und Schlafgestörten
- Nachweis eines therapeutischen Effekts durch Führen des Schlafprotokolls bei Schlafstörungen schon nach zwei Wochen
- Nachweis der Wirkung von Pharmaka

Die Formulare der Schlafprotokolle werden den Patienten mit einer entsprechenden Instruktion übergeben. Nach lückenloser Führung übergibt uns der Patient jede Woche den ausgefüllten Bogen.

Das Ergebnis der Analyse wird den Patienten in einer Konsultation mitgeteilt. In Abhängigkeit vom Ergebnis werden Verhaltens- und Behandlungsempfehlungen gegeben. Das Schlafprotokoll hat sich in der praktischen Medizin bewährt. Es gab auch Patienten (ca. 2 %), die nicht mit dem Schlafprotokoll zurechtkamen. Andererseits gab es Patienten, die das Schlafprotokoll bereits über mehrere Jahre führen und infolgedessen ihren Schlaf quasi in Form einer laufenden Gesundheitskontrolle verfolgen.

Versuchen Sie es doch auch einmal, Ihren Schlaf mit dem Schlafprotokoll für die Dauer von drei Wochen zu kontrollieren.

5.4.2 Hinweis zur Führung des Schlafprotokolls

Sehr geehrte/geehrter ...

Sie leiden unter Schlafbeschwerden und wollen gemeinsam mit mir eine Analyse Ihres Schlafs vornehmen, aus der sich Hinweise zur Schlafverbesserung ergeben. Deshalb ist es von Bedeutung, dass Sie die Führung des Schlafprotokolls sehr sorgfältig vornehmen und alle Fragen exakt beantworten. Studieren Sie zunächst in Ruhe alle Fragen. Tragen Sie die Daten täglich ein. Lassen Sie sich – wenn möglich – von Angehörigen bei der Beobachtung Ihres Schlafs und bei der Führung des Schlafprotokolls unterstützen.

Wie Sie dem folgenden Fragespiegel entnehmen können, gliedert sich das Schlafprotokoll in mehrere Abschnitte.

Der erste Abschnitt (mit den Fragen 1-5) umfasst die Registrierung wichtiger Zeitpunkte: „Zubettgehen", „Einschlafen", „nächtliches Erwachen", „morgendliches Erwachen", „Aufstehen".

Die Fragen 1-5 versuchen Sie am Morgen einzutragen.

Die Fragen 7-12 beziehen sich auf den Tag vor dem Schlaf. Diese Eintragungen sollen Sie bereits vor dem Schlafengehen vornehmen.

Die Fragen 13-15 beziehen sich auf Verhaltensweisen nach dem Schlaf. Die Antworten darauf tragen Sie bitte nach dem Aufstehen ein.

Zu den Fragen 11-15 noch eine zusätzliche Information:

Die Antwort auf diese Fragen soll auf einer Skala gegeben werden, die von -5 (schlecht) über 0 (ausreichend) bis +5 (sehr gut) reicht. Je nachdem, wie Sie Ihr Befinden einschätzen, kennzeichnen Sie dies bitte durch einen senkrechten Strich auf der Skala.

1. Gute Schlafqualität

. . . ./ . . . .

-5 0 +5

schlecht ausreichend sehr gut

Beginnen Sie bitte das Schlafprotokoll an einem Montag und wiederholen Sie täglich die Eintragung über einen Verlauf von drei Wochen.

Und nun noch einmal: Bitte führen Sie das Schlafprotokoll so exakt wie nur möglich. Innerhalb von drei Wochen werden Sie Ursachen für Ihre Schlafprobleme erkennen. Wenn das so ist, beseitigen Sie Ihre Schlafprobleme, indem Sie die Eigenverantwortung übernehmen und ohne Medikamente zu einem guten Schlaf finden.

Beachten Sie vor allem die Schlafhygiene. Da der Schlaf für die Nacht auch von Tagesereignissen abhängt, entscheiden Sie sich für eine ganzheitliche, gesunde Lebensführung.

Mit Wünschen für einen erholsamen Schlaf

Ihr Prof. em. Prof. Dr. med. habil.
Karl Hecht

Fragen Schlafprotokoll

1. Wann gingen Sie gestern zu Bett (Licht löschen?) ____________ Uhr
2. Konnten Sie, nachdem Sie sich hingelegt haben, gleich einschlafen?
   Nach ca. wie viel Minuten? ____________ Uhr
3. Wann sind Sie heute morgen aufgewacht? ____________ Uhr
4. Wann sind Sie heute morgen aufgestanden? ____________ Uhr
5. Sind Sie heute Nacht aufgewacht? Wann? Wie lange?
   ____
6. Warum wachten Sie heute Nacht auf? ______________________________
7. Haben Sie 3 Stunden vor dem Schlafengehen koffeinhaltige Getränke eingenommen?
   1 = ja   2 = nein   Was? Wieviel? _____
8. Haben Sie 3 Stunden vor dem Schlafengehen alkoholische Getränke eingenommen?
   1 = ja   2 = nein   Was? Wieviel? _____
9. Haben Sie vor dem Schlafengehen Schlaf- oder Beruhigungsmittel eingenommen?
   1 = ja   2 = nein   Was? Wieviel? _____
10. Schlafen Sie am Tag? Wenn ja, wie lange ____________ Minuten
11. Standen Sie am Tage vor dem Schlaf unter Stress? Psychische Belastung?
    • • • • • • • • • • •
    –5 (wenig) 0 (mittelmäßig) +5 (viel)
12. Müdigkeit vor dem Schlafengehen?
    • • • • • • • • • • •
    –5 (wenig) 0 (mittelmäßig) +5 (viel)
13. Wie schätzen Sie Ihre Schlafqualität ein (Erholungswert der vergangenen Nacht?
    • • • • • • • • • • •
    –5 (wenig) 0 (mittelmäßig) +5 (viel)
14. Wie war Ihre geistige Leistungsfähigkeit am Tage nach dem Schlaf?
    • • • • • • • • • • •
    –5 (wenig) 0 (mittelmäßig) +5 (viel)
15. Wie war Ihre körperliche Leistungsfähigkeit am Tage nach dem Schlaf?
    • • • • • • • • • • •
    –5 (wenig) 0 (mittelmäßig) +5 (viel)
16. Schnarchen Sie?
    ○ nie   ○ selten   ○ öfter   ○ häufig
17. Schläfrigkeit am Tage?
    ○ nie   ○ selten   ○ öfter   ○ häufig

Datenwerte Woche _____

Schlafprotokoll von ______________________ bis ______________________

Frage Nr.	Mo/Di	Di/Mi	Mi/Do	Do/Fr	Fr/Sa	Sa/So	So/Mo
1							
2							
3							
4							
5							
6							
7							
8							
9							
10							
11	.... –5 0 +5	.... –5 0 +5	.... –5 0 +5	.... –5 0 +5	.... –5 0 +5	.... –5 0 +5	.... –5 0 +5
12	.... –5 0 +5	.... –5 0 +5	.... –5 0 +5	.... –5 0 +5	.... –5 0 +5	.... –5 0 +5	.... –5 0 +5
13	.... –5 0 +5	.... –5 0 +5	.... –5 0 +5	.... –5 0 +5	.... –5 0 +5	.... –5 0 +5	.... –5 0 +5
14	.... –5 0 +5	.... –5 0 +5	.... –5 0 +5	.... –5 0 +5	.... –5 0 +5	.... –5 0 +5	.... –5 0 +5
15	.... –5 0 +5	.... –5 0 +5	.... –5 0 +5	.... –5 0 +5	.... –5 0 +5	.... –5 0 +5	.... –5 0 +5
16	o o o o n s ö h	o o o o n s ö h	o o o o n s ö h	o o o o n s ö h	o o o o n s ö h	o o o o n s ö h	o o o o n s ö h
17	o o o o n s ö h	o o o o n s ö h	o o o o n s ö h	o o o o n s ö h	o o o o n s ö h	o o o o n s ö h	o o o o n s ö h

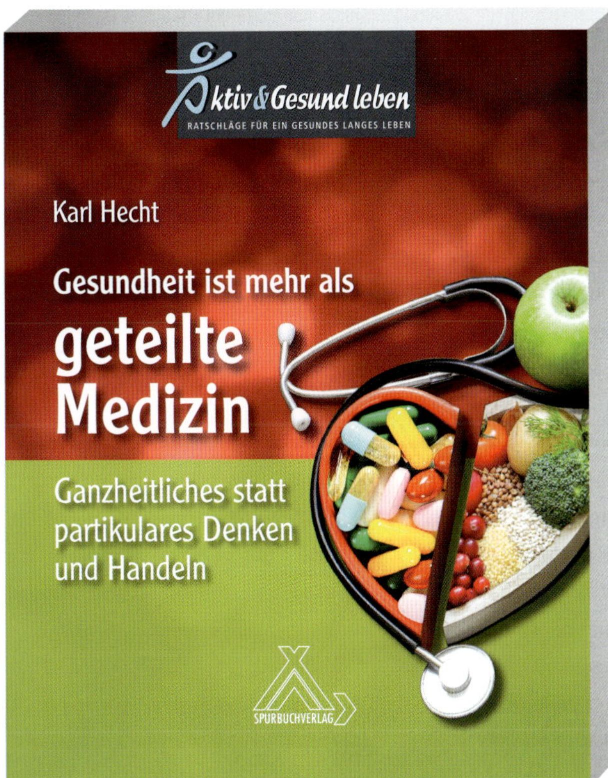

Karl Hecht
Gesundheit ist mehr
als geteilte Medizin
Ganzheitliches statt partikulares
Denken und Handeln

ISBN: 978-3-88778-585-7
ca. 168 Seiten
17 x 21,5 cm
Softcover
D 18,80 € | AT 19,40 €

Karl Hecht

Gesundheit ist mehr als geteilte Medizin

Die gesamte westliche medizinische Wissenschaft ignoriert die Ganzheit des Menschen und dessen psychobiologischen Funktionen. Das ist ein großer Irrtum. Diese Situation beschrieb Friedrich Cramer, ehemaliger Direktor des Max-Planck-Instituts für experimentelle Medizin und Genforscher: „Das Gros der Wissenschaftler denkt ausschließlich partikular. Sie sind so organisiert, dass sie das Spezialwissen fördern. Aber Weisheit kommt nur aus Gesamtschau. … Lebenswissenschaft kann niemals partikular sein. Sie ist immer ganzheitlich. Mag sein, dass sie dann von den so genannten exakten Wissenschaften belächelt und nicht für voll genommen wird. Das müssen wir auf uns nehmen, denn wir haben es mit Lebendigem zu tun. Für das wir Verantwortung tragen."

Nicht die Details, die Spezialisierung bringt die Wissenschaft im Allgemeinen und die Medizin im Speziellen voran, sondern die Gesamtsicht auf den kranken Menschen und seine Umstände. Gesundheit ist mehr als die Summe von medizinischen Einzeldisziplinen und den Diagnosen verschiedener Fachärzte. Ein gesunder Mensche braucht ein ganzheitliches Denken, Handeln und Behandeln.